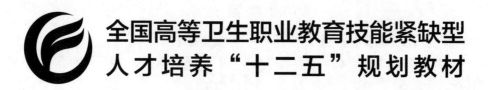

全国高等卫生职业教育技能紧缺型
人才培养"十二五"规划教材

供护理、涉外护理、助产等专业使用

儿科护理技术

（含实训）

主　编　范丽玲　郭小兰　王从军

副主编　郝亚辉　王　容

编　者　（以姓氏笔画为序）

凡　伟　清远市妇幼保健院
王　容　清远职业技术学院
王　静　河北北方学院附属第一医院
王从军　荆楚理工学院医学院
刘小林　常德职业技术学院
刘红菊　三峡大学医学院
米　棋　常德职业技术学院
吴文婷　江西医学高等专科学校
余　佳　江西医学高等专科学校
范丽玲　江西医学高等专科学校
周立平　常德职业技术学院
郝亚辉　常德职业技术学院
徐　嘉　江西医学高等专科学校
郭小兰　陕西中医学院

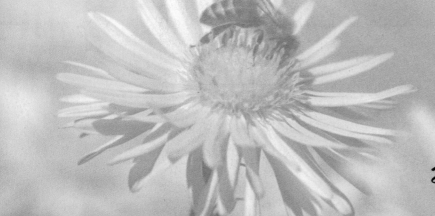

华中科技大学出版社
http://www.hustp.com
中国·武汉

内 容 简 介

本书为全国高等卫生职业教育技能紧缺型人才培养"十二五"规划教材。

本书理论部分分为十七个章节,包括绪论、生长发育、小儿营养与喂养、儿童保健和疾病预防、住院患儿的护理、儿科常用护理技术、新生儿与新生儿疾病患儿的护理以及其他常见疾病患儿的护理。章末设有小结、模拟试题。书末还附有实训指导、参考答案。

本书主要供护理、涉外护理、助产等专业使用,也可供相关专业人员参考。

图书在版编目(CIP)数据

儿科护理技术:含实训/范丽玲,郭小兰,王从军主编.—武汉:华中科技大学出版社,2014.5(2022.7 重印)
ISBN 978-7-5609-9989-0

Ⅰ.①儿… Ⅱ.①范… ②郭… ③王… Ⅲ.①儿科学-护理学-高等职业教育-教材 Ⅳ.①R473.72

中国版本图书馆 CIP 数据核字(2014)第 086937 号

儿科护理技术(含实训) 范丽玲 郭小兰 王从军 主编

策划编辑:荣　静
责任编辑:程　芳
封面设计:范翠璇
责任校对:张　琳
责任监印:周治超
出版发行:华中科技大学出版社(中国·武汉)
　　　　　武昌喻家山　邮编:430074　电话:(027)81321913
录　　排:华中科技大学惠友文印中心
印　　刷:武汉开心印印刷有限公司
开　　本:880mm×1230mm　1/16
印　　张:15
字　　数:480千字
版　　次:2022 年 7 月第 1 版第 10 次印刷
定　　价:38.00 元

全国高等卫生职业教育技能紧缺型
人才培养"十二五"规划教材编委会

总　序

随着我国经济的持续发展和教育体系、结构的重大调整,职业教育办学思想、培养目标随之发生了重大变化,人们对职业教育的认识也发生了本质性的转变。我国已将发展职业教育作为重要的国家战略之一,高等职业教育成为高等教育的重要组成部分。作为高等职业教育重要组成部分的高等卫生职业教育也取得了长足的发展,为国家输送了大批高素质技能型、应用型医疗卫生人才。

我国的护理教育有着百余年的历史,积累了丰富的经验,为培养护理人才做出了历史性的贡献,但在当今的新形势下也暴露出一些问题,急需符合中国国情又具有先进水平的护理人才体系。为了更好地服务于医学职业教育,《"十二五"期间深化医药卫生体制改革规划暨实施方案》中强调:加大护士、养老护理员、药师、儿科医师,以及精神卫生、院前急救、卫生应急、卫生监督、医院和医保管理人员等急需紧缺专门人才和高层次人才的培养。护理专业被教育部、卫生部等六部委列入国家紧缺人才专业,予以重点扶持。根据卫生部的统计,到 2015 年我国的护士数量将增加到 232.3 万人,平均年净增加 11.5 万人,这为护理专业的毕业生提供了广阔的就业空间,也对卫生职业教育如何进行高素质技能型护理人才的培养提出了新的要求。

为了顺应高等卫生职业教育教学改革的新形势和新要求,在认真、细致调研的基础上,在全国卫生职业教育教学指导委员会副主任委员文历阳教授及沈彬教授等专家的指导下,在部分示范院校的引领下,我们组织了全国 20 多所高等卫生职业院校的 200 多位老师编写了符合各院校教学特色的全国高等卫生职业教育技能紧缺型人才培养"十二五"规划教材,并得到参编院校的大力支持。

本套教材充分体现新一轮教学计划的特色,强调以就业为导向,以能力为本位,紧密围绕现代护理岗位人才培养目标,根据整体性、综合性原则,根据护理专业的特点将原有的课程进行有机重组,使之成为具有 21 世纪职业技术人才培养特色,并与护理专业相适应的课程体系。本套教材着重突出以下特点。

1. 突出技能,引导就业　以就业为导向,注重实用性,核心课程围绕技能紧缺型人才的培养目标,设计"基本执业能力＋特色特长"的人才培养模式。构建以护理技术应用能力为主线、相对独立的实践教学体系。

2. 紧扣大纲,直通护考　紧扣教育部制定的高等卫生职业教育教学大纲和护士执业资格考试大纲,按照我国现行护理操作技术规范,辅以系统流程图、必要的解剖图谱和关键操作要点。

3. 创新模式,理念先进　创新教材编写体例和内容编写模式,参照职业资格标准,体现"工学结合"特色。教材的编写突出课程的综合性,淡化学科界限,同时结合各学科特点,适当增加人文科学相关知识,强化专业与人文科学的有机融合。

教材是体现教学内容和教学方法的知识载体,是把教学理念、宗旨等转化为具体教学现实的媒介,是实现专业培养目标和培养模式的重要工具,也是教学改革成果的结晶。本套教材在编写安排上,坚持以"必需、够用"为度,坚持体现教材的思想性、科学性、先进性、启发性和适用性原则,坚持以培养技术应用能力为主线设计教材的结构和内容。在医学基础课程的设置中,重视专业岗位对相关知识、技能的需求,淡化传统的学科体系,以多学科的综合为主,强调整体性和综合性,对不同学科的相关内容进行了融合与精简,使医学基础课程真正成为专业课程学习的先导。在专业课程的设置中,以培养解决临床问题的思路与技能为重点,教学内容力求体现先进性和前瞻性,并充分反映专业领域的新知识、新技术、新方法。在文字的表达上,避免教材的学术著作化倾向,注重循序渐进、深入浅出、图文并茂,以利于学生的学习和发展,使之既与我国的国情相适应,又逐步与国际医学教育相接轨。我们衷心希望这套教材能在相关课程的教学中发挥积极作用,并深受读者的喜爱。我们也相信这套教材在使用过程中,通过教学实践的检验和实际问题的解决,能不断得到改进、完善和提高。

全国高等卫生职业教育技能紧缺型人才培养

"十二五"规划教材编写委员会

前 言

为贯彻落实《国家中长期教育改革和发展规划纲要(2010—2020年)》的要求,根据《"十二五"期间深化医药卫生体制改革规划暨实施方案》中强调的加大护士等急需紧缺专门人才培养的有关精神,满足我国高等职业教育教学的需要,华中科技大学出版社组织了多所全国高职高专医药院校,联合编写了符合各院校教育特色全国高等卫生职业教育技能紧缺型人才培养"十二五"规划教材,《儿科护理技术(含实训)》属其中教材之一。

在编写本教材的过程中,我们坚持以高职高专教育护理专业培养目标为方向,以高职护理专业学生的岗位需求为标准,突出技能,注重实用性,教学计划、教学大纲与护士执业资格考试大纲紧密结合,为农村、社区等基层服务培养技能型人才。本教材适合高职高专护理、助产等相关医学专业使用。

本教材理论部分共分为十七个章节,包括绪论、生长发育、小儿营养与喂养、儿童保健和疾病预防、住院患儿的护理、儿科常用护理技术、新生儿与新生儿疾病患儿的护理以及其他常见疾病患儿的护理。通过插入相关联的知识拓展、温馨提示,并配合图表、图片,以开拓学生视野,加强学生对新知识的理解,提高学习兴趣;通过学习目标及模拟试题,让学生更好地区分重点与难点,及时巩固练习,更加直观地掌握必需技能和知识,突出"适用性"和"针对性",提高护考通过率。同时附有实训指导、参考答案,供教学时参考和使用。

本教材在编写过程中,得到了各编者学校和华中科技大学出版社的大力帮助和支持,参考了有关教材的资料和部分图表,在此谨致以衷心的感谢!由于时间紧迫、编者水平有限,书中难免存在不足和疏漏之处,恳请兄弟学校同仁及读者提供宝贵意见,以使本书日臻完善。

编者

目 录

第一章 绪 论

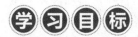

掌握：掌握小儿年龄分期及各期特点。

熟悉：熟悉儿科就诊年龄、儿科护理的范围和特点。

了解：了解儿科护士的角色与素质要求。

第一节 儿科护理的范围和特点

儿科护理学是一门研究小儿生长发育规律及其影响因素、儿童保健、疾病预防和护理，以促进小儿身心健康的学科。其服务对象是身心处在不断发展中的小儿，他们具有与成人不同的特殊需要和护理。

一、儿科护理的范围

一切涉及小儿时期健康和卫生的问题都属于儿科护理研究的范围。其研究的年龄范围是从精子、卵细胞结合起至青春期结束（18～20 周岁）的小儿，我国卫生部（卫生和计划生育委员会）规定的临床服务对象是从出生至满 14 周岁的小儿。

随着医学模式的转变，儿科护理已由单纯对疾病的护理转变为"以小儿及家庭为中心"的身心整体护理；由单纯对患儿的护理扩展为对所有小儿提供有关生长发育、疾病防治、保障和促进小儿身心健康的全面服务；由单纯的医疗保健机构承担其任务逐渐发展为由全社会来承担小儿疾病预防、保健和护理工作。因此，要保障儿童身心健康，需要全民普及科学育儿知识，以得到家庭、学校及社会各方面的支持。

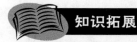

中国儿科之父——诸福棠

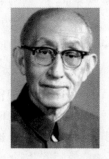

诸福棠是我国著名的儿科专家，为我国现代儿科的奠基人。1899 年 11 月 28 日生于江苏省无锡市，1927 年毕业于协和医学院，获美国纽约州立大学医学院博士学位。毕生致力于儿童保健、儿童营养和儿科医疗工作，培养了几代儿科医务人员。素以勤奋、刻苦、严谨、谦虚、大公无私著称。他最突出的学术成就是用胎盘球蛋白预防麻疹，又领头研究麻疹减毒活疫苗。他主编了中国第一部大型儿科教科书《实用儿科学》，这是儿科保健、医疗、教学、科研中的一本重要参考书。他与吴瑞萍、邓金洗将他们建立的私立儿童医院（现北京市第二儿童医院）献给国家。

二、儿科护理的特点

小儿与成人不同的特点，在于小儿是处在一个不断生长发育过程中的个体，其在解剖、生理、病理、免疫、疾病诊断和社会心理等方面均与成人不同，且各年龄期小儿之间也存在差异，故护理小儿应特别注意。

（一）解剖方面

小儿在外观上不断变化，其身材大小、身体各部分的比例等与成人明显不同，在组织结构上也与成人差别较大。如：新生儿和小婴儿头部相对较大，颈部肌肉和颈椎发育相对滞后，抱婴儿时要注意保护头部；小儿骨骼柔软并富有弹性，不易骨折但受压后易变形；小儿髋关节附近的韧带较松，臼窝较浅，易脱臼及损伤，护理时应动作轻柔，避免过度牵拉。

（二）生理方面

小儿生长发育快，代谢旺盛，所需要的营养物质和液体的总量相对比成人多。各组织器官发育尚未完善，故不同年龄小儿生理、生化正常值各不相同，如年龄越小，呼吸、心率越快，血压越低。各器官生理功能不健全，如肝功能不成熟，对药物的代谢能力差，肾功能不健全，易发生水、电解质紊乱。

（三）病理方面

对同一致病因素，小儿和成人的病理反应不同，如：缺乏维生素 D 时，婴儿易患佝偻病，成人则表现为骨软化症；肺炎链球菌所致的肺部感染，婴幼儿常表现为支气管肺炎，成人或年长儿则多表现为大叶性肺炎。

（四）免疫方面

小儿特异性免疫和非特异性免疫功能均较差，易受各种感染。母体免疫球蛋白 IgM 不能通过胎盘，故新生儿易患革兰阴性细菌感染；新生儿可经胎盘从母体获得 IgG，故生后 6 个月内患麻疹等某些传染病的机会较少，6 个月以后抗体水平下降逐渐消失，6～7 岁自行合成 IgG 的能力才达到成人水平；婴幼儿期 SIgA 也缺乏，易患呼吸道及胃肠道感染疾病；小儿皮肤、黏膜娇嫩易破损而发生感染。因此护理时应注意消毒隔离以预防感染。

（五）疾病表现及预后

小儿疾病种类及临床表现与成人不同，且不同年龄小儿也有差异。小儿疾病以先天性、遗传性、感染性疾病多见。婴幼儿患急性感染性疾病时往往起病急、来势凶、缺乏局限能力，易并发败血症，常伴有呼吸、循环衰竭和水、电解质紊乱。新生儿及年幼体弱儿对疾病反应差，常表现体温不升、不哭、拒食、表情淡漠等，并无明显定位症状和体征。

小儿脏器组织修复及再生能力较强，患病时如能及时治疗和护理，则好转较快，后遗症少，预后大多较好；反之，病情迅速恶化，死亡率较高，故对危重患儿应严密监护，及时发现病情变化，做好积极抢救的准备。

（六）预防方面

加强预防措施是降低小儿发病率和死亡率的重要环节。重视儿童保健工作，可降低营养不良、肺炎、腹泻等常见病、多发病的发病率和死亡率；开展预防接种可减少麻疹等急性传染病的发生；及早筛查先天性、遗传性疾病并加以干预或矫治，可以防止严重伤残发生；合理营养可预防成年后出现冠心病、高血压和糖尿病；注意儿童时期的环境条件和心理卫生，可以避免成年后出现心理问题。

（七）心理行为发育方面

小儿时期是心理行为发育和个性发展的重要时期。由于小儿身心未成熟，依赖性较强，合作性差，缺乏适应及满足需要的能力，需要特别的保护和照顾。小儿因好奇、好动、缺乏经验，容易发生各种意外。同时小儿心理发育过程也受家庭、环境的影响，在护理中应以小儿及其家庭为中心，与小儿父母、幼教工作者、学校教师等共同合作，根据不同年龄小儿的心理特点和需求，采取相应的护理措施。

（八）护理特点

小儿患病时，由于不能准确叙述病情，体格检查、标本采集时又不能很好配合，增加了健康史的采集难度，也影响了护理诊断和评价。因此，在护理工作中，要求护士具有高度的责任心、敏锐的观察力、和蔼可亲的工作态度、细致入微的服务和精湛的护理技术。

第二节　小儿年龄分期及各期特点

不同年龄时期的小儿在解剖、生理、病理、心理和社会行为等方面各具特点。根据这些特点,将小儿年龄分为以下 7 个时期。

一、胎儿期

从受精卵形成至胎儿出生后脐带结扎为胎儿期,约 40 周(280 天)。胎儿发育可分为两个阶段:①胚胎阶段,即指妊娠最初 8 周,是受精卵到子宫着床,细胞不断分裂增长,各器官、系统成形的过程,此阶段如受某些因素影响可致器官畸形。②胎儿阶段:自 9 周至出生,胎儿器官迅速发育,功能日趋成熟。

母亲妊娠期间如受到感染、创伤、滥用药物,接触放射性物质、毒品,或营养缺乏,患严重疾病,受到心理创伤等都可影响胎儿的生长发育,导致流产、畸形或宫内发育不良。此期护理要点是加强孕期保健以及一些遗传性、先天性疾病的筛查。

二、新生儿期

自胎儿出生脐带结扎至生后满 28 天为新生儿期。生后 7 天内称为新生儿早期。

胎儿离开母体,开始独立生存,内外环境发生了巨大变化,而生理调节及适应外界的能力较差,故易发生体温不升、窒息、感染等疾病,是发病率和死亡率最高的时期。此期护理要点是注意保暖、合理喂养、预防感染等。

胎龄满 28 周(体重≥1000 g)至出生后足 7 天,称为围生期,是小儿经历巨大变化和遭到最大危险的时期,此期死亡率最高。护理时做好围生期保健,重视优生优育,是降低新生儿死亡率的关键。

三、婴儿期

出生至满 1 周岁为婴儿期。此期为小儿出生后生长发育最迅速的时期,对营养需求量较大,但消化、吸收功能不完善,易发生营养和消化紊乱;自身免疫功能不成熟,来自母体的抗体在婴儿 6 个月后逐渐消失,故易发生感染性疾病。

此期护理要点是提倡母乳喂养,及时添加辅食;加强预防保健,按时进行计划免疫;培养良好的卫生习惯,做好消毒隔离工作。

四、幼儿期

1 周岁后到满 3 周岁为幼儿期。此期小儿体格生长减慢,智能发育迅速,语言、思维和社会适应能力增强;活动范围扩大,识别危险能力不足,最易发生意外创伤和中毒;乳牙出齐,饮食结构改变;自身免疫力仍较低,易患感染性疾病。

此期护理要点是给予营养指导,合理喂养;注意早期教育,促进言语和智能发育;加强安全护理,预防意外发生;增强体质,预防传染病。

五、学龄前期

3 周岁后到 6～7 岁(入小学前)为学龄前期。此期小儿生长发育处于稳步增长状态,中枢神经系统发育逐步趋向完善,智能发育更趋迅速,求知欲强,好奇喜问,好模仿;缺乏生活经验,防范意识差,仍可发生意外伤害;患感染性疾病减少,但患免疫性疾病如急性肾炎、风湿热等增多。

此期护理要点是加强早期教育,促进智力发育;培养良好的个性、道德品质和生活习惯;预防意外伤害及免疫性疾病的发生。

六、学龄期

从 6～7 岁后至青春期前为学龄期(即小学阶段)。此期小儿体格发育仍稳步增长,除生殖系统外其他各器官发育接近成人水平,智能发育更成熟,理解、分析、综合能力逐步增强,是长知识、学文化的关键时期,也是儿童心理发展上一个重大的转折时期。

此期护理要点是加强科学文化教育,促进德、智、体全面发展;保证足够营养和睡眠,端正坐、立、行姿势;预防近视和龋齿,防治心理和行为异常。

七、青春期

从第二性征出现到生殖功能基本发育成熟、身高停止增长的时期称为青春期。女孩从 11~12 岁开始到 17~18 岁,男孩从 13~14 岁开始到 18~20 岁。此期体格发育再度加速,呈现第二个生长高峰;第二性征出现,生殖系统发育日趋成熟;神经内分泌调节功能不稳定,易出现高血压、月经失调、心理和精神方面的异常。

此期护理要点是加强青少年生理卫生、心理卫生、性知识及法律常识的教育,建立健康的生活方式;供给充足营养,增进青少年身心健康。

第三节　儿科护士的角色及素质要求

儿科护士服务的对象是一个特殊的群体,他们不能正确地述说身体不适和内心感受,需要护士的精心呵护和在生活上给予细微的照顾,这就给儿科护理工作提出了更高的要求,并赋予护士多元化角色。

一、儿科护士的角色

(一)护理活动实施者

儿科护士是最重要的角色。小儿机体各系统、器官的功能发育尚未完善,生活不能自理,儿科护士为小儿及其家庭提供关怀性的全程照护,如营养摄取、药物给予、感染预防、心理支持、健康指导等,以满足小儿身心方面的需要。

(二)儿童护理计划者

为促进小儿身心健康发展,护士必须运用专业的知识和技能,收集小儿生理、心理及社会等方面的资料,评估患儿的健康状况,找出健康问题,制定系统、全面、切实可行的护理计划,采取有效的护理措施,以促进患儿早日康复。

(三)儿童健康教育者

护士在护理小儿的过程中,应根据不同年龄小儿的智力发展情况,向他们解释疾病诊断、治疗和护理过程,帮助小儿建立自我保健意识,纠正不良行为;通过向家长宣传科学育儿知识,使他们在生活上采取积极的态度和健康的行为,预防疾病,促进健康。

(四)儿童健康协调者

为促进儿童健康,护士需与有关人员及机构进行相互联系和协调,维持一个有效的沟通网,使儿童保健工作与有关的诊断、治疗、救助等相互协调、配合,保证小儿获得最适宜的整体性医护照顾。如:护士需与医生讨论有关治疗、护理方案;护士与家长沟通,让家人共同参与小儿护理操作等。

(五)儿童健康咨询者

当患儿及家长提出与疾病等有关的问题时,护士应耐心倾听他们的询问,关心他们在医院环境中的感受,解答他们的问题,提供有关治疗的信息,并给予健康指导,消除他们对健康问题的模糊认识,找到满足生理、心理、社会需要最适宜的解决方法,以积极有效的态度应对压力。

(六)小儿及其家庭代言人

护士是小儿及其家庭权益的维护者,当小儿不会表达或表达不清自己的意愿时,护士有责任作为代言人,给予解释或补充,并维护小儿及其家庭的权益不受侵犯。此外,护士还需评估有碍小儿健康的问题和事件,向医院行政部门或卫生行政单位提出改进的意见和建议。

（七）护理研究者

在护理工作中,护士应不断总结经验,积极开展护理研究工作,发展护理新技术,提高护理工作水平,促进护理专业发展。

二、儿科护士的素质要求

（一）思想道德素质

热爱护理事业,有高度的责任感、同情心,爱护小儿,具有为小儿服务的敬业精神;有诚实的品格、较高的慎独修养、高尚的道德情操,以理解、友善、平等的心态为小儿及其家庭提供帮助;具有崇高的职业道德和良好的工作作风,忠于职守,救死扶伤,廉洁奉公,实行人道主义。

（二）科学文化素质

（1）具备一定的文化素养和自然科学、社会科学、人文科学等多学科知识。

（2）掌握一门外语和计算机应用技术,并能及时掌握现代科学发展的新理论、新技术。

（三）专业素质

具有较系统的专业理论知识和较强的实践技能,操作准确,技术精湛,动作轻柔、敏捷;具有敏锐的观察力和综合分析判断能力,树立整体护理观念,能用护理程序解决患儿的健康问题;具有开展护理教育和护理科研的能力,勇于创新,做到终身学习。

（四）身体、心理素质

具有健康的心理,乐观、开朗的性格,宽容豁达的胸怀及健康的身体和良好的言行举止;具有较强的适应能力,良好的忍耐力及自我控制力,思维灵活、敏捷;具有强烈的进取心,不断汲取知识,丰富和完善自己;具有良好的社交能力和沟通技巧,能与小儿及其家长建立良好的人际关系,同仁间团结协作。

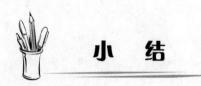

小 结

一切涉及小儿时期健康和卫生的问题都属于儿科护理研究的范围。它的服务对象是体格和智能处于不断生长发育中的小儿,其具有不同于成人的许多特点。熟悉小儿解剖、生理、病理、心理和护理等特点,对促进小儿生长发育,做好卫生保健、疾病防治有非常重要的意义。根据小儿的特点,小儿年龄分为胎儿期、新生儿期、婴儿期、幼儿期、学龄前期、学龄期和青春期。护士应根据各期特点做好相应的儿童保健与护理等工作。儿科护士要具有高度的责任感,扮演好儿科护士的角色;具有高尚的品质、丰富的学识及熟练的操作技术、有效的沟通技巧。

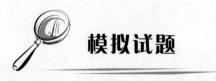

A₁型题

1.儿科护理学的范围应除外(　　)。

A.健康、亚健康和患病儿童的护理

B.儿童保健

C.疾病预防

D.社会学、心理学、教育学等学科

E.精神病学

2.儿科护士的心理素质不包括(　　)。

A. 良好的记忆力 B. 良好的观察能力 C. 良好的思维能力
D. 良好的模仿能力 E. 良好的人际沟通能力

3. 我国将围生期定义为( )。
A. 妊娠28周至生后28天 B. 妊娠28周至生后7天 C. 妊娠28周至生后14天
D. 妊娠20周至生后7天 E. 妊娠20周至生后28天

4. 下列哪项心理沟通方式适用于护理婴儿?( )
A. 因势利导 B. 多做游戏 C. 搂抱与抚摸 D. 适时鼓励 E. 社会交流

5. 儿科护理工作的中心是( )。
A. 儿童及其家庭 B. 患儿 C. 疾病 D. 患儿及其家属 E. 儿童预防保健

6. 幼儿期是指( )。
A. 生后29天至1周岁 B. 1~3周岁 C. 2~5周岁
D. 3~5周岁 E. 4~6周岁

7. 婴儿对某些传染病有一定的抵抗能力,主要是通过胎盘从母体中获得( )。
A. IgA B. SIgA C. IgE D. IgG E. IgM

8. 关于新生儿保健,下列哪一项为重点?( )
A. 注意保暖 B. 加强生长发育监测 C. 培养良好的卫生习惯
D. 加强品德教育,培养良好的心理素质 E. 供给充足营养,加强体格锻炼

9. 新生儿期是指( )。
A. 从出生到生后满30天 B. 从断脐到生后满28天 C. 从出生到生后满2周
D. 从孕期28周到生后2周 E. 从孕期28周到生后1周

10. 小儿从母体获得的抗体从何时起逐渐消失?( )
A. 生后1~2个月 B. 生后3~4个月 C. 生后5~6个月
D. 生后7~8个月 E. 生后10~12个月

(范丽玲)

第二章 生长发育

学习目标

掌握：小儿生长发育的规律；体格发育常用指标的临床意义、正常值及计算方法和测量方法。

熟悉：小儿生长发育的影响因素；小儿感觉、知觉、运动功能及语言的发育。

了解：小儿心理活动的发展。

生长发育是小儿不同于成人的重要特点。生长是指小儿身体各器官、系统的长大和形态改变，为量的变化；发育是指细胞、组织、器官的分化完善和功能上的逐渐成熟，为质的变化。两者紧密联系，生长是发育的物质基础，生长的量的变化在一定程度上反映发育的成熟状况。生长发育易受到多种因素影响，监测和促进儿童的生长发育是儿科医护人员的一项重要职责。

第一节 生长发育的规律及影响因素

一、生长发育的规律

(一)连续性和阶段性

生长发育在整个小儿时期是连续不断进行的，但各年龄阶段生长发育的速度不同，具有阶段性，一般年龄越小，生长发育速度越快。如体重和身长(高)的增长在生后的第一年内，尤其是前三个月最快，为第一个生长高峰，第二年后速度逐渐减慢，到青春期又迅速加快，出现第二个生长高峰。

(二)各系统发育的不平衡性

小儿各系统发育有各自的生长特点。如：神经系统发育较早；生殖系统发育较晚；淋巴系统在儿童期迅速发育，于青春期前达到高峰，以后逐渐下降达到成人水平；皮下脂肪年幼时较发达；肌肉组织到学龄期才发育加速(图 2-1)。

(三)生长发育的顺序性

生长发育遵循一定的顺序：由上到下，由近到远，由粗到细，由简单到复杂，由低级到高级。如出生后先抬头，后抬胸，再会坐、立、行(由上到下)；先会控制腿，再控制脚的活动(由近到远)；先会全掌抓握物体，后能用手指捏取物体(由粗到细)；先会画线条，后能画圆形、画人(由简单到复杂)；先会看、听、感觉、认识事物，再发展到记忆、思维、分析、判断等高级神经活动(由低级到高级)(图 2-2)。

(四)生长发育的个体差异性

小儿生长发育虽遵循一般发展规律，但在一定范围内由于遗传、环境等因素的影响，存在较大的个体差异。生长发育的正常值不是绝对的，在评价小儿生长发育时应该考虑个体差异，并应连续、动态地观察，才能作出正确的判断。

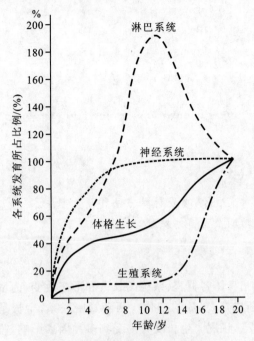

图 2-1　各系统发育的不平衡性

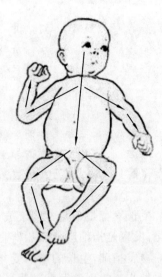

图 2-2　生长发育的顺序

二、影响生长发育的因素

遗传和环境是影响小儿生长发育的两个最基本因素。遗传决定了生长发育的潜力,这种潜力又受到各种外界因素的作用和调节,两者相互作用,决定了小儿的生长发育水平。

(一)遗传

小儿生长发育的特征、潜力、趋向等都受到父母双方遗传因素的影响。如皮肤和头发的颜色、面部特征、身材高矮、性成熟的迟早及对传染病的易感性等都与遗传有关;遗传性疾病无论是染色体畸变或代谢缺陷对生长发育均有显著影响。

(二)性别

男孩、女孩生长发育各有不同,女孩青春期开始较男孩约早 2 年,此时身高、体重可能超过男孩,但至青春期末,男孩体格发育最终超过女孩。女孩骨骼较轻,骨盆较宽,肩距较窄,皮下脂肪丰富,而肌肉不如男孩发达。因此评价小儿生长发育时男孩、女孩的标准不同。

(三)营养

合理的营养是小儿生长发育的物质基础。宫内营养不良可影响胎儿体格生长和脑的发育;生后长期营养不良可影响体重、身长(高)的增长,使机体的免疫、内分泌和神经调节等功能低下;小儿能量摄入过多可导致肥胖。

(四)孕母情况

胎儿在宫内的发育受孕母生活环境、营养、情绪、健康状况等因素的影响。如:妊娠早期感染风疹、巨细胞病毒等可致胎儿先天畸形;孕母严重营养不良可引起流产、早产、胎儿体格生长及脑的发育迟缓。

(五)生活环境

良好的居住环境、卫生条件;健康的生活方式,和谐的家庭气氛;科学的护理及教养、适当的锻炼和完善的医疗保健服务等能促进小儿的体格、神经心理发育。反之,则会带来不良影响。

(六)疾病

疾病对小儿生长发育有明显影响。急性感染常使体重减轻;慢性疾病可同时影响体重和身高的增长;内分泌疾病常引起骨骼生长和神经系统发育迟缓。先天性疾病如先天性心脏病,对体格和神经心理发育的影响更为明显。

第二节　体　格　发　育

一、体格生长的常用指标及其意义

(一)体重

1. 定义及临床意义　体重是指各器官、组织及体液的总重量。体重在体格生长指标中最易波动,是反映小儿体格生长,尤其是营养状况的最易获得的敏感指标,也是儿科临床计算药量、输液量和奶量的重要依据。

2. 正常值及估算公式　新生儿出生体重与胎次、胎龄、性别及宫内营养状况有关。正常新生儿出生时平均体重为 3 kg。生后一周内体重可暂时性下降 3%～9%(生理性体重下降),常于生后 7～10 天恢复到出生时的体重。

小儿年龄越小,体重增长越快。婴儿期为体重增长的第一个生长高峰,其中前半年每月平均增长 600～800 g,后半年每月平均增长 300～400 g,生后 3～5 个月时体重为出生时的 2 倍(6 kg),1 岁时约为出生时的 3 倍(9 kg),2 岁时约为出生时的 4 倍(12 kg)。2 岁至青春期前体重每年平均增加 2 kg,12 岁以后进入青春期,体格生长又加快,呈现第二个生长高峰。因个体差异,小儿体重可在 ±10% 的范围内波动。小儿各年龄段体重正常值及估算公式见表 2-1。

表 2-1　小儿各年龄段体重、身长(高)正常值及估算公式

	出生时	1 岁	2 岁	估　算　公　式
体重/kg	3	9	12	1～6 个月:体重=出生时体重+月龄×0.7 7～12 个月:体重=6+月龄×0.25 2～12 岁:体重=年龄×2+7(或 8)
身长(高)/cm	50	75	85	2～12 岁:身长(高)=年龄×7+75

(二)身长(高)

1. 定义及临床意义　身长(高)是指从头顶到足底的垂直长度,是反映骨骼发育的重要指标。3 岁以下小儿取仰卧位测量,称为身长;3 岁以后取立位测量,称为身高。

2. 正常值及估算公式　身长(高)的增长规律与体重增长相似,年龄越小增长越快。新生儿出生时平均身长为 50 cm,出生后第 1 年身长平均增长约 25 cm,故 1 岁时身长约 75 cm,第 2 年增长速度减慢,平均为 10 cm,到 2 岁时身长约 85 cm。2 岁后稳步增长,平均每年增加 5～7 cm,至青春期出现第 2 个身高增长加速期,不能再按上述公式估算。小儿各年龄段身长(高)正常值及估算公式见表 2-1。

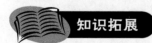 **知识拓展**

合理锻炼有助于儿童身高的发育

人体的高矮是由骨骼的生长发育决定的。在长骨的两端,有一种专管骨骼生长的骺软骨。未成年时骺软骨不断增生,骨骼就不断增长;成年后增生停止,个子也就不再长了。在骺软骨还没有停止增生以前,经常进行适当的体育锻炼,有助于刺激骺软骨的增生。因此,对于少年儿童来说,体育锻炼是最积极、有效的促进长高的方法。

经常参加体育锻炼可改善人体的血液循环,增强身体对营养的吸收,提高骨细胞的生长能力;机械力能促进骨中的钙质沉淀,使骨骼变得粗壮和坚实。医学专家的调查和研究显示,经常参加体育锻炼的儿童比不参加锻炼的同龄儿童平均高 4～8 cm。科学家建议,青春期的孩子每天运动应不少于 1 h。

3.身体各部比例 身长(高)包括头、躯干(脊柱)和下肢的长度,这三部分的增长速度并不一致。生后第一年头部生长较快,躯干次之,而青春期身高增长则以下肢为主。某些疾病可造成身体各部分比例失常,因此,需测量上部量(从头顶到耻骨联合上缘)和下部量(耻骨联合上缘到足底)来了解两者的比例关系。新生儿上部量大于下部量,中点在脐上;2岁时中点在脐下;6岁时中点移至脐与耻骨联合上缘之间;12岁时上、下部量相等,中点在耻骨联合上缘(图2-3)。

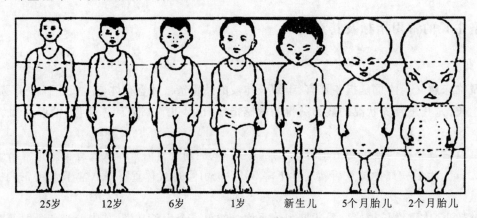

| 25岁 | 12岁 | 6岁 | 1岁 | 新生儿 | 5个月胎儿 | 2个月胎儿 |

图2-3 小儿身体各部比例变化

(三)坐高(顶臀长)

由头顶至坐骨结节的长度称为坐高,3岁以下取仰卧位测量,称为顶臀长。坐高增长代表头颅与脊柱的生长,出生时坐高约为身高的66%,随着下肢增长速度逐渐加快,坐高占身高的百分比逐渐下降,1岁时约62%,2岁时约60%,6岁时约55%,14岁时约53%。此百分比显示了上、下身比例的改变,比坐高绝对值更有意义。

(四)头围

头围是指眉弓上方经枕后结节绕头一周的长度,与脑和颅骨的发育密切相关。小儿各年龄段头围正常值及临床意义见表2-2。

(五)胸围

胸围是指沿乳头下缘水平绕胸一周的长度,与肺、胸廓的发育密切相关。小儿各年龄段胸围正常值及临床意义见表2-2。

表2-2 小儿各年龄段头围与胸围正常值及临床意义

	出生时	1岁	2岁	临床意义
头围/cm	34	46	48	头围测量在2岁内最有价值,头围过小常提示脑发育不良,增长过快常提示脑积水
胸围/cm	32	46	49	胸廓畸形常见于佝偻病、肺气肿、先天性心脏病等

注:1岁时,头围=胸围;1岁至青春期前,胸围=头围+(岁数-1)。

二、骨骼与牙齿的发育

(一)骨骼的发育

1.颅骨的发育 可依据头围的大小、骨缝闭合及囟门关闭的时间来衡量。囟门可分为前囟和后囟(图2-4)。前囟为顶骨和额骨边缘形成的菱形间隙,测量以对边中点连线长度为准,出生时为1.5~2.0 cm,于1~1.5岁时闭合。

前囟早闭见于头小畸形;前囟迟闭、过大见于佝偻病、先天性甲状腺功能减低症等;前囟饱满常提示颅内压增高,见于脑膜炎、脑炎、脑水肿、脑积水等;前囟凹陷则见于脱水或极度消瘦。后囟为顶骨与枕骨边缘形成的三角形间隙,出生时即很小或已闭合,最迟于生后6~8周闭合。颅骨缝于3~4个月时闭合。

2.脊柱的发育 脊柱的增长反映脊椎骨的发育。新生儿脊柱的生理弯曲不明显,呈轻度后凸,3个月

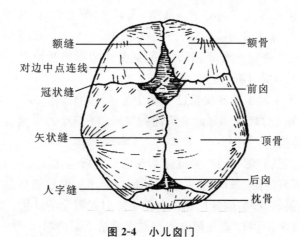

图 2-4 小儿囟门

抬头时出现颈椎前凸；6个月会坐时出现胸椎后凸；1岁开始走路时出现腰椎前凸。至6～7岁韧带发育后，脊柱的3个自然弯曲被韧带固定，以保持身体的自然平衡。

（二）牙齿的发育

人一生有两副牙齿，即乳牙（20个）和恒牙（32个）。乳牙于生后6个月（4～10个月）左右开始萌出，2～2.5岁出齐，2岁以内乳牙的数目为月龄减4～6，12个月尚未出牙为乳牙萌出延迟。乳牙萌出顺序见图2-5。

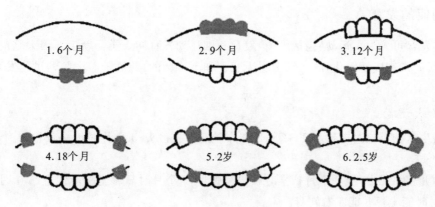

图 2-5 乳牙萌出顺序

6岁左右开始出第1颗恒牙即第1磨牙，7～8岁开始，乳牙按萌出顺序逐个被同位恒牙代替，12岁左右出第2磨牙，18岁以后出第3磨牙（智齿），但也有人终身不出此牙，恒牙一般20～30岁出齐。出牙为生理现象，个别小儿可有低热、流涎、睡眠不安、烦躁等反应。

第三节　小儿神经心理发育

一、感觉、知觉的发育

（一）感觉的发育

1. 视觉　新生儿已有视觉感应能力，有瞳孔对光反射，但视觉不敏锐，只有在15～20 cm范围内视觉才最清晰，清醒和安静状态下时可短暂注视和追随近处缓慢移动的物体。生后第2个月起可协调地注视物体；3～4个月时可追寻活动的物体或人；4～5个月时可认识母亲和熟悉物品如奶瓶等；5～7个月时目光可随上下移动的物体垂直方向转动，出现眼手协调动作，追随跌落的物体，喜红色等鲜艳明亮的颜色；8～9个月时能看到小物体；18个月时能区别各种形状，喜看图画；2岁时可区别垂直线和横线；5岁时能区别颜色；6岁时视力可达1.0。

2.听觉 新生儿出生时因中耳鼓室内有羊水潴留,无空气,听力差,但对强声可有瞬目、震颤等反应;出生3~7天听力已相当好;3~4个月时头可转向声源(定向反应),听到悦耳的声音时会微笑;6个月时能区别父母的声音;7~9个月时能确定声源,区别语言的意义;1岁时能听懂自己的名字;2岁时能区别不同高低的声音,听懂简单的吩咐;4岁时听觉已发育完善。

3.味觉和嗅觉 新生儿出生时味觉和嗅觉已发育完善,对不同味道如甜、酸、苦等可产生不同的反应,闻到乳香会寻找乳头;3~4个月时能区别好闻和难闻的气味;4~5个月的婴儿对食物味道的轻微改变已很敏感,故应适时添加各类辅食。

4.皮肤感觉 皮肤感觉包括触觉、痛觉、温度觉和深感觉。新生儿触觉已很灵敏,尤以眼、口周、手掌、足底等部位最为敏感,触之即有眨眼、张口、缩回手足等反应。出生时已有痛觉,但较迟钝,第2个月起才逐渐改善。新生儿温度觉很灵敏,冷的刺激比热的刺激更能引起明显的反应。2~3岁时小儿通过接触能区分物体的软、硬、冷、热等属性;5岁时能分辨体积相同而重量不同的物体。

(二)知觉的发育

知觉为人对事物各种属性的综合反映,其发育与听、视、触等感觉的发育密切相关。生后5~6个月小儿已有手眼协调动作,通过看、摸、闻、咬、敲击等逐步了解物体各方面的属性,其后随着语言的发展,小儿的知觉开始在语言的调节下进行。1岁末开始有空间和时间知觉的萌芽;3岁能辨上下;4岁能辨前后;5岁开始辨别以自身为中心的左右。4~5岁时已有时间的概念,能区别早上、晚上、今天、明天、昨天;5~6岁时能区别前天、后天、大后天。

二、运动功能的发育

运动功能的发育可分为大运动(包括平衡)发育和细运动发育两大类。新生儿因大脑皮质发育尚不成熟,传导神经纤维尚未完成髓鞘化,故运动多属无意识和不协调的,此后随着大脑的迅速发育,小儿运动功能逐渐完善。

(一)平衡和大运动

1.抬头 新生儿俯卧位时能抬头1~2 s;2个月竖抱时能抬头;3个月时抬头较稳;4个月时抬头很稳并能自由转动。

2.坐 新生儿腰肌无力,至3个月扶坐时腰仍呈弧形;5个月时靠着坐腰能伸直;6个月时能双手向前撑住独坐;8个月时能坐稳并能左右转身。

3.匍匐、爬 新生儿俯卧位时已有反射性匍匐动作;2个月时俯卧能交替踢腿;3~4个月时可用手撑起上身数分钟;7~8个月时已能用手支撑胸腹,使上身离开床面或桌面,有时能在原地转动身体;8~9个月时能用上肢向前爬;12个月左右爬时能手膝并用;18个月时可爬上台阶。

4.站、走、跳 新生儿直立时双下肢稍能负重,出现踏步反射和立足反射;5~6个月扶立时双下肢可负重,能上、下跳动;9个月时可扶站片刻;11个月时能独站片刻;15个月时可独自走稳;18个月时已能跑及倒退走;2岁时能并足跳;2岁半时能独足跳1~2次;3岁时能双足交替走下楼梯;5岁时能跳绳。

大运动的发育过程可归纳为"二抬四翻六会坐,七滚八爬周会走"(表2-3)。

(二)精细动作

新生儿两手握拳很紧,2个月时握拳姿势逐渐松开,3~4个月时握持反射消失,开始有意识地取物;6~7个月时能独自摇摆或玩弄小物体,并出现捏、敲等探索性动作;9~10个月时可用拇、食指取物;12~15个月时学会用匙,乱涂画;18个月时能叠2~3块方积木;2岁时可叠6~7块方积木,能握杯喝水;3岁时在别人的帮助下会穿衣服;4岁时基本上能自己穿、脱简单衣服;5岁时能学习写字。

表2-3 小儿运动、语言及适应能力的发育过程

年 龄	粗 细 动 作	语 言	适应周围人物的能力与行为
新生儿	无规律,不协调,紧握拳	能哭叫	听到铃声时全身活动减少
2个月	直立及俯卧位时能抬头	发出和谐的喉音	能微笑,有面部表情,眼随物转动

续表

年 龄	粗细动作	语 言	适应周围人物的能力与行为
3个月	仰卧位变为侧卧位,用手摸东西	咿呀发音	头可随看到的物体或听到的声音转动180°,注意自己的手
4个月	扶着髋部时能坐,可在俯卧位时用手支撑抬起胸部,手能握持玩具	笑出声	抓面前物体,自己玩手,见食物表示喜悦,较有意识的哭笑
5个月	扶腋下能站直,两手各握一玩具	能喃喃地发出单调音节	伸手取物,能辨别人声,望镜中人笑
6个月	能独坐一会儿,用手摇玩具	发"不"、"啦"等辅音	能认识熟人和陌生人,自己拉衣服,自己握足玩
7个月	会翻身,自己独坐很久,将玩具从一手换入另一手	能发"爸爸"、"妈妈"等复音,但无意识	能听懂自己的名字,自己握饼干吃
8个月	会爬、自己坐起来和躺下去、扶着栏杆站起来、拍手	重复大人所发的简单音节	注意观察大人的行动,开始认识物体,两手会传递玩具
9个月	试着独站,会从抽屉中取玩具	能懂几个较复杂的词句,如"再见"等	看见熟人会伸出手来要抱,能与人合作游戏
10~11个月	能独站片刻,扶椅或推车走几步,拇、食指对指拿东西	开始用单词,一个单词表示很多意义	能模仿成人的动作,招手"再见",抱奶瓶自饮
12个月	独走,弯腰拾东西,会将圆圈套在木棍上	能叫出物品名字,如灯、碗,指出自己的手、眼	对人和事物有喜憎之分,穿衣能合作,用杯子喝水
15个月	走得好,能蹲着玩,能叠一块方木	能说出几个词和自己的名字	能表示同意、不同意
18个月	能爬台阶,有目的地扔皮球	能认、指身体各部分	会表示大小便,懂命令,自己进食
2岁	能双脚跳,手的动作更准确,会用勺子吃饭	会说2~3个字构成的句子	能完成简单的动作,如拾起地上的物品,能表达喜、怒、怕、懂
3岁	能跑,会骑三轮车,会洗手、洗脸,脱、穿简单衣服	能说短歌谣,数几个数	能认识画上的东西及男女,自称"我",表现自尊心、同情心、怕羞
4岁	能爬梯子,会穿鞋	能唱歌	能画人像,初步思考问题,记忆力强,好发问
5岁	能单腿跳,会系鞋带	开始识字	能分辨颜色,数10个数,知道物品用途及性能
6~7岁	参加简单劳动,如扫地、擦桌子、剪纸、捏泥塑、结绳等	能讲故事,开始写字	能数几十个数,可简单加减,喜独立自主,性格基本形成

三、语言的发育

语言为人类特有的高级神经活动,用以表达思维、观念等心理过程,与智能关系密切。小儿语言的发育必须具备正常的语言中枢、听觉器官和发音器官,并需经常与周围人群进行语言交流。语言的发育要经过发音、理解和表达3个阶段。小儿各年龄段语言发育情况见表2-3。

（一）发音阶段

新生儿已会哭叫,婴儿1～2个月开始发喉音,2个月发"啊"、"咿"、"呜"等元音,6个月时出现辅音,7～8个月能发"爸爸"、"妈妈"等语音,8～9个月时喜欢模仿成人的口唇动作练习发音。

（二）理解语言阶段

婴儿在发音的过程中,通过视觉、触觉、体位觉等与听觉的联系,逐步理解语言,如一些日常用品,如奶瓶、电灯等名称。9个月左右的婴儿已能听懂简单的词意,如"再见"、"把手给我"等。10个月左右的婴儿已能有意识地叫"爸爸"、"妈妈"。

（三）表达语言阶段

在理解的基础上,小儿学会表达语言。一般1岁开始会说单词,后可组成句子;先会用名词,然后才会用代名词、动词、形容词、介词等;从讲简单句发展为复杂句。

四、心理活动的发展

小儿出生时不具有心理现象,待条件反射形成即标志着心理活动发育的开始,且随着年龄增长,心理活动不断发展。

（一）注意和记忆的发展

注意是一切认知过程的开始,注意可分无意注意和有意注意。前者为自然发生的,不需要任何努力;后者为自觉的、有目的的行为。婴儿时期以无意注意为主,随着年龄的增长、活动范围的扩大、生活内容的丰富、动作语言的发育,小儿逐渐出现有意注意,但幼儿时期注意的稳定性差,易分散、转移;5～6岁后小儿才能较好地控制自己的注意力。

记忆是将所获得的信息储存和"读出"的神经活动过程,包括识记(事物在大脑中形成暂时联系)、保持(事物在大脑中留下痕迹)和回忆(大脑中痕迹恢复)。回忆又可分为再认和重现。婴幼儿时期的记忆时间短、内容少,易记忆带有欢乐、愤怒、恐惧等情绪的事情,且以机械记忆为主,精确性差。随着年龄的增长和思维、理解、分析能力的发展,小儿有意识的逻辑记忆逐渐发展。

（二）思维和想象的发展

思维是人应用理解、记忆和综合分析能力来认识事物的高级心理活动。婴幼儿的思维为直觉活动思维,如拿着玩具汽车边推边说"汽车来了",如果将汽车拿走,活动则停止;3岁时开始建立初步抽象概括性思维;6～11岁后小儿能将事物归类,抽象思维能力提高。

想象也是一种思维活动,1～2岁时小儿仅有想象的萌芽,局限于模拟成人生活中的某些个别的动作,如模拟妈妈的动作给布娃娃喂饭;3岁后小儿想象内容稍多,但仍为片断、零星的;学龄前期小儿仍以无意想象和再造想象为主;学龄期小儿有意想象和创造性想象迅速发展。

（三）情绪、情感的发展

情绪是活动时的兴奋心理状态,是人们对事物情景或观念所产生的主观体验和表达。新生儿因不适应宫外环境,常表现出不安、啼哭等消极情绪,而哺乳、抚摸、抱、摇等则可使其情绪愉快。婴幼儿情绪表现短暂,反应强烈,容易变化,外显而真实,易冲动,但反应不一致,随着年龄增长,小儿逐渐能有意识地控制自己,情绪反应趋向稳定。

情感是在情绪的基础上形成的。随着年龄的增长和与周围人交往的增多,小儿对客观事物的认识逐渐深化,情感日益增加、分化和完善,产生信任感、安全感、荣誉感、责任感、道德感等。

（四）个性和性格的发展

个性是每个人处理环境关系的心理活动的综合形式,包括思想方法、情绪反应、行为风格等。每个人都有特定的生活环境和自己的心理特点,因此表现在兴趣、能力、气质等方面的个性各不相同。性格是个性心理特征的重要方面,并非先天决定,而是在后天的生活环境中形成的。婴儿性格未定,性格一旦形成则相对稳定。

小　结

小儿生长发育具有以下规律:连续性与阶段性、不平衡性、顺序性(由上到下、由近到远、由粗到细、有简单到复杂、由低级到高级)和个体差异性,并受遗传、性别、营养、孕母情况、生活环境及疾病等因素影响。婴儿期和青春期是小儿的两个生长高峰时期。小儿的生长发育水平,可通过测量体重、身长(高)、坐高、头围、胸围、骨骼、牙齿等指标,以及语言、感知和运动功能的发育情况来评价。

小儿体格发育常用指标重点内容归纳见表2-4。

表2-4　小儿体格发育常用指标

体格发育指标	重 点 内 容
体重/kg	正常值:出生 3 kg、3～5 个月 6 kg、1 岁 9 kg、2 岁 12 kg 估算公式:①1～6 个月:体重=出生时体重+月龄×0.7 ②7～12 个月:体重=6+月龄×0.25 ③2～12 岁:体重=年龄×2+7(或 8)
身长(高)/cm	正常值:出生 50 cm、1 岁 75 cm、2 岁 85 cm 估算公式:2～12 岁:身长(高)=年龄(岁)×7+75 身体各部比例:新生儿上部量上、下部量中点在脐上;2 岁时中点在脐以下;6 岁时中点在脐与耻骨联合上缘之间;12 岁时上、下部量相等,中点在耻骨联合上缘
头(胸)围/cm	正常值:出生 34(32)cm、1 岁 46(46)cm、2 岁 48(49)cm 两者关系:1 岁时:头围=胸围 　　　　　1 岁至青春期前:胸围-头围=岁数-1 临床意义:头围测量在 2 岁以内最有意义,过小常提示脑发育不良,过大常提示脑积水
前囟	正常值:出生时 1.5～2.0 cm(对边中点连线长度),于 1～1.5 岁闭合 临床意义:前囟早闭见于头小畸形;前囟迟闭、过大见于佝偻病、先天性甲状腺功能减低症等;前囟饱满常提示颅内压增高,见于脑膜炎、脑炎、脑积水等;前囟凹陷则见于极度消瘦或脱水
牙齿	两副,乳牙(20 个)、恒牙(32 个);于 6 个月(4～10 个月)左右乳牙萌出,2～2.5 岁出齐;2 岁以内乳牙数目=月龄-(4～6)
运动功能	大运动发育的过程可归纳为"二抬四翻六会坐,七滚八爬周会走"

 模拟试题

一、A₁型题

1.4 个月小儿的体重按公式推算应是(　　)。

A. 6.5 kg　　　　B. 7 kg　　　　C. 15 kg　　　　D. 8.2 kg　　　　E. 5.8 kg

2.体重增长最快的时期是(　　)。

A. 胎儿期　　　B. 婴儿期　　　C. 学龄期　　　D. 幼儿期　　　E. 学龄前期

3.3 岁小儿的身高按公式推算应是(　　)。

A. 91 cm　　　B. 95 cm　　　C. 100 cm　　　D. 105 cm　　　E. 110 cm

4.16个月小儿乳牙应有(　　)。

A.4~6个　　　B.7~9个　　　C.10~12个　　　D.13~15个　　　E.16~18个

5.关于小儿生长发育,下列哪项不妥?(　　)

A.生长发育是一个连续的过程,但各年龄段生长发育并非等速进行

B.生长发育存在着较大的个体差异

C.神经系统发育较早,生殖系统发育较晚

D.皮下脂肪、肌肉组织年幼时发达,淋巴系统发育则先快后回缩

E.遵循由上到下、由近到远、由粗到细、有简单到复杂、由低级到高级的规律

6.关于小儿生长发育,下列哪项是错误的?(　　)

A.2~12岁身长(高)=年龄(岁)×5+50　　　B.第1年头部生长最快,躯干次之

C.12岁左右上、下部量相等　　　D.生后3~5个月时体重约为出生时的2倍

E.出生时上部量大于下部量,中点在脐上

7.关于小儿颅骨发育,下列哪项是错误的?(　　)

A.囟门早闭或过小,见于头小畸形　　　B.前囟凹陷见于极度消瘦或脱水

C.部分小儿出生时后囟即很小或已闭合　　　D.后囟最迟在3~4个月闭合

E.前囟出生时大小为1.5~2 cm

8.发育最早的为下述哪项?(　　)

A.神经系统　　　B.生殖系统　　　C.淋巴系统　　　D.肌肉　　　E.皮下脂肪

二、A₂型题

1.婴儿体重4.5 kg,前囟1.5 cm×1.5 cm,后囟0.2 cm,能微笑,头不能竖立,最可能的年龄是(　　)。

A.7天内　　　B.1~2个月　　　C.3~4个月　　　D.>4个月　　　E.>5个月

2.3岁小儿身高95 cm,体重15 kg,乳牙20颗,属于(　　)。

A.体重、身高超过正常范围　　　B.身材异常高大　　　C.肥胖症

D.正常范围　　　E.营养不良

3.一小儿体重11 kg,身长80 cm,出牙12颗,前囟已闭,胸围大于头围,最可能的月龄是(　　)。

A.18个月　　　B.8个月　　　C.9个月　　　D.24个月　　　E.30个月

(徐　嘉)

第三章 小儿营养与喂养

学习目标

掌握：母乳喂养、混合喂养、人工喂养方法；辅食添加的原则及注意事项。

熟悉：小儿能量与营养的需要。

了解：了解儿童、少年的膳食安排。

合理的营养是保证小儿正常体格生长及智能发育的物质基础。小儿生长发育越快，需要的能量与营养素就越多，而其消化吸收功能尚不成熟，若喂养不当，易发生消化功能紊乱和营养障碍性疾病，故对小儿给予合理的营养与喂养非常重要。

第一节 能量与营养素的需要

一、能量的需要

人体所需能量由食物中的蛋白质、脂肪和糖（碳水化合物）三大营养素供给。在体内每克蛋白质产能16.8 kJ（4 kcal），每克脂肪产能37.8 kJ（9 kcal），每克碳水化合物产能16.8 kJ（4 kcal）。小儿对能量的需要表现在以下5个方面。

（一）基础代谢

基础代谢是指在清醒、安静、空腹的情况下，于18～25 ℃环境中，维持机体最基本的生理活动，如体温、呼吸、心跳、胃肠蠕动等所需要的能量。小儿新陈代谢旺盛，基础代谢率较成人高，婴幼儿基础代谢的能量占总能量的50%～60%。随着年龄的增长所占比例逐渐下降，12～13岁时每日所需能量为125.5 kJ/kg（30 kcal/kg），接近成人。

（二）食物特殊动力（热力）作用

食物特殊动力作用是指食物在消化、吸收及代谢过程中所需的能量，与食物成分有关：其中蛋白质的特殊动力作用占30%，脂肪占4%，糖类食物占6%。婴儿食物含蛋白质较多，食物特殊动力作用占总能量的7%～8%；年长儿的混合膳食特殊动力作用约占总能量的5%。

（三）生长发育

此项为小儿所特有的能量需要，与小儿生长发育成正比，占总能量的25%～30%。婴儿期生长最快，该部分所需要能量相对较多，占总能量的25%～30%。随着年龄增加，此项需要逐渐减少，到青春期能量需要又再次增高。

（四）活动消耗

主要用于肌肉活动的能量，与其身体、活动类别、强度及持续时间等因素有关，个体差异较大，占总能量的5%～25%，喜爱活动的小儿比同龄安静小儿多3～4倍。

（五）排泄损失

正常情况下未经消化吸收的食物排出体外所丢失的能量，不超过总能量的10%，腹泻时增加。

上述 5 个方面能量的总和即为小儿所需的总能量。年龄越小,生长发育越快,基础代谢率越高,总能量需要越多,且存在个体差异,实际应用时需注意。婴儿每日约需能量 460.2 kJ/kg(110 kcal/kg),以后每增长 3 岁减去 41.8 kJ/kg(10 kcal/kg),到 15 岁时约为 251.0 kJ/kg(60 kcal/kg)。总能量长期供给不足,可出现营养不良;供给过多,可出现肥胖症。

二、营养素的需要

(一)产能营养素

1. 蛋白质 蛋白质是构成人体细胞和组织的基本成分,也是保证各种生理功能的物质基础。其主要功能是用于机体的生长和组织的修复,其次是供给能量。人体每天所需要的能量 10%～15% 来自蛋白质。

蛋白质分为动物蛋白和植物蛋白两种,一般动物蛋白优于植物蛋白。蛋白质主要来源于膳食中的乳类、蛋、鱼及豆制品。不同的蛋白质含有不同的氨基酸。在人体内不能合成,必须由食物供给的氨基酸,称为必需氨基酸。含氨基酸种类和数量多,配合比例合适,又易消化的蛋白质称为优质蛋白质。

年龄越小,所需蛋白质越多。母乳中蛋白质利用率较高,每日约需 2 g/kg,牛乳喂养者每日约需 3.5 g/kg,混合喂养者每日约需 4 g/kg。1 岁以后蛋白质需要量相对减少,青春期又增加,成人每日约需 1 g/kg。长期缺乏蛋白质可引起营养不良、贫血、水肿、免疫力下降、感染等。而供给过量可引起便秘、消化紊乱。

2. 脂肪 脂肪是人体第二供能营养素,其供能占总能量的 30%～35%,还具有保护脏器、促进脂溶性维生素吸收、减少机体散热等功能。婴幼儿每日需 4～6 g/kg,学龄儿童每日需 3 g/kg。脂肪主要由食物中的乳类、肉类、植物油或由体内的糖和蛋白质转化而来。长期脂肪摄入不足,可引起生长发育迟缓、营养不良和脂溶性维生素缺乏症。

3. 碳水化合物 碳水化合物为人体供能的最主要营养素,每日由碳水化合物供给的能量占总能量的 50%～60%。在构成人体细胞和组织中不可缺少,并能促进其他营养素的代谢。小儿对碳水化合物的需要量较成人多,婴儿每日需 10～12 g/kg,儿童为每日 8～10 g/kg。碳水化合物主要来源于乳类、谷类、水果、蔬菜等。若碳水化合物供给不足,可发生营养不良;若供给过多,可引起体重增加、肥胖等。

(二)非产能营养素

1. 维生素 维生素是促进人体生长发育、维持正常生理功能的重要物质,参与和调节体内代谢过程,大多数在体内不能合成,必须由食物供给。按其溶解性不同,可分为脂溶性维生素(如维生素 A、D、E、K)和水溶性维生素(如 B 族维生素、维生素 C)等两大类。脂溶性维生素溶解于脂肪及脂肪溶剂,可储存于体内,无需每日供给,其排泄慢,缺乏时症状出现较迟,过量易导致中毒。水溶性维生素易溶于水,过剩部分由尿排出,不易储存,需每日供给,缺乏时症状出现较快,过量不易中毒。几种主要维生素的作用、来源及每日需要量见表 3-1。

表 3-1 几种主要维生素的作用、来源及每日需要量

种类	作 用	来 源	每日需要量
A	促进生长发育和维持上皮组织的完整性,为形成视紫质所必需的成分,与铁代谢、免疫功能有关	肝、牛奶、鱼肝油、西红柿及黄色水果、蔬菜	2000～4500 U
D	调节钙、磷代谢,与骨骼生成有关	人皮肤经日光照射合成,鱼肝油、肝、蛋黄	400～800 U
K	由肝脏利用、合成凝血酶原	肝、蛋、豆类、种子、绿色蔬菜,肠内细菌合成	1～2 mg
B_1	构成脱羧酶的主要成分,为糖类代谢所必需,维持神经、心肌活动功能,调节胃肠蠕动,促进生长发育	米糠、麦麸、豆、花生、瘦肉、内脏,肠内细菌合成	0.5～1.5 mg
B_2	为辅黄酶的主要成分,参与体内氧化过程	肝、蛋、鱼、乳类、蔬菜、酵母	1～2 mg

续表

种类	作　用	来　源	每日需要量
B$_6$	为转氨酶和氨基脱羧酶的组成成分,参与神经、氨基酸及脂肪代谢	各种食物,由肠内细菌合成一部分	1~2 mg
叶酸	核酸合成的主要原料	绿色蔬菜、肝、肾、酵母	0.1~0.2 mg
B$_{12}$	与红细胞的生成及神经的代谢有关	动物肉及其内脏等	1 μg
C	与蛋白质、神经递质、抗体及红细胞等的生成有关	各种新鲜蔬菜、水果等	30~50 mg

2. 矿物质　人体内的矿物质按其含量及每日膳食需要量不同分为常量元素(又称宏量元素,每日需要量在100 mg 以上,如钾、钠、氯、钙、磷、镁、硫)和微量元素(每日需要量为微克至毫克,需通过食物摄入,如铁、锌、铜、硒、碘)。它们参与机体的构成,具有维持体液渗透压、调节酸碱平衡、维持神经肌肉兴奋性等作用,一旦缺乏可引起相应疾病。小儿时期最易缺乏的元素是钙、铁、锌、铜,应注意补充。主要矿物质的来源及需要量见表3-2。

表 3-2　主要矿物质的来源及需要量

种　类	来　源	每日需要量
钠、氯	食盐、新鲜食物、蛋类	0.5~3 g
钾	果汁、紫菜、肉类、乳类	1~2 g
钙	乳类、豆类、绿叶蔬菜	约 1 g
镁	谷类、豆类、坚果、肉类、乳类	200~300 mg
磷	乳类、肉类、豆类、谷类	约 1.5 g
铁	肝、蛋黄、动物血、豆类、肉类、绿叶蔬菜	5~15 mg
锌	鱼、蛋、肉、全谷、豆类、酵母、麦胚	5~15 mg
铜	肝、肉、鱼、全谷、豆类	1~3 mg

3. 水　水是体液的重要组成部分,参与体内所有的物质代谢和体温调节等生理活动。小儿新陈代谢旺盛,需水量相对较多,年龄越小,需水量越大。婴儿每日需水约 150 mL/kg,以后每增长 3 岁减少 25 mL/kg,9 岁时每日需水约 75 mL/kg,成人每日需水 40~50 mL/kg。水主要来源于食物及饮用水,若水摄入不足,可发生脱水及电解质紊乱;若水摄入过多,超过机体调节能力,可发生水中毒。

4. 膳食纤维　膳食纤维主要来自于植物的细胞壁,为不被小肠酶消化的非淀粉多糖。膳食纤维具有吸收大肠水分、软化大便、增加粪便体积、促进肠蠕动及体内有毒物质排出、降解胆固醇、改善肝代谢等功能。小儿膳食纤维适宜的摄入量为每日 20~35 g,一般从谷类、新鲜蔬菜、水果等食物中摄取。

知识链接

膳　食　纤　维

膳食纤维一词在1970年以前的营养学中尚不曾出现,是指一般不易被消化的食物营养素,主要来自于植物的细胞壁,包含纤维素、半纤维素、树脂、果胶及木质素等。膳食纤维是健康饮食不可缺少的,在保持消化系统健康上扮演着重要的角色,同时摄取足够的膳食纤维也可以预防心血管疾病、癌症、糖尿病以及其他疾病。膳食纤维可以清洁消化壁和增强消化功能,稀释食物中的致癌物质和有毒物质,加速其移除,保护脆弱的消化道和预防结肠癌。膳食纤维还可减缓消化速度和最快速排泄胆固醇,所以可使血液中的血糖和胆固醇控制在理想的水平。

第二节 婴儿喂养

【临床护理思考】

李宝宝,日龄1天。足月顺产,出生体重2.4 kg。宝宝因吸不到母亲乳头而哭闹不安,家长感到焦急、不知所措,经护士小王检查发现:其母乳头偏小,轻度内陷。

请问:

(1)护士小王如何指导李女士进行母乳喂养?

(2)母乳喂养时应注意哪些问题?

婴儿时期生长发育迅速,需要的营养物质相对较多,但消化功能发育尚未成熟,所摄取的食物必须适合婴儿时期的特点,以免引起消化吸收障碍。婴儿喂养的方法可分为母乳喂养、混合喂养及人工喂养三种,其中以母乳喂养最为理想。

一、母乳喂养

生后4~6个月以内的婴儿仅给予母乳进行喂养的方式称为母乳喂养。母乳是婴儿最理想的天然食品,不仅营养丰富,且易被婴儿消化吸收,可以满足4~6个月及以下婴儿的全部营养需要,应大力提倡母乳喂养。

(一)母乳的成分

母乳成分在产后不同时期及每次哺乳开始和结束都有不同变化。按产后不同泌乳期的乳汁成分的变化,将母乳分为初乳、过渡乳、成熟乳和晚乳(表3-3)。每次喂哺时乳汁的成分也有变化:开始分泌的乳汁脂肪含量低而蛋白质含量高,最后分泌的乳汁脂肪含量高而蛋白质含量低。

表3-3 产后不同泌乳期母乳的比较

项目	初 乳	过 渡 乳	成 熟 乳	晚 乳
定义	产后4~5天以内的乳汁	产后6~10天的乳汁	产后11天~9个月的乳汁	10个月以后的乳汁
蛋白质	多,以免疫球蛋白为主	蛋白质逐渐减少	较前减少	更少
脂肪	少	最高	较稳定	减少
免疫物质及矿物质	丰富	逐渐减少	较稳定	减少
分泌量	较少	逐渐增多	达高峰	逐渐减少

(二)母乳喂养的优点

1.营养丰富,比例合适 母乳营养生物效价高,易消化吸收,可减少营养不良和消化功能紊乱的发生。①母乳中所含蛋白质、脂肪、碳水化合物的比例适宜,为1:3:6。②蛋白质以乳清蛋白为主,遇胃酸形成乳凝块小,有利于消化,并富含较多的必需氨基酸。③脂肪颗粒小,脂肪酶含量较多,易消化吸收,且不饱和脂肪酸(亚油酸等)含量较多,有利于婴儿中枢神经系统的发育。④乳糖含量高,以乙型乳糖为主,可促进肠道乳酸杆菌和双歧杆菌的生长,而乳酸杆菌和双歧杆菌又可抑制大肠杆菌繁殖,减少腹泻发生。⑤母乳中钙、磷的比例(2:1)适宜,易于吸收。含微量元素锌、铜、碘较多,有利于生长发育。铁含量虽与牛奶相同,但母乳中铁的吸收率高,是牛乳的5倍,较少发生缺铁性贫血。

2.能增强婴儿抵抗力 母乳中含有分泌型IgA(SIgA)、乳铁蛋白、巨噬细胞、淋巴细胞、补体、溶菌酶及双歧因子等免疫活性物质,能增强婴儿的抵抗力,减少疾病的发生。

3.增进母婴身心健康 母乳喂养有利于促进母婴间情感交流,使婴儿获得安全感和信任感,有利于婴儿心理和智力发育。早期母乳喂养能促进胎便排出,减轻新生儿黄疸的程度。

4.喂哺简便 母乳温度适宜,直接喂哺不易被污染,且经济、安全、方便、省事,成本较人工喂养低。

5.有利于产后母亲的恢复和健康 哺乳可刺激母亲分泌催产素,促进子宫收缩,加快子宫复原;可推迟月经复潮,抑制排卵,减少受孕机会;可减少母亲乳腺癌和卵巢癌的发病率。

(三)母乳喂养的护理

1. 哺乳准备

(1)做好宣教工作:从妊娠开始,积极向孕母及家人宣传母乳喂养的优点,排除各种干扰因素,增强母乳喂养的信心。

(2)乳头保健:在妊娠后期,每天用清水(忌用肥皂或乙醇)擦洗乳头,并按摩乳头,增强其抗摩擦能力,减少吸吮时乳头血疱或皲裂的发生;乳头内陷者,用两手拇指从不同的角度按住乳头两侧,并向周围牵拉,每日一至数次,做好哺乳前的准备工作。

2. 指导正确哺乳

1)哺乳时间及次数

(1)开奶时间:分娩后第1次给新生儿哺喂母乳称作"开奶"。现主张越早开奶越好,尽管早期母亲乳汁量很少,但新生儿吸吮是促进母乳分泌的最好方法,因此开奶后不宜给新生儿添加牛乳、奶粉或其他代乳品,以免造成喂养困难。正常新生儿生后30 min即可哺乳,把婴儿裸体抱至母亲胸前进行皮肤接触,同时吸吮乳头,可促进产妇乳汁早分泌、多分泌。

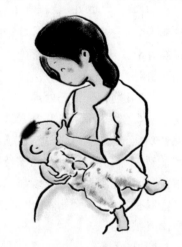

(2)每天哺乳次数:开奶后数周(产后1~2个月)内,遵循"按需哺乳"(按婴儿需要随时哺乳),随着婴儿成长,吸奶量逐渐增多,应采取"按时哺乳"。初始一般为1~2 h一次,以后递进为2~3 h一次,最后延长到3~4 h一次,3个月后夜间逐渐停一次,每昼夜共6~7次,4~5个月后可减至每天5次。

(3)每次哺乳时间:一般不超过20 min,以小儿吃饱为度。

2)哺乳姿势 除产后2~3天内乳母不能坐立外,哺乳时母亲应取坐位,哺乳一侧的脚稍抬高,将婴儿抱于斜坐位,其头、肩部枕于母亲哺乳侧的上臂肘弯处(图3-1)。

图3-1 怀抱婴儿

3)哺乳方法及步骤

(1)哺乳前先给婴儿更换尿布,乳母洗净双手,用温水清洁双侧乳头、乳晕。

(2)哺乳时母亲用一手手掌托住乳房,拇指、食指轻夹乳晕两旁("剪刀式"),将乳头送入婴儿口中,使婴儿口含乳头及大部分乳晕,注意不要堵住婴儿呼吸(图3-2)。

(3)交替哺乳:每次哺乳时应先吸空一侧乳房,再吸另一侧乳房,下次哺乳从未吸空的一侧开始,以促进乳汁分泌,并能减少乳腺炎发生。

(4)喂哺完毕应将婴儿竖抱片刻,用手掌轻拍其背部(图3-3),排出空气,然后予以右侧卧位,以防溢乳。

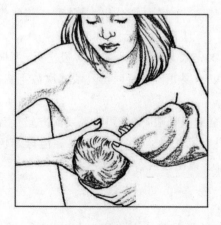

图3-2 哺乳姿势

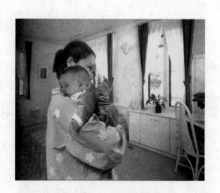

图3-3 竖抱拍背法

3.评估哺乳情况

(1)了解婴儿的吸吮、睡眠、排泄、体重增加情况,乳母的膳食安排、液体的摄入量,喂哺时的体位,吸奶的次数、时间,是否添加水、乳制品。

(2)每次哺乳前乳房有满胀感,哺乳时能听到婴儿吞咽声,哺喂后婴儿能安静入睡,体重增长速度正常,表示奶量充足;若哺乳前乳房无满胀感,哺喂后婴儿睡眠时间短,常哭闹,体重增长缓慢或不增,表示奶量不足。

4.注意事项

(1)母亲在哺乳期应注意保证足够的营养、规律的生活、充足的睡眠和愉快的心情,避免刺激性食物和烟、酒等。不随便服药,如阿托品、红霉素、磺胺、苯巴比妥等。每日应比平时多增加 3000～4000 kJ 能量和 1000～1500 mL 水分。

(2)采取正确的哺乳方法,婴儿不可含着母亲的乳头睡觉,以免引起窒息和呕吐。

(3)保持乳头卫生,若排乳不畅或发生乳汁淤积,可发生乳房小硬块(乳核)、有胀痛,应尽早进行局部湿热敷及轻轻按摩使其软化,并于喂乳后吸乳器吸尽乳汁,以防乳腺炎发生。哺乳后可挤出少许乳汁均匀涂抹在乳头上,乳汁中丰富的蛋白质和抑菌物质,可保护乳头表皮;若有乳头皲裂,可用温水洗净,涂抹少量鱼肝油。

(4)哺乳期特殊情况处理。

①哺乳禁忌:母亲患有急、慢性传染病,如活动性肺结核、肝炎(除外乙型肝炎);严重心、肾疾病和慢性消耗性疾病,精神病,癫痫患者,感染人类免疫缺陷病毒(HIV)者等不宜哺乳。

②暂停哺乳:母亲患有乳腺炎或乳头皲裂,患侧乳房应暂停哺乳,但仍要定时将乳汁排空,并积极治疗,待治愈后此侧乳房可继续哺乳。

③其他情况:早产儿、低出生体重儿或患有唇裂、腭裂等先天性疾病,母乳喂养确有困难者,可挤出母乳用滴管喂养。

5.断乳

(1)原因:断乳是指断母乳,而不是同时断牛乳或其他乳制品。随着小儿年龄的增长,母乳的量和质逐渐下降,不能满足小儿生长发育的需要;加上小儿消化功能的逐渐发育和牙齿的萌出,增加了对食物品种、质和量的适应能力。因此,母乳喂养的婴儿最终要断乳。

(2)方法:为满足营养物质的需要,一般从 4～6 个月开始,其饮食应从流质过渡为半流质和固体膳食,即应逐渐添加蛋黄、鱼泥、稀粥等辅食,同时逐步减少哺乳次数,为断乳做好准备。

(3)原则:断乳应逐渐进行,最好在春、秋天气凉爽,小儿身体健康时进行。一般于 10～12 个月完全断乳,最迟不宜超过 18 个月。

二、混合喂养

4～6 个月内婴儿,由于母乳不足或其他原因不能全部以母乳喂养,而需要部分用牛、羊乳或其他代乳品进行喂养的方法称为混合喂养。混合喂养的方法有两种。

1.补授法 补授法是指母亲乳汁确实不足又无法改变时,每次先喂母乳,待两侧乳房吸空后,再根据需要补充兽乳或配方奶。此法有利于刺激母乳分泌,适于 4 个月以内婴儿。补授时母乳喂哺次数不变,补充乳量依婴儿需要或母乳量多少而定,原则是"缺多少补多少"。

2.代授法 代授法是指母亲乳汁充足,但因特殊原因不能完全承担哺喂,完全用兽乳或配方奶代替一至数次母乳的方法。此法适宜 4～6 个月以后的婴儿,减少了母乳喂哺次数,为断奶做准备。但母亲仍应按时挤出或用吸乳器吸出乳汁,注意全日喂哺次数最好不少于 3 次,以防母乳分泌减少。

三、人工喂养

母亲因各种原因,不能给婴儿哺乳,需以其他代乳品完全代替母乳喂养的方法称为人工喂养。牛乳、羊乳等均为代乳品,选用时代乳品的营养成分与人乳越接近越好。

(一)常用代乳品及其配制方法

1. 鲜牛乳 鲜牛乳为最常用的人工喂养乳品,其成分与母乳相比,具有一定的缺点,在使用中需经调配以矫正。

1)鲜牛乳的不利因素

(1)营养比例不适宜,消化吸收率较低:①鲜牛乳中的蛋白质含量较母乳高,以酪蛋白为主,在胃中形成的乳凝块较大,不易于消化;②饱和脂肪酸多,脂肪球大,缺乏脂肪酶,难以消化吸收;③乳糖含量低,且以甲型乳糖为主,有利于大肠杆菌生长,易患腹泻;④各种矿物质含量较多,易增加肾脏负担;⑤钙、磷比例不合适,不易吸收(表3-4)。

(2)缺乏免疫因子及酶,这是牛乳与母乳最大的区别;牛乳极易受致病菌污染,使牛乳喂养儿易患感染性疾病。

表3-4 母乳与牛乳主要成分比较(/100 mL)

项目	热量/kJ	蛋白质/g	脂肪/g	乳糖/g	钙/mg	磷/mg	铁/mg	钙、磷吸收率/(%)	铁吸收率/(%)
母乳	282	1.2	3.8	6.8	125	99	0.1	50~70	50
牛乳	290	3.5	3.9	4.6	33	15	0.15	20	10

2)矫正鲜牛乳不利因素的方法

(1)稀释:根据周龄的不同按比例加入水或米汤,以降低酪蛋白及矿物质浓度,减轻婴儿消化道和肾脏负担。稀释奶仅适用于新生儿。出生2周以内者可采用2:1乳(2份牛乳加一份水),以后逐渐过渡到3:1或4:1乳,满月后即可用全乳。

(2)加糖:一般每100 mL牛乳加糖5~8 g,既能增加牛乳的甜味、能量,又能改变牛乳中三大产能营养素的比例。

(3)煮沸灭菌:可使酪蛋白变性,在胃中形成的乳凝块变小,既有利于消化,又能达到消毒灭菌的作用。

2. 牛乳制品

(1)全脂奶粉:由鲜牛乳经高压灭菌、真空浓缩、喷雾干燥等工序制作而成,其中的酪蛋白变得细、软,较鲜牛乳易消化,可减少过敏的可能性,且便于储存。食用时加水稀释,按容量计算为1:4(1匙奶粉加4匙水);或按重量计算为1:8(1 g奶粉中加8 g水),即配成全奶。

(2)婴儿配方奶粉:人工喂养儿和母乳喂养儿断乳时首选的乳制品。其以牛乳为基本物质,添加乳清蛋白、不饱和脂肪酸、乳糖、微量营养素如核苷酸、维生素A、维生素D、胡萝卜素,以及微量元素锌、铜、碘等调制而成,营养素成分更接近母乳,减少了部分酪蛋白,以适合婴儿的消化能力和肾功能。

(3)酸乳:在鲜牛乳中加入乳酸杆菌经发酵后制成或加入乳酸(或柠檬酸、鲜果汁)制成,有利于消化吸收。

(4)其他:如脱脂乳、蒸发乳、炼乳、蛋白乳等乳制品,仅用于体弱儿、腹泻、营养不良等患儿的特殊需求,不能作为主食长期使用。

3. 羊乳 其成分与牛乳大致相同,羊清蛋白较牛乳高,脂肪球也较小,易消化,为婴儿良好的食品,但叶酸含量极低,长期喂养易发生巨幼红细胞性贫血。

4. 其他代乳品 用豆、米、面等食物制作的食品,替代母乳或乳类喂养婴儿,称为代乳品。其中大多数代乳品以糖类为主,蛋白质含量低,长期食用易引起营养不良;大豆类代乳品营养价值虽比一般谷类高,但消化吸收不如乳类,一般只宜作为辅助食品或用于对牛乳过敏者。

(二)乳量的计算方法

(1)一般以每日所需总能量和总液量计算。婴儿每日所需总能量为110 kcal/kg(460 kJ/kg),每日所需总水量为150 mL/kg。

(2)因每100 mL鲜牛乳产能约66 kcal(277 kJ),每克糖产能4 kcal(16.8 kJ),若100 mL鲜牛乳中,加入8 g糖配成8%糖牛乳后,可多供能32 kcal(134.4 kJ),即100 mL 8%糖牛乳供能为98 kcal(411.4 kJ)。为方便计算,一般认为每100 mL 8%糖牛乳供能约100 kcal(418 kJ)。

(3)经换算得出,婴儿每日所需8%糖牛乳为110 mL/kg,需另喂水 150 mL/kg－110 mL/kg,即 40 mL/kg,每日需糖量 110 mL/kg×8%＝8.8 g/kg。

举例:3个月大婴儿,体重 5 kg,采用人工喂养,请问:每日需8%糖牛乳多少毫升? 需加水多少毫升? 需加糖多少克?

每日所需8%糖牛乳量:110 mL/kg×5·kg＝550 mL

需另喂水:40 mL/kg×5 kg＝200 mL

需加糖:8.8 g/kg×5 kg＝44 g

以上所得乳量为全日总量,分5~6次喂给;需补水量可在两次喂奶之间酌情分次喂给。

(三)人工喂养的护理

1. 乳方选择 根据婴儿月龄选择合适的乳品或乳制品,其量和浓度应按小儿年龄和体重计算。

2. 喂哺次数、时间 因牛乳在胃内排空时间较长,一般牛乳喂养每 3.5~4 h 1 次,每日 6~7 次,每次喂哺 15~20 min。随着月龄增长,应逐渐增加乳量,减少喂养次数。

3. 喂哺方法及注意事项

(1)喂哺前准备同母乳喂养,使婴儿保持良好的状态待乳。

(2)选择软硬度适宜的奶嘴和奶瓶,奶嘴孔的大小以奶瓶倒置时液体呈滴状连续滴出为宜。

(3)乳液的温度应与体温相似,喂哺前应先将乳汁滴在成人前臂内侧皮肤或手背以测试奶温(图3-4),若无过热感,表明温度适宜。

(4)喂奶时将乳瓶倾斜,使乳汁充满奶瓶的前半部,以免婴儿吸入空气(图3-5)。

(5)喂哺后将婴儿竖抱,轻拍其背,使之排出吞咽的空气。

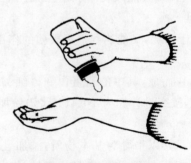

图 3-4　测试乳液温度

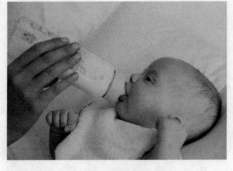

图 3-5　奶瓶喂奶法

(6)注意事项。

①讲究卫生,确保安全。每次配奶所用乳具应及时洗净,置于锅内煮沸消毒,并清洁双手,以防污染。乳液最好现配现用,剩余乳液不宜下次再喂,以防食入变质牛乳引起腹泻。

②注意调制的量和浓度,不宜太多、太少或过稀、过浓,以免引起营养不良或消化功能紊乱。

③不宜经常更换乳液种类,以免引起婴儿不适应而影响其生长发育。

④最好由母亲喂哺,以增进母婴感情的建立。

4. 评估进食及生长发育情况 每次喂养时注意观察婴儿吸乳、精神、面色情况,有无吸乳困难、咳呛、青紫,哺乳完后是否安静等。定期给婴儿称量体重,了解婴儿生长发育状况。

四、辅食的添加

4 个月以上的婴儿,无论采取何种喂养方式,都不能满足其生长发育的需要,均应按顺序添加各种辅助食品。

(一)辅食添加的目的

(1)补充乳类营养素的不足,满足婴儿生长发育需要。

(2)培养婴儿良好的饮食习惯和行为,使婴儿能适应从乳汁逐渐过渡到成人膳食的转换,为断乳做好准备。

(二)辅食添加的原则、种类及顺序

1. 原则 辅食添加应遵循由少到多、由稀到稠、由细到粗、由一种到多种、循序渐进的原则。

2. 添加的种类及顺序

辅食添加的种类、顺序见表3-5。

表 3-5 辅食添加的种类、顺序

月龄	食物状态	辅食品种	补充营养素及作用	进食技能
1～3个月 (早产儿生后 2周开始)	液体食物	鲜果汁、青菜汤、米汤 鱼肝油制剂	维生素A、C和矿物质 维生素A、D	用勺喂 直接滴入口腔
4～6个月	泥状食物	强化铁配方米糊、奶糕、烂粥 蛋黄、鱼泥、动物血、豆腐 菜泥、水果泥	补充热量 铁、动植物蛋白质 矿物质、维生素 维生素A、C、B族维生 素和纤维素,矿物质	用勺喂 用勺喂 用勺喂
7～9个月	末状食物	粥、烂面、饼干、烤馒头片 鱼、蛋、肝、肉末、菜末	增加能量、训练咀嚼 动物蛋白质、铁、锌、维 生素A、B族维生素	学用杯子
10～12个月	碎状食物	软饭(面)、稠粥、馒头、面包 碎肉、碎菜、鱼肉、蛋、豆制品	热量和B族维生素 热量、蛋白质、维生素 矿物质、纤维素	不用奶瓶,用手抓食或自用勺

(三)辅食添加的注意事项

(1)根据婴儿的消化情况而定,应在婴儿身体健康、消化功能正常时添加新的辅食。

(2)注意婴儿对食物有无过敏反应,如腹胀、腹泻、皮疹、异常不安或哭闹等,出现过敏反应,则应停止最近添加的食物,严密观察,找出原因。

(3)患病期间暂不添加新的辅食,天气炎热,也应慎添新食品。

知识链接

几种常用辅食的制作

1. 菜水、果汁 将洗净、切碎的绿叶蔬菜或水果放入容器中,加水适量,加盖煮沸后,用旺火煮2～3 min,冷却后去盖,取出汤水加少量糖即可食用。

2. 蛋黄 先将鸡蛋洗净,放入冷水中连壳煮熟,去壳,取出蛋黄。开始时每日吃1/4,逐渐增加至整个蛋黄。方法:将蛋黄压碎,加入少许菜汤或温水调至糊状哺喂。

3. 米糊 将米粉调适量冷水、白糖,搅拌均匀后,置于火上煮,边煮边用筷子搅拌,煮成糊状。

4. 苹果泥 将苹果洗净后一切两半,用干净小匙刮泥给婴儿吃,也可将苹果削皮去核,蒸烂,捣碎后用小匙喂给婴儿吃。

5. 猪肝泥 将猪肝洗净后切开,用刀刮成血浆状,加葱、姜等调料入铁锅烧熟,与面条或粥同食。

五、儿童、少年的膳食安排

（一）幼儿饮食

1～3岁幼儿生长发育快,乳牙逐渐出齐,咀嚼及消化能力逐渐成熟,活动量增大,应供给足够的能量和优质蛋白质,采用粗细粮、荤素搭配。以一日三餐加上、下午点心各一次为宜,中间相隔3～4 h。食物制作要注意碎、细、软、烂,以适应小儿咀嚼和消化能力。少吃油炸质硬的食物,避免吃豆粒、花生、瓜子等,以防呛入气管引起窒息。

（二）学龄前小儿饮食

4～7岁小儿生长发育趋于稳定发展,活动量较之前更多,其膳食已基本接近成人,谷类食物已成为主食。以一日三餐加一次午后点心为宜,注意饮食花色品种多样化,重视营养素平衡,米、面、粗细粮交替,避免吃坚硬、油炸和刺激性食物,少吃零食和甜食。

（三）学龄儿童饮食

食物种类同成人,应供给足够的蛋白质。早餐要保证高营养,提倡课间加餐。培养良好的饮食习惯,不偏食、不挑食、少吃零食,注意饮食卫生。

（四）青春期少年饮食

青春期体格发育进入高峰时期,尤其肌肉、骨骼的增长突出,应给予充足的营养素如蛋白质、维生素及能量,保证鱼、肉、蛋、奶、豆类和蔬菜的摄入,避免盲目节食。女孩因月经来潮,在饮食中应供给足够的铁剂。

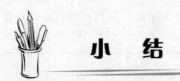

小 结

合理、科学的喂养是保证小儿健康成长的重要基础。小儿的能量需要包括基础代谢、食物的特殊动力作用、生长发育、活动消耗、排泄损失5个方面,其中生长发育为小儿所特有。

人体三大产能营养素为蛋白质、脂肪、碳水化合物,三者供能占每日总能量的比例分别为:蛋白质15%、脂肪35%、碳水化合物50%。非产能营养素包括维生素、矿物质、膳食纤维和水。婴儿每日需能量约110 kcal/kg,水量约150 mL/kg。

婴儿喂养方法分为母乳喂养、混合喂养、人工喂养。母乳含有4～6个月内婴儿所需的全部营养素,具有营养丰富、易消化吸收、增强婴儿免疫力、喂哺简便、增进母婴身心健康等优点,现主张越早开奶越好。生后最初1～2个月可按需哺乳,2个月以上可根据小儿睡眠规律,大约每3 h哺乳1次,一昼夜约7次。每次哺乳时间15～20 min,以吃饱为度。哺乳完毕后应将婴儿竖抱拍背,然后予以右侧卧位,以防溢乳。最适宜的断乳时间为生后10～12个月。

配方奶为人工喂养时首选乳制品。全脂奶粉按容量比1∶4、重量比1∶8与水配制即成全牛乳。辅食的添加应遵循由少到多、由稀到稠、由细到粗、由一种到多种的原则,并应在婴儿身体健康、消化功能正常时添加新的辅食。

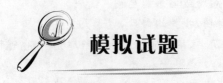

模拟试题

A₁型题

1. 婴儿饮食中,三大营养素(蛋白质、脂肪、碳水化合物)所供热量的百分比正确的是( )。
A. 15∶50∶35   B. 15∶35∶50   C. 25∶40∶35   D. 25∶35∶40   E. 25∶25∶50

2.6 个月小儿对热量及水的需要量分别是( )。

A. 377 kJ(90 kcal)、100 mL/kg　　　　　　　　B. 418 kJ(100 kcal)、110 mL/kg

C. 439 kJ(105 kcal)、120 mL/kg　　　　　　　　D. 460 kJ(110 kcal)、150 mL/kg

E. 502 kJ(120 kcal)、160 mL/kg

3. 母乳中的乙型乳糖可促进肠道中( )。

A. 乳酸杆菌的生长　　　　　B. 变形杆菌的生长　　　　　C. 大肠杆菌的生长

D. 白色念珠菌的生长　　　　E. 葡萄球菌的生长

4. 按热量计算,体重为 5 kg 的婴儿每日需要 8% 糖牛乳的量为( )。

A. 100～110 mL　　B. 200～220 mL　　C. 400～440 mL　　D. 500～550 mL　　E. 600～660 mL

5. 用全脂奶粉配制乳液,奶粉与水的比例按容量计算一般为( )。

A. 1 : 2　　　　B. 1 : 4　　　　C. 1 : 5　　　　D. 1 : 6　　　　E. 1 : 8

6. 母乳喂养儿患佝偻病较人工喂养儿少的原因是因为母乳中( )。

A. 含维生素 D 多　　　　　B. 含钙多　　　　　　　　C. 含磷多

D. 钙、磷比例适宜　　　　　E. 以上都不是

7.4～6 月婴儿可添加下列哪种辅助食品?( )

A. 蛋清　　　　B. 烂面　　　　C. 猪血　　　　D. 菜末　　　　E. 稀粥

8.7 个月婴儿,下列哪种辅助食品不能吃?( )

A. 米糊　　　　B. 鱼泥　　　　C. 挂面　　　　D. 菜泥　　　　E. 蛋黄

9. 关于小儿母乳喂养下列哪项错误?( )

A. 正常足月儿出生 30 min 内吸吮母亲乳头　　　　　B. 按需哺乳

C. 定时哺乳　　　　　　　　　　　　　　　　　　　D. 每次哺乳时以吃饱为准

E. 每次应将一侧乳房吸空

(王从军)

第四章

儿童保健和疾病预防

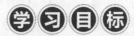

掌握:小儿计划免疫程序、预防接种的注意事项、接种后的反应及处理。

熟悉:不同年龄期小儿的保健特点。

儿童保健工作是根据儿童生长发育规律及影响因素,采取有效的预防保健措施,促进儿童身心健康,降低小儿发病率及死亡率的综合防治医学。其服务对象为胎儿期到青春期的任何人,主要是 0~7 岁的儿童,特别是 3 岁以下的婴幼儿。

第一节 不同年龄期小儿的保健特点

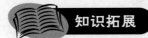

WHO 指出儿童保健的目标

(1)在健康的环境下成长,有爱和安全感;

(2)能得到足够的营养;

(3)接受适当的健康管理及健全的生活方式的指导;

(4)能得到合理有效的卫生保健护理。

一、胎儿期保健

胎儿的发育与孕母的身心健康、营养状况和生活环境等密切相关,胎儿期保健主要通过对孕母的保健来实现。

(一)预防遗传性疾病及先天性畸形

(1)预防遗传性疾病:父母婚前应进行遗传咨询,禁止近亲结婚。

(2)增强孕母的抵抗力,降低孕期及分娩时病毒(如风疹病毒、巨细胞病毒等)感染的机会;避免接触放射线及铅、苯、汞、有机磷农药等化学毒物;不吸烟、不酗酒;对患有心肾疾病、糖尿病、结核病、甲状腺功能亢进的孕妇,应在医生的指导下用药;对高危孕妇应加强监护,出现异常情况及时就诊。

(二)避免妊娠期合并症

给予孕母良好的生活与工作环境,避免环境污染,注意劳逸结合,保证充足的睡眠,减少孕母精神负担,使其心情愉快,预防流产、早产的发生。

(三)加强孕母营养

既要注意合理搭配膳食,保证各种营养物质的摄入,尤其是铁、锌、磷、钙、维生素 D 等营养素的补充,又要防止营养摄入过多,导致胎儿体重过重,影响分娩和成年期的健康。

（四）预防产伤及感染

选择正确的分娩方式，合理使用器械助产，避免产伤；严格执行无菌操作规程，预防产时感染。

二、新生儿期保健

新生儿期是婴儿期的特殊阶段，特别是早期新生儿发病率和死亡率极高。其死亡原因以先天畸形、早产、窒息、出血和感染等最常见，故新生儿保健重点应在生后1周内。

（一）合理喂养

母乳是新生儿最适宜的天然食品，应提倡母乳喂养，正确指导母亲哺乳方法和技巧。尽早开奶，按需哺乳。母乳不足或无法进行母乳喂养者，指导父母采取科学的人工喂养。

（二）日常护理

新生儿房间应光线充足，通风良好，室内温度保持在22～24 ℃，相对湿度为55%～65%。指导家长观察新生儿的精神状态、面色、呼吸、体温和大小便等情况；保持脐部清洁干燥，选用柔软、浅色、吸水性强的棉布制作衣服、尿布。衣服简单易穿脱，存放时不宜放置樟脑丸，以防新生儿溶血的发生。

（三）预防疾病和意外

护理新生儿前要洗手；家人感冒时应戴口罩，尽量避免亲友探视及亲吻新生儿，以免交叉感染；新生儿专用食具用后应消毒；做好计划免疫的宣教工作，按时接种卡介苗和乙肝疫苗；早产儿出生2周后开始口服维生素D，预防佝偻病；冬季注意防止蒙被过严或母亲哺乳姿势不当，致乳头堵塞小儿口鼻引起窒息。进行新生儿筛查，以早期发现遗传、代谢性疾病。

（四）坚持家庭访视

新生儿出院回家后至满月需家庭访视4次，即回家后1～2天内的初访，生后5～7天的周访，生后10～14天的半月访和生后27～28天的满月访。对早产儿、低体重出生儿、双胎儿等异常新生儿，应提早家庭访视并增加访视次数。访视内容包括：①了解新生儿出生史，观察小儿面色、呼吸、哭声、吃奶、大小便等情况；②测量身长、体重、体温，检查皮肤、黏膜和脐部；③检查有无唇裂或腭裂、先天性心脏病、先天性髋关节脱臼等先天性畸形，发现异常情况，及早诊治；④建立新生儿健康管理卡和预防接种卡。

（五）早期教养

出生时新生儿的视、听、触觉已有初步的发展，出生后通过反复的视觉和听觉等综合训练，建立各种正常的条件反射。父母在教养中起着重要作用，鼓励家长多搂抱、抚摸新生儿，并与新生儿说话、唱歌等，进行早期的情感连接，以促进新生儿的智力、感知觉及心理发育。

三、婴儿期保健

婴儿生长发育快，营养素需要量多，消化能力弱，抵抗力低，易患肺炎、腹泻等感染性疾病、营养缺乏性疾病和传染病。

（一）合理喂养

4～6个月内提倡纯母乳喂养，部分母乳喂养或人工喂养儿则首选配方奶粉，按时添加辅食，指导正确断乳。

（二）日常护理

合理安排婴儿生活，保证充足的睡眠时间；勤沐浴、讲卫生，避免交叉感染，做好臀部护理，预防臀红；乳牙萌出后，指导家长用软布或指套牙刷帮助小儿清洁牙齿；注意按季节增减衣服和被褥，以婴儿两足温暖为宜，加强户外活动，充分利用自然因素，进行空气浴、日光浴和被动体操，增强婴儿体质。

（三）早期教育

1. 大小便训练 婴儿3个月后可以把尿，6个月可以训练小便，练习做盆大小便，每次3～5 min。

2. 视、听能力训练 3个月内的婴儿的床上可以悬吊颜色鲜艳、能发声及转动的玩具，每天定时放悦耳的音乐,经常面对婴儿说话、唱歌。3个月后可引导婴儿对各种颜色、形状、发声的玩具看、听、摸,逐渐培养其注意力。

3.动作的发展 家长在2个月开始帮助婴儿练习空腹俯卧抬头。3~6个月用玩具练习抓握能力、训练翻身。7~9个月引导婴儿爬行,同时练习站立、坐下和迈步。10~12个月鼓励婴儿学走路。

温馨提示:小儿运动功能的发展可记忆为"二抬四翻六会坐,七滚八爬周会走"。

4.语言的培养 家长可利用一切机会和婴儿说话或逗引其"咿呀"学语,5~6个月开始培养婴儿对简单语言做出动作的反应能力,8~9个月开始有意思地培养婴儿模仿大人发音,如"爸爸""妈妈"等。

(四)疾病防治和防止意外

按期完成计划免疫程序的基础免疫,预防各种传染病。定期进行体格检查,及早发现生长迟缓、发育偏异、先天缺陷等疾病。指导家长注意安全,防止婴儿吸入异物、窒息、跌伤、触电、烫伤、溺水和中毒等意外事故的发生。

四、幼儿期保健

由于感知能力和自我意识的发展,对周围环境产生好奇、乐于模仿,幼儿期是社会心理发育最为迅速的时期。幼儿期的保健重点是合理营养,保护牙齿,重视早期教育,预防传染病、寄生虫病及意外事故的发生。

(一)合理安排膳食

每日供给幼儿足够的能量和优质蛋白质。食物应做到细、软,烹饪多样化,注意色、香、味。指导家长运用合理的喂养方法和技巧,培养良好的进食习惯,不偏食、不挑食。

(二)日常护理

(1)幼儿衣着应保暖、宽松、轻便、鲜艳,便于识别,利于活动,穿脱方便。3岁左右应开始学习穿、脱衣服,整理自己的用物。

(2)保证每日睡眠时间12~14 h,睡前避免过度兴奋,保持睡眠环境安静、稳定。

(3)注意保持牙齿清洁,培养幼儿自己早晚刷牙、饭后漱口的习惯。

(三)早期教育

(1)幼儿18~24个月时,能够自主控制肛门和尿道括约肌,家长应训练小儿在什么时间和什么地方排大小便,注意训练中多鼓励,培养良好的排便习惯。

(2)指导家长注重养成教育,使幼儿养成饭前、便后洗手,不喝生水,不食未洗净的瓜果,不随地吐痰和大小便,不乱扔果皮、纸屑等良好的卫生和生活习惯。

(3)选择合适的玩具,通过搭积木、穿珠子、折纸等游戏,促进幼儿动作发育;家长应经常与幼儿交流,鼓励幼儿多讲话,通过看图识片、讲故事、唱儿歌等活动学习语言。

(4)注意品德教育,使幼儿在学习与他人分享、互助互爱、礼貌用语、尊敬长辈等行为体验中受到教育。

(四)预防疾病和意外

每3~6个月进行健康体检1次,监测生长发育情况;预防龋齿,筛查听力、视力异常;进行安全教育,继续做好预防接种工作,防止异物吸入、溺水、外伤、中毒等意外事故的发生。

(五)防治常见心理行为问题

幼儿常见的心理行为包括违抗、发脾气、破坏性行为等,应指导家长针对原因采取诱导方法解决幼儿的心理行为问题。

五、学龄前期保健

学龄前期儿童智力发展快、独立活动范围大,是性格形成的关键时期。此期儿童可塑性强,应加强早期教育,培养其良好的道德品质和生活自理能力。

（一）合理膳食

学龄前期儿童饮食接近成人，食品制作应多样化，注意粗、细粮搭配，保证热能和蛋白质的摄入，培养儿童健康的饮食习惯和良好的进餐礼仪。必要时家长可给小儿进行一些营养知识、食品卫生等健康教育。

（二）加强教育

有计划地引导儿童进行比较复杂的智力游戏，适时安排其学习手工制作、弹奏乐器、绘画、唱歌、跳舞等，以增强其思维意识和动手能力。培养小儿关心集体、遵守纪律、团结互助、热爱劳动的优良品质和生活自理能力。

（三）体育锻炼

开展户外活动，通过做游戏、滑滑梯、做广播体操、跳健美操、跑步等体育活动，锻炼身体，增强体质，提高小儿协调性。

（四）预防疾病和意外

每年应进行1～2次体格检查，进行视力、龋齿、缺铁性贫血等常见病的筛查与矫治。积极防治急性肾炎、风湿热等免疫性疾病。继续监测生长发育，进行预防接种的强化免疫，预防传染病。开展安全教育，采取相应措施，预防外伤、溺水、交通事故、中毒等意外事故的发生。

（五）防治常见心理行为问题

此期常见的心理行为问题有吸吮手指、咬指甲、手淫、遗尿、攻击性或破坏性行为等，家长应针对其原因，采取有效的防范措施。

六、学龄期保健

学龄期是接受科学文化教育的重要时期，也是儿童心理发展上的一个重大转折时期，同伴、学习和社会环境对其影响较大。此期的保健重点是加强素质教育和体育锻炼，培养良好的品格，促进德、智、体全面发展。

（一）合理营养

注意供给营养充分，含钙、铁丰富的食物，重视早餐和课间餐的质和量，满足学龄儿童体格生长、身体运动、心理及智力发展的需求。加强营养知识与食品卫生宣教，纠正挑食、偏食、吃零食等不良饮食习惯。

（二）注重养成教育

树立高尚的道德情操，加强素质教育，帮助儿童抵制社会上各种不良风气的影响，培养良好的学习和生活习惯，锻炼独立思考、自己解决问题的能力，提高其社会适应性。

（三）加强体格锻炼

培养良好的生活与睡眠习惯，每天坚持户外活动及体育锻炼，提高体力和耐力，但应注意环境适宜，循序渐进，以培养儿童的毅力和奋斗精神。

（四）预防疾病和意外

定期开展体格检查，继续按时进行预防接种。培养儿童正确的坐、立、行走、读书、写字等姿势，预防近视、脊柱侧弯等畸形。加强健康教育、法制教育和安全教育，预防外伤、溺水、车祸等意外伤害。

（五）防治常见心理行为问题

此期儿童常由于不适应学校环境、害怕某位老师、不愿意与父母分离、与同学关系紧张、害怕考试等原因而表现出紧张、焦虑和恐惧。家长应注意儿童情绪和行为变化，与学校老师配合，帮助儿童适应学校生活。

七、青春期保健

青春期是决定儿童体格、体质、心理和智力发育和发展的关键时期，其心理、行为、内分泌及精神方面不稳定，易受社会、周围环境的影响，出现一些特殊的健康问题。此期保健重点应注意以下几方面。

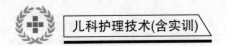

（一）供给充足营养

加强营养知识教育,指导青少年选择营养丰富、均衡的饮食,保证热量、蛋白质、维生素及矿物质等营养物质的摄入,保持良好的饮食习惯。

（二）健康教育

1. 生活方式　保证充足的睡眠和休息,养成早睡早起的良好习惯。提倡健康的生活方式,不吸烟、不喝酒,不赌博、不沉溺于网吧,远离毒品。

2. 生理卫生　培养良好的卫生习惯,开展青春期生理、心理卫生知识及性知识教育,加强少女的经期卫生指导,解除青少年对性的困惑、恐惧,平稳情绪,建立正确的异性交往关系。

（三）预防疾病和意外

定期体检,积极防治结核病、风湿热、近视、沙眼、龋齿、肥胖症、厌食症、月经不调、脊椎侧弯等疾病,继续加强安全教育,防止运动创伤、打架、斗殴、溺水、车祸等意外创伤和事故的发生。

（四）防治常见心理行为问题

紧张、焦虑、抑郁、离家出走、自杀及对自我形象不满等是青春期最常见的心理行为问题,应引起家长、学校及全社会的高度重视,并采取积极有效的措施干预或解决。

第二节　小儿计划免疫

小儿计划免疫是根据小儿的免疫特点和传染病疫情监测情况制定的免疫程序,是有计划地使用生物制品进行预防接种,以确保儿童获得可靠的免疫,达到预防、控制和消灭传染病的目的的方法。预防接种是计划免疫的核心。

　知识链接

计划免疫的发展

我国从1978年开始实施儿童预防接种,最初是四种疫苗预防六种疾病,称之为计划免疫。经过多年的发展,疫苗的种类逐渐增多,2002年把乙肝疫苗纳入了计划免疫,即五种疫苗预防七种疾病。在WHO的倡导下,逐渐把一些新的疫苗纳入预防接种范畴。随着疫苗的种类扩展,过去称为计划免疫,现称为免疫规划。

《中华人民共和国传染病防治法》第十五条规定,"国家实行有计划的预防接种制度"、"国家对儿童实行预防接种证制度"、"国家免疫规划项目的预防接种实行免费"。

一、免疫方式及常用制剂

免疫的方式分为主动免疫和被动免疫。

（一）主动免疫及常用制剂

1. 主动免疫　主动免疫是指给易感者接种特异性抗原,以刺激机体产生特异性免疫抗体,从而产生相应的免疫力。主动免疫制剂在接种后经过一定期限才能产生抗体,且抗体持续时间较久,一般为1～5年。在完成基础免疫后,要适时加强免疫,以巩固免疫效果。

2. 常用的免疫制剂

（1）菌苗:用细菌菌体制成,包括活菌苗和死菌苗。①减毒活菌苗:此类菌苗有效期短,需冷藏保存,其产生的免疫力持久,效果好,如卡介苗、鼠疫疫苗、布氏杆菌菌苗等。②死菌苗:此类菌苗较稳定、安全,需在冷暗处保存,但产生的免疫力不高,维持时间较短,如霍乱、百日咳、伤寒菌苗等。

(2)疫苗:用病毒或立克次体接种于动物、鸡胚或组织中培养,经处理后形成,包括:①灭活疫苗,如乙型脑炎疫苗、狂犬病疫苗;②减毒活疫苗,如麻疹减毒活疫苗、脊髓灰质炎减毒活疫苗。

(3)类毒素:用细菌所产生的外毒素加入甲醛,使其变成无毒性而仍有免疫性的制剂,如破伤风类毒素、白喉类毒素等。类毒素与灭活菌苗混合接种时,还有免疫佐剂的功能,如百白破疫苗。

(二)被动免疫及常用制剂

1. 被动免疫 未接受主动免疫的易感者在接触传染病后,可给予相应的抗体,使之立即获得免疫力,称之为被动免疫。被动免疫时,抗体留在机体中的时间短暂,一般约3周,故主要用于应急预防和治疗。

2. 常用的免疫制剂 此类制剂来自动物血清,对人体是一种异体蛋白,注射后易引起过敏反应或血清病,使用时应注意。

(1)特异性免疫血清:有抗毒素、抗菌血清和抗病毒血清,如破伤风、白喉、肉毒、炭疽等抗毒素。

(2)丙种球蛋白:①人血丙种球蛋白,主要用于某些病毒性疾病,如麻疹、甲型肝炎、脊髓灰质炎的紧急预防接种;②特异性丙种球蛋白,人经某种疫苗免疫后,取其血浆提取特异性丙种球蛋白,用于临床疾病的预防或治疗。

(3)细胞免疫制剂:如细胞因子等。

二、计划免疫程序

免疫程序是指接种疫苗的先后顺序及要求。我国卫生部规定小儿1岁内必须完成卡介苗、脊髓灰质炎减毒活疫苗、百白破疫苗、麻疹减毒活疫苗和乙肝疫苗等"五苗"的基础免疫。其他疫苗,如流行性乙型脑炎、流行性脑脊髓膜炎、水痘、甲型肝炎、风疹等疫苗可根据当地疾病的流行情况、家长的意愿选择使用。我国儿童计划免疫程序见表4-1。

表4-1 儿童计划免疫程序

年龄	接种疫苗和接种方法				
	卡介苗 (皮内注射)	乙肝疫苗 (肌内注射)	脊髓灰质炎 减毒活疫苗 (口服)	百白破疫苗 (肌内注射)	麻疹减毒 活疫苗 (皮下注射)
出生时		初种第一次			
生后2~3天	初 种				
1月龄		初种第二次			
2月龄			初种第一次		
3月龄			初种第二次	初种第一次	
4月龄			初种第三次	初种第二次	
5月龄				初种第三次	
6月龄		初种第三次			
8月龄					初种
1.5~2岁				*复种	
4岁			复种		
7岁				*复种	复种
12岁		复种			

*1.5~2岁、7岁用吸附白破二联类毒素各加强1次。

三、预防接种的操作事项

(一)接种前准备

1.环境准备 接种场所应光线明亮,空气流通,冬季室内应温暖。接种用品及急救用品摆放有序。

2.受种者准备　做好解释、宣教工作,消除紧张、恐惧心理,取得家长和儿童的配合。接种最好在饭后进行,以免晕针。

3.生物制品的准备　检查制品标签,包括名称、批号、有效期及生产单位,并做好登记;检查安瓿有无裂痕,药液有无发霉、异物、凝块、变色或冻结等,若药液异常,应立即停用;按照规定方法稀释、溶解、摇匀后使用。

(二)接种时的操作情况

(1)仔细询问小儿健康状况,严格掌握禁忌证。

(2)认真查对儿童姓名、年龄及疫苗名称。

(3)严格执行免疫程序:掌握接种的剂量、次数、间隔的时间和不同疫苗的联合免疫方案,一般接种活疫苗后需间隔4周,接种死疫苗后需间隔2周再接种其他疫苗;接种后及时记录、预约,保证接种及时、全程、足量,避免重种、漏种;交代接种后的注意事项和处理措施。

(4)操作步骤:严格遵守无菌操作规程,做到每人1副1 mL无菌注射器,准确抽取所需剂量;抽吸后如有剩余药液,用无菌干纱布覆盖安瓿口,放置时间不能超过2 h;用2%碘酊及75%乙醇或0.5%碘伏消毒皮肤,待干后注射;接种活疫苗、菌苗时,只用75%乙醇消毒(碘酊易杀死活疫苗、菌苗而影响接种效果);接种后剩余药液应废弃,活菌苗应烧毁。

(三)接种的禁忌证

1.一般禁忌证　①活动性肺结核、化脓性皮肤病,或患有哮喘、荨麻疹、严重湿疹等过敏者;②急性传染病,包括有急性传染病接触史而未过检疫期者;③患有风湿热、心脏病、高血压、肝肾疾病者;④正在接受免疫抑制剂治疗期间,如放射治疗,糖皮质激素,抗代谢药物、细胞毒药物治疗;⑤有癫痫、惊厥史的小儿。

2.特殊禁忌证　①发热或一周内每日腹泻4次以上的小儿禁服脊髓灰质炎减毒活疫苗糖丸;②近1个月内注射过丙种球蛋白者,不能接种活疫苗;③各种制品的特殊禁忌证应严格按照使用说明执行。

 知识链接

预防接种的注意事项

(1)2个月以上婴儿接种卡介苗前,应做结核菌素试验(PPD试验),阴性才能接种。

(2)口服脊髓灰质炎减毒活疫苗糖丸时,用冷开水送服或含服,服后1 h内禁饮热开水。

(3)掌握百白破疫苗的间隔期,避免无效注射。

(4)接种麻疹减毒活疫苗前1个月及接种后2周,避免使用胎盘球蛋白、丙种球蛋白制剂。

(四)接种后的反应及处理

1.一般反应　由制品刺激机体引起,并由于制品的性质、接种的途径不同,引起反应的程度也不同。

(1)局部反应:接种后数小时至24 h,注射部位出现红、肿、热、痛,有时还伴有局部淋巴结肿大,一般持续2~3天。其反应程度为:①弱反应,红肿块直径小于2.5 cm;②中等反应,红肿块直径为2.5~5 cm;③强反应,红肿块直径大于5 cm,局部淋巴结肿大。

接种活菌(疫)苗,局部反应出现较晚、持续时间较长。局部反应轻者不必处理,重者可做局部热敷。

(2)全身反应:接种后24 h内出现低、中度发热,持续1~2天。体温37.5 ℃左右为弱反应,37.5~38.5 ℃为中等反应,超过38.6 ℃为强反应。此外,可伴有头晕、恶心、呕吐、腹泻、全身不适等表现。全身反应轻者可适当休息,重者可对症处理,多饮水,如高热持续不退,应到医院诊治。

2.异常反应　由疫苗本身所固有的特性引起,与疫苗的毒株、纯度、生产工艺、附加物等因素有关,其发生率极低,但病情相对较重,有的甚至可危及生命。

(1)过敏性休克:接种后数分钟至2 h出现烦躁不安、面色苍白、口周青紫、四肢湿冷、呼吸困难、胸闷、气急、恶心、呕吐、惊厥、脉搏细弱、血压下降以致昏迷。如不及时抢救,可在短期内危及生命。此时应使患儿平卧,头稍低,注意保暖,给予氧气吸入,并立即皮下或静脉注射1∶1000肾上腺素0.5～1 mL,必要时可重复注射。

(2)晕针:由于各种刺激引起反射性周围血管扩张所致的一过性脑缺血。儿童在空腹、疲劳、室内闷热、紧张或恐惧等情况下,在接种时或接种后的几分钟内,出现头晕、心慌、面色苍白、出冷汗、手足冰凉、心跳加快等症状,重者出现意识丧失、呼吸减慢等症状。此时应立即使患者平卧,头稍低,保持安静,注意保暖,给予少量热开水或糖水,短时间内可恢复正常。数分钟后不能恢复正常者,可针刺人中、合谷穴,立即皮下注射1∶1000肾上腺素0.5～1 mL。

(3)过敏性皮疹:以荨麻疹最多见,一般于接种后几小时至几天内出现,经服用抗组胺药物后即可痊愈。

(4)全身感染:有严重原发性免疫缺陷或继发性免疫功能遭受破坏者,接种活疫(菌)苗后可扩散为全身感染,如接种卡介苗后可引起全身播散性结核病,应积极治疗。

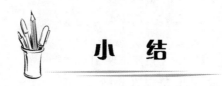

小 结

儿童保健的对象是从胎儿到青春期的青少年,重点是7岁以下的儿童。儿童保健的内容应根据各年龄期小儿自身特点,实施有效的保健措施,以促进小儿身心健康。

胎儿期应以孕母保健,预防胎儿先天性畸形为重点;新生儿期发病率和死亡率较高,其保健重点应在生后1周内,注意婴儿出生时的保健、保暖和访视;婴儿期保健重点应提倡母乳喂养,及时添加辅食,有计划地进行预防接种;幼儿期因活动范围增大,识别危险能力差,应重点预防意外发生;学龄前期应注意预防急性肾炎等免疫性疾病的发生;学龄期应重点预防龋齿、近视、脊柱异常弯曲等畸形;青春期应提供充足营养,加强健康、法制和品德教育,预防疾病、意外和心理行为问题的发生。

我国卫生部规定,婴儿必须在1岁内完成卡介苗、乙肝疫苗、脊髓灰质炎减毒活疫苗、百白破疫苗、麻疹减毒活疫苗接种的基础免疫。接种后可能出现局部红肿、发热、过敏性休克、晕针、过敏性皮疹、全身感染等反应,应及时治疗。

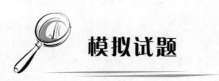

模拟试题

一、A₁型题

1.关于新生儿时期保健重点错误的是( )。

A.建立家访制度 　　B.生后一个月访视2～3次 　　C.早产儿应注意保暖

D.访视中进行全面体格检查 　　E.进行生长发育监测

2.小儿最易发生意外的年龄是( )。

A.新生儿期 　　B.婴儿期 　　C.幼儿期 　　D.学龄前期 　　E.学龄前

3.卡介苗的初种年龄是( )。

A.生后2～3天到2个月内 　　B.生后2～6个月 　　C.生后3～12个月

D.生后10～30天 　　E.以上均可以

二、A₂型题

1.婴儿开始有意识地模仿成人的发音,如"爸爸""再见""谢谢"等,这时婴儿的年龄为( )。

A.5个月 　　B.6～7个月 　　C.8～9个月 　　D.10～11个月 　　E.12个月

2.男婴,18天,母乳喂养,每天8～10次,体重3.3 kg。家长询问小儿室内应保持的温度,护士告知的是( )。

    A.16～18 ℃   B.18～20 ℃   C.20～22 ℃   D.22～24 ℃   E.24～26 ℃

    3.患儿,男,5岁。由家长带到预防保健科接种流感疫苗。接种前,护士应特别注意向家长询问患儿的哪项近况?( )

    A.饮食情况   B.发热情况   C.小便情况   D.大便情况   E.睡眠情况

    4.患儿,男,因早产住院治疗。现患儿3个月,需补种卡介苗。正确的做法是( )。

    A.立即接种   B.PPD试验阴性再接种   C.4个月后再接种

    D.与百白破疫苗同时接种   E.PPD试验阳性再接种

三、A₃/A₄型题

(1～2题共用题干)

某新生儿出生后6 h,进行预防接种。

    1.接种卡介苗的正确方法是( )。

    A.前臂掌侧下段 ID   B.三角肌下缘 ID   C.三角肌下缘 H

    D.上臂三角肌 H   E.臀大肌 IM

    2.接种乙肝疫苗的正确方法是( )。

    A.前臂掌侧下段 ID   B.三角肌下缘 ID   C.三角肌下缘 H

    D.上臂三角肌 IM   E.臀大肌 IM

(3～4题共用题干)

婴儿,男,4个月。昨日接种了疫苗,今日体温38 ℃(肛表),接种部位轻度红肿。咽无充血,心肺无异常。

    3.根据小儿计划免疫程序,该婴儿接种的疫苗是( )。

    A.乙肝疫苗   B.卡介苗   C.脊髓灰质炎减毒活疫苗

    D.百白破疫苗   E.麻疹减毒活疫苗

    4.处理方法最恰当的( )。

    A.密切观察,暂不处理   B.给予口服抗生素   C.给予口服退热剂

    D.给予口服抗病毒药物   E.给予口服抗生素及抗病毒药物

    5.该婴儿最佳的饮食是( )。

    A.强化铁奶粉   B.母乳   C.婴儿配方奶   D.全脂奶粉   E.鲜牛奶

(刘小林)

第五章 住院患儿的护理

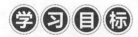

掌握：儿科入院、住院及出院护理常规；常用给药方法的适用范围及注意事项。

熟悉：小儿用药选择与剂量计算，儿科医疗机构设置与护理管理的有关知识，与小儿沟通的方式和技巧。

了解：住院患儿及其家庭的心理反应和护理。

儿童属于一类特殊人群，有着与成人不同的特点。患病及住院时对儿童身心健康和家庭都会造成一定程度的伤害，儿科护士应根据不同年龄小儿的特点，熟练运用护理操作技术，为患儿减轻伤害，缓解住院压力，以促进其早日康复。

第一节 儿科医疗机构设置及护理管理

我国的儿科医疗机构有3种形式：儿童医院、妇幼保健院及综合医院中的小儿科，其中以儿童医院的设置最为全面，设有内、外、皮肤、五官等科别的门诊、急诊和病房，并配有检验科、放射科及超声科等辅助科室。

一、儿科门诊

（一）门诊设置及特点

1.预诊室 预诊室是儿科患者就诊时的第一服务窗口，也是小儿医疗机构特有的部门。

（1）设置目的：对患儿进行病情分类，及时发现、隔离传染病患儿和危重患儿，避免交叉感染；调整就诊的优先次序，给予正确的分诊指导，使危重患儿得到及时抢救；协助家长选择就诊科别，节省就诊时间。

（2）设置要求：预诊室应设在儿科门诊的入口处。其出口应设有两条通道，一条通往门诊候诊室，另一条通往隔离诊室。预诊处备有检查台、压舌板、手电筒、紫外线灯、洗手设备、隔离衣等。

（3）预诊方式：预诊一般由年资高、经验丰富、决断能力强的儿科护士专人负责，主要为问诊、望诊及简单体格检查。应简单扼要，突出重点，并根据不同季节传染病的流行特点，患儿的接触史、症状及特殊体征迅速作出诊断。如发现危重患儿应立即护送到急诊室配合医生进行抢救。

2.隔离室 根据疾病传染途径不同设置多个隔离诊室，如呼吸道隔离室、消化道隔离室等。隔离室备有检查床、桌、椅、隔离衣、消毒设施、洗手设备，并设有单独出入口。条件好的医院可设置专供传染病患儿就诊的绿色通道，实施挂号、就诊、划价、收费、取药、治疗、化验、拍片等一条龙服务，减少传染病患儿与其他患儿的交叉感染。

3.门诊部 门诊部设有挂号处、体温测量处、候诊室、诊查室、化验室、治疗室、饮水处等。各室的布置应符合小儿心理特点，室内可放置玩具、张贴画、简单的游乐设施等，营造欢乐的气氛，以消除患儿的紧张和不安感。

（二）护理管理

陪伴就诊的家长数量多，人员流动量大是小儿门诊的特点之一，应做好护理管理工作。

(1)做好组织管理工作,使患儿就诊秩序有条不紊。

(2)严格执行消毒隔离制度和无菌操作技术,避免交叉感染。

(3)严格执行药品管理及查对制度,杜绝医疗差错、事故的发生。

(4)密切观察就诊患儿的病情变化,对病情严重需要住院治疗的患儿,护士可与病房联系,做好接诊准备工作。

(5)利用画栏、黑板报等形式,对患儿及家长进行健康知识宣传教育。

二、儿科急诊

(一)急诊设置

1. 儿科急诊的特点 小儿发病急,病情变化快,症状不典型,意外事故多,如吞食异物、误服毒物等,故遇到危重患儿就诊时,必须争分夺秒地积极抢救,确保患儿的生命安全。就诊顺序应为先抢救后挂号,先用药后缴费。

2. 儿科急诊的设置 综合医院儿科急诊应设有诊查室、观察室、隔离观察室、抢救室、治疗室;儿童医院的急诊除以上设置外,还具备小手术室、化验室、药房、收费处等,以确保 24 h 接诊。

(二)护理管理

1. 重视五要素 医护人员、医疗技术、急救药品、仪器设备及时间是急诊抢救的五要素,其中人起最主要作用。儿科急诊护士要有高度责任心,良好的职业道德,敏锐的观察及判断能力,扎实的急救理论知识,娴熟的操作技术,较强的组织能力和协调能力。同时,急救药品种类齐全,仪器设备先进、功能完好,争分夺秒也都是保证抢救成功不可缺少的重要环节。

2. 严格执行急诊岗位责任制度 护士必须熟悉各种抢救用品,且对抢救药品和设备的使用、保管、补充、维护等应有明确的分工及交接班制度,保证抢救工作连续、有序的进行;坚守工作岗位,加强巡视,观察患儿病情变化,随时做好抢救患儿的准备。

3. 建立健全规章制度 执行急诊岗位责任制度。急诊护士要坚守岗位,随时做好抢救患儿的准备;对抢救设备及药品的使用、保管、补充、维护等应有明确的分工及交接班制度。

4. 执行护理常规 建立并执行常见急诊的抢救护理常规,定期组织护士学习,熟练掌握小儿常见急危重症的抢救程序、护理要点,建立急救卡片,不断总结经验,提高抢救水平。

5. 防止交叉感染 对疑为传染病的患儿按隔离要求进行护理。

6. 规范急诊文件管理 急诊病历要规范、完整,记录患儿就诊时间、诊治过程等,以保证 24 h 抢救的连续性。急诊抢救时的口头医嘱,必须当面复述,确定无误后才能执行,并应及时补记医嘱。建立急诊登记制度,进急诊观察室或住院的患儿应登记在册,以便于追踪、分析和总结。

三、儿科病房设置及护理管理

(一)病房设置

1. 普通病室设置 设有大、小两种病室,护士站,治疗室,值班室,配膳(奶)室,厕所等。各病室应以玻璃间隔,以便观察患儿病情变化。病室外应设护栏,以防意外。病室墙壁可装饰成色彩鲜明、儿童喜爱的图案,以减轻患儿的紧张心理与陌生感。每个病室设有自来水洗手池、壁灯,以便夜间使用。室内物品及水电设施均应有安全防护措施。

2. 危重监护病房设置 危重监护病房用于收治病情危重、需要观察及抢救者。危重监护病房与医护人员办公室之间以玻璃墙相隔,便于观察患儿;室内备有各种抢救设备、药品。患儿病情平稳后则转入普通病室。

(二)护理管理

儿科病房管理力求做到"十字",即安静、整洁、美观、舒适、安全。

1. 环境管理 病房环境要适合小儿心理生理特点。病室窗帘应颜色鲜艳、墙壁图案生动可爱;新生儿、未成熟儿及危重患儿病室光线要充足,以便于观察。病房温、湿度应根据患儿年龄来调整(表 5-1)。

工作人员各项动作要轻,保持病室安静。

表 5-1 不同年龄小儿适宜的温、湿度

年 龄	室 温	相 对 湿 度
新生儿	22~24 ℃	55%~65%
婴幼儿	20~22 ℃	55%~65%
年长儿	18~20 ℃	50%~60%

2. 生活管理 饮食供给应既符合患儿疾病治疗,又能满足其生长发育需要。食具餐后须消毒。依据患儿年龄安排合理的作息时间,培养良好的生活习惯;医院为患儿提供式样简单、布料柔软的衣裤及被褥,衣裤及被褥定时清洗、消毒。

3. 安全管理 小儿好动、好奇心强,安全防范意识差,病房安全管理十分重要。所有设施、设备均要有保护措施,如窗户、病床设护栏;开水瓶、电源开关以及床头牌等都应放在患儿不易触及处,防止发生意外;消防、照明器材位置应固定,紧急通道应畅通,并有明显标识;病房中物品、药品等应放在患儿不易触及处,防止误饮误食等。

4. 卫生管理 严格执行清洁、隔离、消毒制度。病室应每天定时通风、按时消毒。不同病种的患儿应分室收治,医护人员接触患儿前要洗手、戴口罩,预防交叉感染。

5. 家属管理 认真执行合理的探视、陪伴制度。定期召开陪住家属会,向家属进行卫生宣教和健康教育指导工作;耐心解释患儿病情,根据不同患儿的心理、生理需求,给予帮助,取得家属的配合和支持。

第二节 住院护理常规

【临床思考】

某日上午 9:10,一对年轻夫妇怀抱一女婴急匆匆地来到儿科住院部。患儿 2 个月,因发热、吃奶减少收住院。小李是该宝宝的责任护士,请问:

(1)小李应怎样迎接患儿及家长?

(2)小李将要做哪些准备工作?

(3)小李应从哪几方面对患儿进行健康评估?

一、入院护理常规

(一)迎接新患儿

接到新进患儿住院通知后,护士应以热情的态度、亲切的语言接待患儿及家属。根据年龄和病种安排床位,如需暖箱应调节好温度和湿度。准备医疗和护理病历各一份,填写相关项目和卡片。向患儿及家属介绍病室环境、作息时间、探视制度、主管医护人员、同室病友等,帮助患儿及家属尽快适应病区环境,增加安全感。

(二)入院护理评估

按护理程序收集患儿的健康资料,如做护理体检、测量生命体征及体重等。向患儿及家属询问健康史,了解患儿的健康情况、存在问题及身心需要,做好身体及心理-社会状况评估,确定护理问题,拟定并实施护理计划。

(三)清洁护理

若病情允许,应在 24 h 内完成患儿的卫生处置工作,如洗头、沐浴、剪指(趾)甲、更换衣服等。

(四)危重症患儿入院护理

接到危重患儿入院通知后迅速准备好床单位,备好急救药品及器材,通知值班医生做好抢救准备。患儿进入抢救室后,须暂留陪护人员,以便询问病情,并立即协助值班医生迅速完成重点护理评估,确定主要护理问题,建立静脉通道。密切观察病情变化,积极配合医生抢救,及时完成护理记录的书写工作。

二、住院护理常规

(一)清洁卫生护理

做好晨、晚间护理,保持皮肤、黏膜清洁,防止口腔炎、尿布皮炎的发生。定期洗澡或擦浴,饭前、便后洗手,指甲每周修剪1次,每月理发1次。保持床单位整洁,有污物随时更换。

(二)病室消毒护理

病室定时通风换气,注意避免穿堂风;一般病室每周紫外线消毒1次,新生儿病室、危重患儿病室每日1次,治疗室每日2次;每天用消毒液清洁台面、床栏及地面。对死亡患儿应进行终末消毒。

(三)饮食与休息护理

(1)按医嘱正确发放饮食,自备食物需医务人员同意后方可食用;协助营养师制订患儿膳食配方,保证患儿足够的营养;观察、记录进食情况。

(2)根据患儿的病情制订相应的生活日程,保证患儿充足的休息和睡眠。除病情危重外,勿过分限制患儿活动。

(四)给药及安全护理

严格执行查对制度,按医嘱正确给药;对静脉给药的患儿应加强巡视,发现问题及时处理;认真执行各种安全防范措施,防止出现各种意外伤害。

(五)基础护理

(1)新进患儿入院后每日测体温、脉搏、呼吸3次,连续3天,正常后改为每日测2次。

(2)根据患儿病情需要测量血压。一般患儿每周测体重1次,3个月以下患儿每周2次,重症患儿除外。

(3)危重、高热(39.5 ℃以上)及低体温者,每4 h测体温1次,给予退热处理后半小时重测体温1次。

(六)心理护理

应对不同年龄阶段的小儿可能出现的心理问题进行相应的心理干预。长期住院的学龄期患儿,应提醒家长与学校、同学保持联系,适时为其补习功课,消除患儿因住院影响学习而产生的焦虑情绪。

三、出院护理常规

(一)出院前护理

按出院医嘱提前通知患儿家属,做好出院前准备,并进行健康教育,告知家属患儿出院后在休息、饮食、继续用药、功能锻炼、定期复查等方面的注意事项。

(二)出院时护理

执行出院医嘱,完成有关记录;征求患儿及家属对医疗护理工作的意见,协助家长清理用物;指导家长办理出院手续。

(三)出院后护理

清理床单位,按需进行终末消毒,病室开门窗通风。

第三节　与患儿的沟通

沟通是人与人之间传递信息、观念、态度、情感的交流过程,可通过语言、文字、表情、手势等方法来完成。良好的沟通是实施护理计划的必要条件,也是增进护患关系的基础。

一、与小儿沟通的特点

（一）语言表达能力差

不同年龄阶段的患儿语言发育水平不同，表达个人需要的方式也不同。8岁以前儿童，语言沟通能力差，常有吐字不清、用词不准、语义表达不准确的现象，但在非语言沟通方面，其能够熟练地通过他人的面部、语调、手势等获取正确的信息。8岁以后儿童才开始流利地使用语言与他人沟通，并逐渐接近成人水平。

（二）理解、分析、认识问题能力差

2岁以内小儿以直觉活动思维和具体形象思维为主，通过身体的动作与感觉来认识事物，故对事物的认识及问题的理解具有一定的局限性；随着年龄的增长逐步过渡到抽象逻辑思维，但因经验少、知识有限，想象、理解、判断、分析、认识能力仍较差。

二、与患儿沟通的方法与技巧

（一）语言沟通

口头和书面的沟通统称为语言沟通。由于小儿书写能力欠缺，一般与患儿的语言沟通多指面对面的口头沟通，它能较清楚、迅速地将信息传递给对方。护理人员通过语言能将有关医院环境、治疗等情况向患儿及家长进行详细解释，患儿也可将自己的生理需求、情绪感受及时向护理人员倾诉。

（二）非语言沟通

非语言沟通又称身体语言，是指利用非语言行为进行的沟通，是与患儿进行的无声交流，包括面部表情、姿态、手势、动作、抚摸等。护士和蔼的微笑、亲切的抚摸，都能给患儿带来心灵上的慰藉，使患儿感到安全、信任与舒适，尤其是对语言表达或理解能力差的患儿。

（三）游戏

游戏是小儿生活中的重要组成部分。适当的游戏可发展小儿的想象力、创造力，促进小儿运动。小儿通过游戏能表达他们对家庭、朋友及医护人员的感受，通过游戏可消除患儿不良情绪，缩短护理人员与小儿之间的距离，增进护患关系。因此，游戏也是与小儿沟通的重要形式之一。

（四）绘画

儿童绘画可有各种含义，多与个人熟悉的、体验到的事情有关。通过绘画，患儿可表达愿望，宣泄感情。护士可通过分析患儿的绘画与其进行交流，了解患儿复杂的心理状态，发现存在的问题。如画面多次涂擦、重叠，与患儿矛盾、焦虑心理有关。

（五）与患儿家长沟通

护士与患儿的沟通往往需要家长协助完成。小儿患病后，家长紧张、焦虑的不良情绪会直接影响护士与患儿的沟通。故护士应以热情、理解、关心、尊重的态度，用一般的谈话方式与家长沟通，如"孩子现在怎么样？"等，减轻家长的紧张和焦虑感，使患儿情绪稳定，增进家长对其的信任，营造良好的沟通氛围；同时护士也可获取较多的相关信息，有利于治疗和护理的进行。

第四节 住院患儿及家庭的心理护理

患病住院不仅给小儿身体带来痛苦，医院陌生的环境、各种治疗操作也使患儿产生紧张、焦虑、恐惧等心理反应。因此，护理人员要及时了解患儿的心理状况，认真做好心理护理，帮助患儿尽快适应医院生活。

一、住院患儿的心理反应及护理

不同年龄段患儿对住院的反应及心理护理均有所不同，见表5-2。

表 5-2　不同年龄段住院患儿的反应及心理护理

年　龄	对住院的反应	心理护理
住院新生儿	已具备视、听、嗅、触、味、温度觉等基本功能;对不愉快的情绪反应常用哭声来表达	各项检查、护理尽量集中进行,动作轻柔、熟练,注意观察,用心体会患儿不同哭声所表达的情感和需要;给予患儿身体的抚摸,亲切的注视,使其获得满足、愉快、安全的情感体验
住院婴儿	小于 6 个月患儿,如能满足生理需要,一般较安静;大于 6 个月者,表现为分离性焦虑,哭闹不止,拒绝与护士、陌生人接触,不合作	母婴同室,尽量减少与父母分离,给予抚摸、怀抱、微笑,满足患儿生理需要;提供颜色鲜艳、声音适宜的玩具进行感知觉刺激,如风铃、拨浪鼓等;协助患儿进行全身或局部动作训练,促进运动功能发育
住院幼儿	心理变化过程分反抗、失望、否认三个阶段。表现为分离性焦虑更强烈、无安全感、孤独感、退行性行为等	多与患儿接触,尽量保持患儿原有的生活习惯,使其获得亲切感;多与患儿沟通,促进患儿语言能力发展,使其获得情感满足;多给患儿自主活动的空间,允许其以哭闹、反抗等方式发泄情绪,对退行性行为给予理解,不当众指责患儿
学龄前患儿	与父母分离,出现分离性焦虑,不安全感;恐惧陌生环境、怀疑被遗弃和害怕受惩罚、惧怕身体的完整性被破坏	重视入院介绍,使患儿尽快熟悉环境,消除陌生感;组织治疗性游戏,如模拟注射、手术等操作,帮助患儿克服焦虑、恐惧心理;鼓励患儿参加力所能及的工作,建立自信,增强自主能力
学龄患儿	离开学校,同学分离,感到孤独;担心学习落后;关心病情,害怕残疾或死亡;害羞,不配合体检;因住院经济负担加重而感内疚	多与患儿交谈,介绍有关病情、治疗信息,解除患儿疑虑;允许同学前来探视,与患儿共同制订每日生活安排,鼓励其尽快恢复学习;进行体检及操作时应注意维护患儿的自尊
青春期患儿	自我认同感、归宿感下降,表现为不合作、退缩、怀疑、气愤、挫折感;害怕住院耽误学习,出现焦虑、自控力下降,失去安全感;情绪易波动,日常生活被打乱	多与患儿沟通,建立良好护患关系;创造合适的环境,鼓励患儿进行适当活动、读书、做作业、和同学及老师交流,减少焦虑;保护患儿隐私,给予心理支持和健康教育,增加安全感,使其充分表达情绪反应
临终患儿	心理反应与其对死亡的认识有关。10 岁以下小儿,难以忍受的是病痛的折磨及与亲人的分离;10 岁以后小儿逐渐懂得死亡是生命的终结,惧怕死亡及死亡前的痛苦	采取积极措施以减少临终患儿的痛苦,及时满足其心理、生理需要;允许家长陪伴、搂抱、抚摸患儿,给予患儿最好的支持;避免给予死亡的预期,随时观察患儿情绪变化,提供必要的支持和鼓励;理解、同情家长的痛苦,给予安慰,尽量满足家长的要求

二、住院患儿家庭的心理反应及护理

(一)家庭对住院患儿的心理反应

患儿住院打乱了家庭的正常生活,对家庭成员尤其是直接监护人影响最大,特别是当诊断不明或病情严重时,往往会从最初的否认心理转化为内疚、歉意。由于对疾病预后的顾虑重重及治疗费用的担忧,家长甚至会产生焦虑、悲观、恐惧等情绪。对患有遗传性疾病患儿的家长会因疾病由自己遗传而产生罪恶感,严重时会产生心理障碍,以致影响生理功能。对于多子女家庭,由于家长的忽视、生活娱乐习惯的改变、对患病同胞病情的担忧以及内疚,其他兄弟姐妹可能会产生妒忌、内疚和不安等心理反应。

(二)对住院患儿家庭的心理护理

以家庭为中心的儿科护理模式越来越得到重视。采取积极措施消除家庭对患儿住院的不良反应,有利于医护工作的进行,能更好地促进患儿康复。

1. 对家庭成员提供情感支持 理解和接受患儿父母的语言和非语言信息;提供机会让患儿父母表达和排解不良情绪;鼓励患儿父母参与和配合治疗护理活动;与其他家庭成员讨论缓解患儿父母压力的措施,如替换照看患儿等。

2. 对患儿兄弟姐妹的情感支持 非传染性疾病在病情许可下,允许兄弟姐妹探视并参与护理活动;鼓励集体就餐或游戏。

3. 对家庭成员提供信息支持 选择适当时机和方式,向患儿及其家庭讲解有关疾病的发生、发展、治疗、护理以及健康相关知识。

第五节　小儿用药护理

药物治疗是小儿患病时综合治疗的重要组成部分,正确、合理地用药可促进患儿早日康复。小儿时期肝、肾功能不足,对药物的毒性及副作用较敏感,易给患儿身体带来不良影响,所以护士必须掌握药物的性质、作用机制、适应证、毒副作用及准确的剂量计算和适当的使用方法。

一、药物的选择

在疾病治疗中,除掌握所用药物的特点外,还需考虑小儿年龄、病情、对药物的特殊反应以及药物的远期影响。小儿常用药物选择及注意事项见表5-3。

表 5-3　小儿常用药物选择及注意事项

药物选择	注意事项
抗生素类药物	长期使用抗生素易导致霉菌感染和耐药性细菌感染;氨基糖苷类药可引起听神经及肾损害,应慎用;氯霉素可抑制造血功能,新生儿尤其是早产儿可引起"灰婴综合征";四环素可引起牙釉质发育不良,8岁以下禁用;喹诺酮类药物可影响软骨发育,婴幼儿禁用
退热药	一般使用对乙酰氨基酚和布洛芬,剂量不宜过大,可反复使用,但应注意观察用药反应,有无虚脱;3个月以内婴儿慎用,新生儿禁用
镇静止惊药	临床上常用苯巴比妥、地西泮、水合氯醛等,应注意观察呼吸情况,以免发生呼吸抑制;吗啡易产生呼吸中枢抑制,应禁用
止咳平喘药	婴幼儿一般不用镇咳药,多用祛痰药口服或雾化吸入,使分泌物稀释,配合体位引流排痰;氨茶碱平喘时可引起精神兴奋,易致新生儿及小婴儿惊厥,应慎用
止泻药和泻药	腹泻患儿不主张使用止泻药,以免因肠蠕动减慢致肠道内毒素的吸收增多,加重全身中毒症状。可口服或静脉补液,防止脱水和电解质紊乱,加用活菌制剂如乳酸杆菌、双歧杆菌,调节肠道微生态环境;小儿便秘多采用水果、蔬菜、蜂蜜等饮食调节及通便法,一般不用泻药
激素类	短期大量使用可掩盖病情,诊断未明确时一般不用;长期使用雄激素和肾上腺皮质激素可影响小儿身高,降低机体免疫力,也可引起血压升高、肾上腺皮质萎缩和库欣综合征;水痘患儿禁止使用,以免加重病情

二、药物的剂量计算

(一)按体重计算

按体重计算是目前临床上最常用、最基本的计算方法。多数药物已标出每千克体重每日或每次的需要量,此法计算方便易行。计算公式为

每日(次)剂量＝患儿体重(kg)×每日(次)每千克体重所需药量

患儿体重应以实际测得值为准。较大儿童按体重计算所得剂量超过成人剂量时,应以成人剂量为限。

(二)按体表面积计算

此法最准确,因体表面积与基础代谢、心搏出量等生理活动关系密切,但方法较复杂,通常用于抗肿瘤化疗药物。计算公式为

每日(次)剂量=每日(次)每平方米表面积所需药量×患儿体表面积(m^2)

儿童体表面积计算公式为(也可按"小儿体表面积图或表"求得)

$\leqslant 30$ kg 小儿体表面积(m^2)=体重$(kg)\times 0.035+0.1$

>30 kg 小儿体表面积(m^2)=[体重$(kg)-30]\times 0.02+1.05$

(三)按年龄计算

有些药物剂量安全范围大,不需精确计算,如止咳药、营养类药物等可按年龄计算。公式如下:

1岁以内剂量:成人剂量×0.01×(月龄+3)

1岁以上小儿剂量:(年龄+2)×5‰×成人剂量

小儿中成药剂量一般也按年龄计算,可分成4种:1岁以下者用成人量的1/4;3~4岁用成人量的1/3;4~7岁用成人量的1/2;7~15岁用成人量的2/3;15岁以上按成人量使用。

(四)按成人剂量折算

此法仅用于未提供小儿剂量的药物,所得剂量偏小,一般不常采用。计算公式为

小儿剂量=成人剂量×小儿体重$(kg)/50$

三、给药方法

根据患儿年龄、病情选择合适的剂型、给药次数及给药途径。给药前认真核对医嘱,给药后密切观察药物反应。

(一)口服法

口服法是最常用的给药方法,其特点是使用方便,对患儿的身心不良影响较小。只要条件许可,应尽量采用口服给药。婴幼儿常选用糖浆、水剂或冲剂,可适当添加糖以矫味,片剂要压碎后再喂,进入学龄期后儿童可考虑使用胶囊。

给小婴儿喂药时应将小儿抱起,使之成半卧位,用小勺慢慢将药液从其口角处顺口颊方向灌入,待药液咽下后再将药匙拿开;有困难者可用拇指及食指紧按两颊,使上、下颌分开,将匙留在上、下齿之间,直至将药咽下为止。对较大儿童可鼓励自己吃药。

(二)注射法

注射法对患儿精神刺激较大,可造成局部一定程度的损伤,除病情必需外应较少采用。多用于急重症患儿或不宜口服药物的患儿。主要采用肌内注射、静脉推注和静脉滴注。其特点是起效快,但易造成患儿恐惧等。肌内注射部位一般选择臀大肌外上方,采取"三快",即进针快、推药快、拔针快,以缩短时间,防止意外。肌内注射次数过多时要防止臀肌挛缩。静脉推注多在抢救时使用,推注过程中应控制速度,避免药液外渗。静脉滴注应用广泛,除给药外,还可补充水分、营养及能量等,应用时注意根据患儿年龄、病情调节滴速,保持静脉通畅。

(三)外用法

外用药有软膏、水剂、粉剂、混悬剂等,以软膏最常用。涂药时应根据用药部位不同,对患儿进行适当约束,以免患儿抓摸使药物误入眼、口而发生意外。婴幼儿皮肤角化层薄,药物极易透过皮肤吸收甚至发生中毒危险,因此外用给药时间不宜太长。

(四)其他

雾化吸入主要用于呼吸系统疾病的患儿;灌肠给药法应用较少,可用于退热、止痉以及腹泻等治疗;鼻饲法常用于神志不清、昏迷患儿;含漱多用于年长儿。

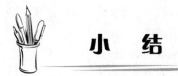

小 结

儿科医疗机构的设施有门诊、急诊和病房,并配有检验科、放射科及超声科等辅助科室。预诊室为儿科门诊特设诊室,预诊的目的是及时发现和隔离传染病患儿,避免交叉感染;正确地分诊,使危重患儿得到及时抢救;协助家长选择就诊科别,节省就诊时间。住院护理常规内容包括入院、住院及出院护理常规。与患儿沟通的方法有语言、非语言、游戏、绘画等形式。不同年龄段患儿对住院的反应及心理护理均有所不同。小儿药物的选择,应考虑年龄、病情、对药物的特殊反应以及药物的远期影响。给药的计算方法有按体重计算(最常用、最基本的方法)、按体表面积计算、按年龄计算和按成人剂量折算。给药的途径有口服法、注射法、外用法等,以口服法最常用。

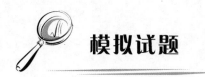

模拟试题

A₁ 型题

1. 下列哪项不是儿科门诊设置预诊室的目的?(   )

A. 协助患儿家长就诊
B. 早期识别传染病
C. 甄选危重患儿,让危重患儿得到及时就诊
D. 卫生宣教
E. 给予分诊指导

2. 关于儿科预诊方式的表述以下哪项正确?(   )

A. 一般由年资高、经验丰富的医师负责

B. 根据病情做相应的辅助检查

C. 简单扼要地望诊、问诊及体检

D. 根据季节及疾病流行特点,详细询问病史并做细致的体格检查

E. 发现危重患儿应立即护送到病室配合医生进行抢救

3. 儿科急诊抢救最重要的要素是(   )。

A. 人   B. 医疗技术   C. 药品   D. 仪器设备   E. 时间

4. 婴幼儿适宜的室温及相对湿度为(   )。

A. 18~20 ℃,55%~65%   B. 20~22 ℃,55%~65%   C. 22~24 ℃,50%~60%

D. 24~26 ℃,55%~60%   E. 26~28 ℃,50%~60%

5. 关于住院儿童护理常规下列哪项不正确?(   )

A. 根据病情安排好床位
B. 向患儿及家属介绍病室环境
C. 按程序进行护理评估
D. 危重患儿尽量安置在靠近护士站的病室
E. 若病情允许,患儿入院后应立即完成卫生处置工作

6. 关于患儿住院期间基础护理下列哪项不正确?(   )

A. 新入院患儿每日测体温 3 次
B. 高热患儿每日测体温 4 次
C. 退热处理 1 h 后要重测体温 1 次
D. 3 个月以下小儿每周测体重 2 次
E. 重症患儿每周可不测体重

7. 关于住院护理常规下列哪项不正确?(   )

A. 病室定时通风换气,每日 3 次,每次 30 min
B. 一般病室每日紫外线消毒 1 次
C. 治疗室每日紫外线消毒 2 次
D. 按时用消毒液清洁台面及床栏
E. 死亡患儿的病室应进行终末期消毒

8. 与婴儿沟通的方式主要通过( )。

A. 做游戏   B. 语言交流   C. 绘画   D. 适时鼓励   E. 搂抱与抚摸

9. 8个月的患儿对住院主要的心理反应是( )。

A. 分离性焦虑   B. 退行性行为   C. 反抗

D. 惧怕身体的完整性被破坏   E. 对住院误认为是惩罚

10. 对住院幼儿心理护理下列哪项不正确?( )

A. 多与患儿接触   B. 尽力不让患儿哭闹反抗

C. 对退行性行为给予理解   D. 多与患儿沟通

E. 多给患儿自主活动的空间

11. 关于小儿药物的选择下列哪项不正确?( )

A. 咳嗽频繁需给予强力止咳药   B. 3个月以内小婴儿慎用退热药

C. 儿童不宜使用喹诺酮类药物   D. 诊断未明时不宜使用激素

E. 腹泻患儿不主张使用止泻药

(王从军)

第六章 儿科常用护理技术

学习目标

掌握：一般测量法、儿童床使用法、臀红护理法、约束法、更换尿布法、婴儿盆浴法、婴儿抚触、颈外静脉穿刺术、股静脉穿刺术、小儿头皮静脉输液法、暖箱使用、光照疗法的操作步骤。

熟悉：上述儿科护理操作技术的操作准备及注意事项。

第一节 一般护理法

一、一般测量法

(一)体重

【目的】

(1)了解患儿体格发育及营养状况，为患儿临床用药、输液、奶量计算等提供依据。

(2)掌握小儿体重测量的正确方法和注意事项。

【准备】

1.用物准备 婴儿盘式杠杆秤、坐式磅秤或站式磅秤；小毛毯或尿布、笔及记录本。

2.环境准备 室内明亮、安静、整洁，温、湿度适宜；体重小于 10 kg 的婴儿测量时室温应保持在 22～24 ℃。

3.操作者准备 着装整齐，举止端庄，精神饱满，态度和蔼。

【测量方法】

1.新生儿、婴儿体重测量法 将浴巾铺放在婴儿盘式杠杆秤上，指针调至零点；脱去衣物及尿布，将小儿轻放于秤盘中央，准确读数(图 6-1)；危重、低体温患儿，可先将洁净衣裤、尿布及小毛毯称重后，再给患儿穿上进行测量，两次重量相减即为体重；对不合作患儿，测量者可将其抱起一起称重，再减去小儿衣物重量及测量者体重。

2.儿童体重测量法 1～3 岁的幼儿可采用坐式磅秤进行测量(图 6-2)；3 岁以上患儿采用站式磅秤进行测量(图 6-3)。称量时两手自然下垂，不可接触其他物体或摇动，待患儿坐稳或站稳后，观察并记录体重。

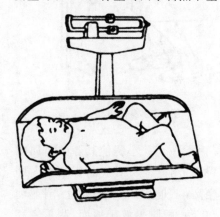

图 6-1 盘式杠杆秤测量体重

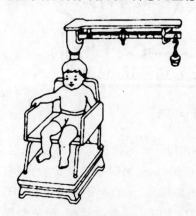

图 6-2 坐式磅秤测量体重

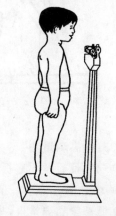

图 6-3 站式磅秤测量体重

【注意事项】

(1)注意患儿安全及保暖。

(2)每次测量前,应先将磅秤调节至零点,以保证准确测量体重。

(3)需监测体重者应在同一时间、同一磅秤、穿同样多的衣服时进行,最好在晨起空腹排尿后或进食后2 h测量。

(4)如果测量数值前后差异较大,应重新测量,发现异常及时报告医生。

(5)婴儿盘式杠杆秤测量,准确读数至10 g;坐式磅秤测量,准确读数至50 g;站式磅秤测量,准确读数至100 g。

(6)住院患儿每周测量体重1次,肾病患儿每周测量体重2次,新生儿每天测量体重1次。

(二)身长(高)、坐高

【目的】

(1)了解患儿骨骼发育情况。

(2)掌握小儿身长(高)、坐高测量的正确方法和注意事项。

【准备】

1.用物准备 软皮尺、标准测量床、身高计、坐高计、笔及记录本。

2.操作者准备 着装整齐,举止端庄,精神饱满,态度和蔼。

【测量方法】

1.婴幼儿身长测量法 将清洁布平铺在测量床上,脱去小儿的鞋、帽,使之仰卧于测量板的中线上;测量者站于患儿右侧,扶正患儿头部,头顶轻贴测量板的顶端,左手按住患儿双膝关节使双下肢伸直,右手推动滑板使其贴于足底,所对应的标尺刻度即为身长,读出身长值(cm)(图6-4)。

2.儿童身高测量法 脱去鞋、帽,小儿站立于测量器或有身高测量杆的磅秤上,保持立正姿势,双眼平视正前方(眼眶下缘与外耳道口上缘同处于一个水平面上),双臂自然下垂,足跟靠拢,足尖分开,成60°角,足跟、臀部、两肩胛和枕骨粗隆均同时靠在测量杆上,将推板轻轻推至头顶,推板与测量杆成90°角,读出身高值(cm)(图6-5)。

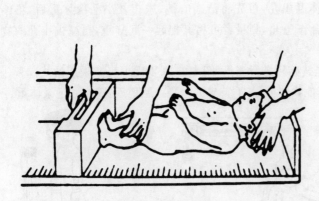

图6-4 身长测量

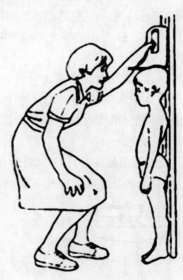

图6-5 身高测量

3.坐高测量法 3岁以下小儿仰卧于测量板上测顶臀长,测量者一手握住小儿小腿使其膝关节屈曲成90°角,骶骨紧贴底板,大腿与底板垂直;另一手移动滑板,使其紧贴臀部,测量板所对应的标尺刻度即为顶臀长,读出顶臀长值(cm)(图6-6)。3岁以上小儿使用坐高计测量坐高,小儿坐于坐高计凳上,身躯前倾使骶部紧靠测量板,并挺身坐直,大腿靠拢紧贴凳面,膝关节屈曲成90°角,两脚平放于地面;测量者移下头板,使其与头顶接触,记录读数(图6-7)。

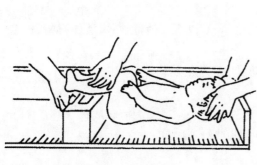

图 6-6 顶臀长测量

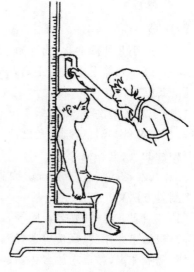

图 6-7 坐高测量

【注意事项】

(1)测量身长(高)时,3岁以下小儿取仰卧位测量,3岁以上小儿取立位测量;两腿应并拢伸直,腘窝部紧贴床面,以减少误差。

(2)测量结果记录至小数点后一位,以厘米(cm)表示。

(三)头围、胸围

【目的】

(1)了解颅骨、脑、胸廓及肺的发育情况,为临床疾病诊断提供依据。

(2)掌握小儿头围、胸围测量的正确方法和注意事项。

【准备】

软皮尺、笔、记录本。

【测量方法】

1.头围测量法 小儿取立位或坐位(新生儿取仰卧位),测量者将软尺0点固定于小儿头部一侧眉弓上缘,经枕后隆突及另一侧眉弓上缘回至0点,读出头围值(cm)。测量时,软尺应贴紧头部皮肤,左右对称。2岁前动态测量意义较大(图6-8)。

2.胸围测量法 小儿取仰卧位或立位,两手自然平放或下垂,测量者将软尺0点固定于小儿一侧乳头下缘,经两侧肩胛骨下缘回至0点,读出胸围值(cm)(图6-9)。

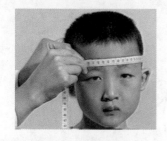

图 6-8 头围测量

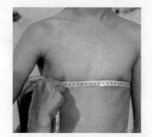

图 6-9 胸围测量

【注意事项】

(1)头发过多或有小辫者测量头围时应将其拨开。

(2)胸围测量时应取平静呼、吸气时的平均值;乳腺已发育的女孩,测量时软尺固定于胸骨中线第4肋间。

(3)测量结果记录至小数点后一位,以厘米(cm)表示。

(四)体温

【目的】

(1)了解小儿体温变化,为诊断、治疗和护理提供依据。

(2)掌握小儿体温测量的正确方法和注意事项。

【准备】

1.护士准备 洗手、戴口罩。

2.用物准备 清洁容器(备已消毒的体温计,水银柱甩至35 ℃以下)、消毒纱布、液体石蜡、棉签、卫生纸、有秒针的表、笔及记录本。

3.患儿准备 测量前30 min内患儿无剧烈哭闹、活动、饮冷热饮及沐浴。

【测量方法】

(1)核对患儿床号、姓名及腕带,评估患儿。

(2)根据患儿年龄、病情等选择测量体温的方法,协助患儿取舒适卧位。

(3)测量体温,按要求放置体温计,计时。

①直肠测温法:协助患儿取侧卧或仰卧屈膝位,用液体石蜡润滑肛表头端,护士一手握紧患儿双足踝部并抬起,另一手将肛表水银头端轻轻插入肛门3～5 cm,用手掌和手指轻轻将其双臂捏在一起,防止体温计由肛门脱出。测量时间为3 min(图6-10)。

②腋下测温法:擦干患儿腋下汗液,将体温计水银端放于腋窝深处并紧贴皮肤。对婴幼儿护士可抱紧置有体温计一侧的手臂,协助夹紧体温计;年长儿可屈臂过胸夹紧体温计,防止体温计滑脱,测量时间为5 min(图6-11)。

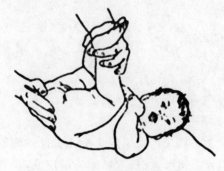

图6-10 直肠测温法

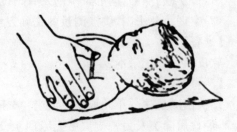

图6-11 腋下测温法

③口温测量法:将口表的水银端斜放于患儿舌下热窝处,闭紧口唇,用鼻呼吸,测量时间为3 min(图6-12)。

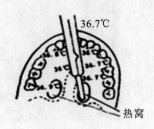

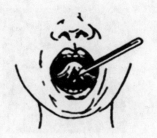

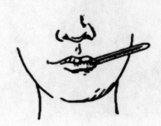

图6-12 口温测量法

(4)按规定时间取出体温计,并用消毒纱布擦拭消毒。

(5)读数并记录,整理床单位及用物。

【注意事项】

(1)测量口温时,应防止患儿咬破温度计。如不慎咬破汞温度计,应立即清除口腔内的玻璃碎片,再口服蛋清或牛奶延缓汞的吸收。

(2)女婴患儿应防止将肛表误插入阴道。腹泻或肛门周围疾病者,禁用直肠测温法。

（3）当测得的患儿体温与病情不相符时,应重新测量,发现异常及时通知医生。

（五）脉搏、呼吸

【目的】

（1）通过小儿脉搏、呼吸的测量,间接了解心脏、呼吸功能和病情,为疾病诊断、治疗、护理提供依据。

（2）掌握小儿脉搏、呼吸测量的正确方法和注意事项。

【准备】

1. 护士准备　洗手、戴口罩。

2. 用物准备　有秒针的表、听诊器、笔及记录本,必要时备少许棉花。

3. 患儿准备　休息 15～30 min,保持情绪稳定。

【测量方法】

1. 测量脉搏　①桡动脉测量法,可用中指和食指的指端触摸桡动脉或颞浅动脉(图 6-13);②听诊器测量心搏法,可用听诊器测量心率,测量 1 min 的心搏次数;③记录测量结果,以次/分表示。

2. 呼吸测量　①婴幼儿以腹式呼吸为主,测量时可观察腹部的起伏,一起一伏为 1 次;②用听诊器听呼吸音,计数;③呼吸微弱者,可用少量棉花纤维贴近鼻孔边缘,观察棉花纤维扇动次数,测量时间为 1 min;④记录测量结果,以次/分表示(图 6-14)。

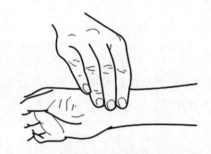

图 6-13　桡动脉测量法

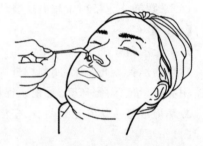

图 6-14　微弱呼吸的测量方法

【注意事项】

（1）患儿脉搏、呼吸易受活动、哭闹、发热等因素的影响,故测量时患儿应保持安静。

（2）测量时应注意脉搏、呼吸的频率、节律的变化。

（3）切忌用大拇指诊脉。

（六）血压

【目的】

（1）通过监测小儿血压,间接了解小儿循环系统功能的状况。

（2）掌握小儿血压测量的正确方法和注意事项。

【准备】

1. 护士准备　衣帽整洁,洗手、戴口罩。

2. 小儿准备　平静休息 15～30 min,保持情绪稳定、体位舒适。

3. 用物准备　血压计、听诊器、笔、记录纸。

4. 环境准备　病室光线明亮、整洁安静。

【测量方法】

（1）核对患儿床号、姓名及腕带,评估患儿。

（2）评估患儿身体状况,保持情绪稳定、安静。

（3）协助患儿取坐位或仰卧位,暴露一侧上臂,使肱动脉、心脏、血压计"0"点处于同一水平。将袖带平整地缠于患儿上臂中部,袖带下缘距肘窝幼儿为 1 cm,年长儿为 2～3 cm,松紧以能插入 1 指为宜。

（4）把听诊器的听筒放在肱动脉搏动最明显处。护士视线与水银柱平行,左手固定听诊器,右手握加压球并关闭气门充气,至肱动脉搏动音消失后,继续充气使压力升高,幼儿为 7.5 mmHg,年长儿为 20～

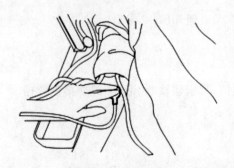

图 6-15　血压测量方法

30 mmHg。再缓慢打开气门,幼儿以每秒 2 mmHg、年长儿以每秒 4 mmHg 的速度放气,并观察刻度。当听到第一次搏动时,水银柱上的刻度即为收缩压,当搏动声突然变弱或消失时,水银柱上的刻度即为舒张压(图 6-15)。

(5)记录测量结果,以收缩压/舒张压(mmHg)表示。

(6)协助患儿取舒适体位,整理床单位及用物。

【注意事项】

(1)小儿测血压时袖带的宽度应为上臂的 2/3,袖带过宽测出的血压偏低,过窄则血压偏高。

(2)一次测量未听清楚时,应间隔片刻再测量。

(3)需要密切监测血压的患儿,应做到定时间、定部位、定体位、定血压计。

二、儿童床使用法

【目的】

(1)保持病室清洁、整齐、美观。

(2)为患儿准备舒适、整洁的床铺。

(3)掌握铺儿童备用床和更换婴幼儿床单的正确方法和注意事项。

【准备】

1.护士准备　洗手、戴口罩。

2.用物准备　儿童床(四周栏杆高度为 45～50 cm、杆间距离为 7 cm,两侧床栏杆都能上下拉动);床单位用品(床垫、床褥、床套、毛毯或棉被、被套、枕芯、枕套、床单、一次性中单)。

3.环境准备　病室光线明亮、整洁安静。

【操作步骤】

1.铺儿童备用床　①将用品按铺床的顺序放在床旁椅上;②移开床头柜至距床 20 cm,移床旁椅至床尾距床 40 cm;③放下近侧床栏杆;④翻转床垫,套上褥套,将床褥上移至与床头平齐;⑤依次铺上大单、橡胶单、一次性中单,上下两端角部折成方角,沿床边部分塞于褥下;⑥将毛毯或棉被套入被套中,被头铺在距床头 15 cm 处,下垂部分沿床边向里折叠,床尾部分塞于褥下,同法再铺对侧;⑦套好枕套,放于床头,拉上床栏杆;⑧移回床头柜、床旁椅,整理用物。

2.更换婴幼儿床单　①将用物放于护理车上,推至床旁;②移床旁椅至床尾,放下近侧床栏杆;③拆松脏盖被及床单;④能坐起的患儿,将其抱放于床尾与对侧床栏杆的三角区内,用中单约束患儿,不能坐起的患儿,用大毛巾将其暂行全身约束,横放于床尾;⑤拆除脏被套,放于床下横杆处,棉被叠好放于床椅上;⑥自床头向床尾卷拆床单至患儿旁,一次铺好床头洁净的床单,抱患儿到已铺好的洁净部分,除去脏床单,铺好床尾部分的床单,同法再铺对侧;⑦将套好的被套盖于患儿身上,换好的枕套放于床头,拉上床栏杆;⑧移回床旁椅,整理用物。

【注意事项】

(1)铺婴儿床时被筒应小而紧,以达到保暖作用。

(2)更换床单时,动作应轻巧、迅速,避免患儿受凉,减少尘土飞扬。

(3)注意患儿安全,防止坠床。

(4)患儿进食或治疗时应暂停操作。

三、臀红护理法

【目的】

(1)保持臀部皮肤清洁、干燥、舒适,防止感染。

(2)减轻患儿疼痛,促进臀红痊愈。

(3)掌握臀红护理技术和注意事项,预防臀红的发生。

【准备】

1. 护士准备 洗手、戴口罩。

2. 用物准备 水盆、浴巾、40 W 鹅颈灯或红外线灯、尿布、植物油、鱼肝油、5%鞣酸软膏、氧化锌软膏、抗生素软膏、无菌敷料。

3. 环境准备 环境温暖、舒适。

【操作步骤】

(1)备齐用物,按操作顺序将用物放于治疗车上,推至床旁。

(2)核对患儿床号、姓名,评估患儿。向患儿家属做好解释工作。

(3)清洗臀部:轻轻掀开患儿下半身被褥,解开污湿尿布;用温水清洗臀部,洗净后用小毛巾吸干,避免用毛巾揉擦;将清洁尿布垫于臀下。

①轻度臀红护理:保持臀部清洁干燥,并轻兜尿布或仅垫尿布于臀下,使臀部暴露于空气中。局部涂紫草油或 5%鞣酸软膏。

②重度臀红的护理:

a.暴露臀红部位:根据病情采用暴露疗法或灯照疗法。患儿侧卧,露出臀红部位,暴露于空气或阳光下,每次 10~20 min,每日 2~3 次。也可用 40 W 红外线灯或鹅颈灯照射局部,灯泡距臀部 30~40 cm,每次 10~15 min,每日 2 次。注意保暖。

b.涂抹油类或药膏:照射完毕,将蘸有油类或药膏的棉签贴在臀部皮肤上,以轻轻滚动方式均匀涂抹。重Ⅰ、Ⅱ度者可涂鱼肝油;重Ⅲ度者涂鱼肝油或康复新溶液(中药);继发感染时可涂抹抗生素或抗真菌软膏,每日 3~4 次,用至感染控制。

(4)整理:兜好尿布,整平衣服,盖好被褥。整理床单位,拉上床栏杆;处理污湿尿布,整理用物并归并至还原处。

【注意事项】

(1)保持室温在 22~24 ℃;动作轻、柔、快,注意保暖,避免着凉。

(2)皮肤溃破或糜烂时禁用肥皂,清洗时用手蘸水冲洗,避免用小毛巾直接擦洗,禁用肥皂。涂抹油类或药膏时,棉签不可上下涂刷,以免疼痛加剧或导致脱皮。

(3)采用灯照疗法时,应有专人看守,灯泡距臀部不能太近,避免烫伤。

(4)选用质地柔软、吸水性强的浅色棉布做尿布;保持臀部清洁干燥,换下的尿布洗净后,应消毒或置于阳光下暴晒。

四、约束法

【目的】

(1)限制患儿活动,以保证诊疗和护理操作的顺利进行。

(2)保护躁动不安的患儿安全,以免碰伤、抓伤或坠床等意外发生。

【准备】

1. 护士准备 了解患儿病情、意识状态;做好患儿家属的解释工作,以取得配合。

2. 物品准备

(1)全身约束:大毛巾或床单。

(2)手或足约束:约束带或夹板。

(3)沙袋约束:2.5kg 沙袋(用便于消毒的橡皮布缝制)、布套。

【操作步骤】

1. 全身约束法

方法一:见图 6-16。

(1)折叠大毛巾(或床单),其上下宽度以能遮盖小儿由肩至脚跟部为宜。

(2)把小儿放在大毛巾中间,将大毛巾一边紧裹小儿一侧上肢、躯干和下肢,经胸、腹部至对侧腋窝处,再将大毛巾整齐地压于小儿身后。

(3)将大毛巾另一边紧裹小儿另一侧手臂,经胸压于背下(图6-16),如小儿活动剧烈,可用布带围绕双臂打活结系好。

方法二:见图6-17。

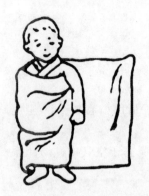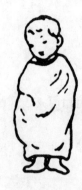

图6-16　全身约束法一

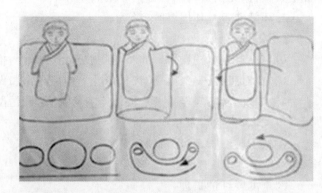

图6-17　全身约束法二

(1)折叠大毛巾(或床单),使宽度能盖住患儿由肩至脚跟部为宜。

(2)放患儿于大毛巾中央,将大毛巾一边紧紧包裹患儿手臂并从腋下经后背到达对侧腋下拉出,再包裹对侧手臂,多余部分压至身下。

(3)大毛巾另一边包裹患儿,经胸压于背下。

2. 手或足约束法

(1)约束带法(图6-18)。

①将患儿手或足置于约束带甲端中间,将乙、丙两端绕手腕或踝部对折后系好,松紧度以手或足不易脱出且不影响血液循环为宜。

②将丁端系于床缘上。

(2)夹板法:常用于四肢静脉输液。将一衬有棉垫、长度能超过相邻两个关节的小夹板,放在输液的肢体下,以绷带或胶布固定。松紧以刚好不上下滑动为宜,如手背输液时,应约束腕关节和掌指关节(图6-19)。

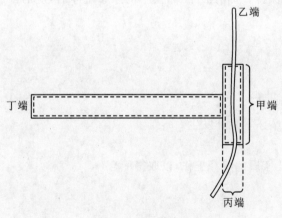

图6-18　约束带法

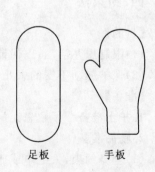

图6-19　夹板法

(3)双套结约束法:用于限制手臂和下肢的活动。先用棉垫包裹手腕或踝部,再用宽绷带打成双套结,套在棉垫外稍拉紧,以既不脱出,又不影响血液循环为宜,并将带子系于床缘上(图6-20)。

3. 沙袋约束法　根据需约束固定的部位来决定沙袋的摆放位置(图6-21)。

(1)需固定头部、防止其转动,用两个沙袋呈"人"字形摆放在头部两侧。

(2)需保暖、防止患儿将被子踢开,可将两个沙袋分别放在患儿两肩旁,压在棉被上。

(3)需侧卧、避免其翻身,将沙袋放于患儿背后。

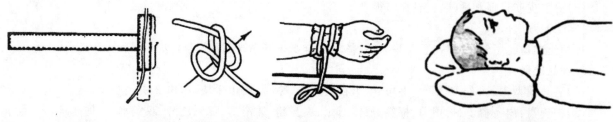

图 6-20　双套结约束法　　　　　　　　　　　　　　　图 6-21　沙袋约束法

【注意事项】

(1)约束期间,密切观察约束部位皮肤颜色、温度及血液循环情况,必要时进行局部按摩。

(2)结扎或包裹松紧适宜,一般以能伸入1～2指为度。过紧则影响患儿皮肤的血液循环,过松则失去约束意义。

(3)保持小儿姿势舒适,定时给予短时的姿势改变,减轻疲劳感。

(4)使用手足约束法时,约束带应每2 h解开、放松1次。

五、更换尿布法

【目的】

保持患儿臀部皮肤的清洁、干燥和舒适,预防臀红。

【准备】

1.护士准备　了解患儿的病情,观察臀部皮肤情况,操作前洗手。

2.物品准备　尿布、尿布桶,必要时备小盆及温水(有尿布皮炎时备1∶5000高锰酸钾溶液)、小毛巾,按臀部皮肤情况准备治疗药物(如油类、软膏、抗生素)及烤灯等。

3.环境准备　病室温、湿度适宜,避免对流风。

【操作步骤】

(1)备齐用物,携带至床旁,放下床栏,揭开盖被。

(2)解开污湿的尿布带,操作者一手轻提小儿双足,露出臀部。如有大便,以原尿布上端两角洁净处轻试会阴部及臀部,并以此盖上污湿部分垫于臀下,取出污湿尿布放入尿布桶中。如大便性状异常,可留取标本送检。

(3)用温水洗净臀部并吸干水分。

(4)用一手轻轻提起双足,抬高腰骶部,另一手将清洁尿布垫于臀下至腰骶部,涂抹爽身粉于腹股沟皮肤皱褶处,放下双足,尿布另一端折拉至下腹部,系上松紧带。

(5)拉平小儿衣服,盖好被子,整理床单位,洗手并记录。

【注意事项】

(1)选择质地柔软、透气性好、吸水性强、大小适中的棉质尿布或采用一次性尿布,以减少对臀部皮肤的刺激。

(2)更换尿布时动作应轻快,避免过度暴露,防止受凉。

(3)棉布类尿布的长短、宽窄及厚度均应适宜,女婴应将尿布的下端反折至臀部,男婴将上端反折至耻骨联合上缘(勿遮盖脐部),以增加吸水量。

(4)禁用塑料布、油漆布包裹臀部。

(5)尿布包扎应松紧适宜,检查方法以1指能斜插入腹股沟处(大腿根部)为宜,防止因过紧影响患儿活动或过松造成大便外溢。

六、婴儿盆浴法

【目的】

(1)保持患儿皮肤清洁与舒适。

(2)活动肌肉和肢体。

（3）协助皮肤排泄和散热，促进血液循环。

【准备】

1. 护士准备 了解患儿病情、意识状态、体温及全身皮肤情况，操作前洗手。

2. 物品准备

（1）婴儿模型人、尿布、衣服、大毛巾、毛巾被及包布、系带、面巾1块、浴巾2块。

（2）护理盘：内备梳子、指甲剪、棉签、液体石蜡、爽身粉、沐浴露、75%乙醇、双氧水、生理盐水。

（3）浴盆：内备温热水（2/3满），水温冬季为38～39℃，夏季为37～38℃，备水时水温稍高2～3℃。

（4）其他：水温计、热水瓶，必要时准备床单、被套、枕套、磅秤等。

3. 患儿准备 盆浴于喂奶后1h或喂奶前进行。

4. 环境准备 关闭门窗并调节室温至25～28℃。

【操作步骤】

（1）携用物至床旁并按顺序摆好，浴盆内盛半盆热水，置于床旁椅上或操作台上。

（2）护士系上围裙，核对患儿腕带。

（3）将盖被三折至床尾，脱去婴儿衣服，保留尿布，用大毛巾包裹全身，根据需要测体重并记录。

（4）擦洗面部：抱起婴儿，左手托住婴儿枕部，操作者用小面巾裹住自己的食指，从内眦向外眦擦拭婴儿双眼，再由内向外擦拭双耳，横向轻擦额部，最后擦洗面部，并用棉签清洁鼻孔。

（5）擦洗头部：①左手拇指与中指分别将婴儿双耳廓折向前方，并轻轻按住，堵住外耳道口（防止水流入耳内）；②左臂及腋下夹住婴儿臀部及下肢（图6-22）；③右手将沐浴露涂于手上，搓洗头、颈、耳后，用清水洗净，用大毛巾擦干头发；④较大婴儿，可用前臂托住其上身，将下半身托于操作者腿上（图6-23）。

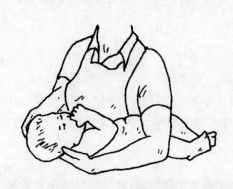

图6-22 小婴儿洗头法

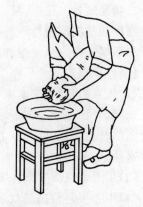

图6-23 较大婴儿洗头法

（6）入水：盆底铺垫一块浴巾，以防婴儿在盆内滑跌。解开大毛巾及尿布，将患儿头颈部枕于操作者左前臂，左手握紧患儿左臂及腋窝处，臀部位于护士右手掌上，将小儿轻放于水中（图6-24）。

（7）擦洗全身：松开右手，用浴巾淋湿婴儿全身，抹香皂或沐浴露于手上，按顺序洗颈下、前胸、腹、腋下、臂、手、腿、脚、会阴及臀部，及时冲净。左手始终握牢婴儿，洗背部时左右手交接，使婴儿颈部依靠在操作者右前臂上（图6-25），洗净皮肤皱褶处。

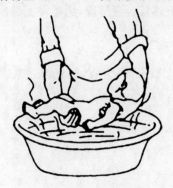

图6-24 出入浴盆法

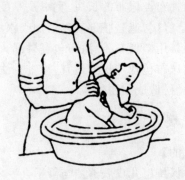

图6-25 擦洗全身

(8)全身清洗完毕,按入水的方法迅速抱起婴儿,用大毛巾包裹全身并吸干水分;检查和护理眼、耳、鼻、口腔、脐部、臀部、指甲等部位,皮肤皱褶处撒抹少许爽身粉。必要时修剪指甲。

(9)穿好衣服,兜好尿布;整理用物,洗手,做好记录。

【注意事项】

(1)沐浴应在喂奶前或喂奶后1 h进行,以免溢奶或呕吐;水温适宜,防止过热引起烫伤或过凉导致感冒。

(2)动作轻柔,注意保暖;避免水或香皂沫进入小儿眼、耳和口腔。

(3)注意观察患儿皮肤及全身情况,发现异常及时通知医生。小儿头顶部有皮脂结痂时,先用液体石蜡或其他消毒的植物油浸润,待次日轻轻梳去结痂后再洗净。

七、婴儿抚触

【目的】

(1)刺激婴儿的脑细胞和皮肤(最大感觉器官),激活人体的免疫系统,改善血液循环,增强抗病能力,促进神经系统发育。

(2)促进母婴间情感交流,增加婴儿的安全感和自信心。

(3)安抚婴儿情绪,减少婴幼儿哭闹,改善睡眠,促进婴儿身心发展。

(4)改善婴儿的消化功能,增进食欲。

【准备】

1. 护士准备　修剪指甲,脱下手表、戒指、手链,洗手。

2. 用物准备　婴儿润肤油、大浴巾、护脐包、婴儿夹被、衣服等。

3. 环境准备　室内清洁、安静,播放柔和的背景音乐,温度适宜(26~28 ℃)。冬天应开启暖空调及浴霸,以防着凉。

【操作步骤】

1. 抚触前安置　脱去婴儿衣服及尿布,裸露婴儿并置于铺有大毛巾的操作台上。

2. 操作者姿势　根据情况选择站姿、坐姿、跪姿或盘膝坐姿等舒适的姿势。

3. 抚触　操作者先温暖双手,向手心倒入适量婴儿润肤油,涂抹均匀,按头、胸、腹、上肢、手、下肢、足、背及骶尾部依次进行抚触。

(1)头面部(舒缓脸部紧绷):①两拇指指腹从眉间向两侧推;②两拇指从下颌部中央向两侧以上滑行,让上下唇形成微笑状;③一手托头,用另一手的指腹从前额发际抚向脑后,避开囟门,最后食指、中指分别在耳后乳突部轻压一下;换手,同法抚触另半部(图6-26)。

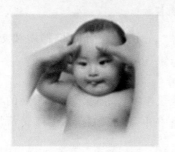 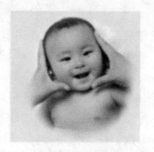

图6-26　头面部抚触

(2)胸部(顺畅呼吸循环):操作者双手分别从胸部的外下方(两侧肋下缘)向对侧上方交叉推进至肩部,避开乳头,在胸部画一个大的交叉(图6-27)。

(3)腹部(有助于肠胃蠕动):按顺时针方向按摩腹部。有两种方法:①操作者用两手食指、中指依次从新生儿的右下腹至上腹向左下腹移动,避开脐部,沿顺时针方向画半圆(图6-28);②用右手在婴儿左腹由上往下画个英文字母"I",依次从右上腹、左上腹、左下腹画个倒写的"L",依次由右下腹、右上腹、左上腹、左下腹画倒写的"U"。做这个动作时,用亲切的语调说"我爱你"或"I Love You",传递对婴儿的爱和关怀。

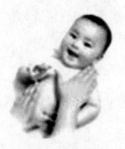

图 6-27　胸部抚触

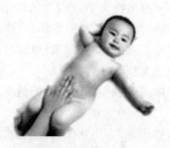

图 6-28　腹部抚触

(4)四肢(增加灵活反应和运动协调功能)：上肢抚触的方法是操作者双手握住婴儿胳膊,交替从上臂向手腕方向轻轻揉捏,并上下搓滚(图 6-29(a))；同法抚触双下肢(图 6-29(b))。

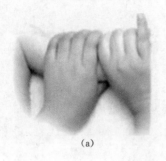

(a)

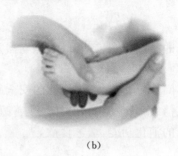

(b)

图 6-29　四肢抚触

(5)手及足部(有利于精细动作发展)：用双手拇指指腹从婴儿手腕、掌面向手指方向推进,并逐个捏拉手指各关节；同法抚触双足。

(6)背及骶尾部(舒缓背及骶尾部肌肉)：婴儿呈俯卧位,头偏向一侧。①以脊椎为中分线,操作者双手平放于背部上方,分别从脊柱向两侧滑动按摩；②从上往下交叉滑动至对侧臀部；③将一只手掌放在婴儿骶尾凹陷处,顺时针按摩数次,最后臀部迁回按摩(图 6-30)。

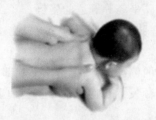

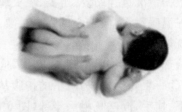

图 6-30　背部抚触

4. 活动四肢　抚触后帮助婴儿活动各关节,伸展四肢,分别做上、下肢的伸展和交叉。

5. 抚触完处理　抚触完毕,更衣、换尿布,盖好被褥；整理用物。

【注意事项】

(1)抚触宜在两次喂奶之间或沐浴后进行,刚吃饱或饥饿、脐部感染、患皮肤病的婴儿不宜抚触。

(2)开始按摩时动作轻揉,逐渐增加按摩力度；抚触时间和次数依婴儿接受情况而定,一般为每次 10～20 min,每日 1～2 次。注意保暖,避免受凉。

(3)不要强迫婴儿保持固定姿势；避免润肤油刺激婴儿眼睛；注意观察婴儿面色和呼吸；当婴儿疲劳、烦躁、面色苍白、全身发抖时,应停止抚触,让其休息。

第二节　静脉血标本采集法

【目的】

用于采取血标本,以协助诊断。

【用物】

1. 护士准备 了解患儿病情、年龄及意识状态;根据患儿的年龄做好解释工作;操作前洗手、戴口罩和帽子。

2. 物品准备 治疗盘、一次性无菌注射器(5 mL 或 10 mL)或一次性采血器、0.5%活力碘、70%乙醇、干棉球、棉签、胶布、无菌镊子及泡镊桶(盛消毒溶液)、小枕头、试管或血培养瓶,做血培养时应备酒精灯和火柴。

3. 患儿准备 更换尿布,必要时给予全身约束。

4. 环境准备 室内光线明亮,清洁、安静,温、湿度适宜。操作前半小时停止扫地及更换床单。

【操作步骤】

1. 颈外静脉穿刺术

(1)操作前检查:核对患儿床号、姓名及腕带,评估患儿。

(2)固定体位:①抱患儿至治疗台上,协助患儿取仰卧位,肩齐台沿,肩下垫小枕,头偏向一侧;②助手两臂按住患儿躯干及上肢,两手固定面颊与枕部,勿蒙住其口、鼻,使头部稍垂于治疗台边沿下,充分暴露颈外静脉(图6-31)。

(3)穿刺:操作者位于在患儿头端,确定穿刺点为下颌角和锁骨上缘中点连线之上1/3处,常规消毒穿刺部位皮肤,左手食指压迫颈外静脉近心端,右手持注射器,待患儿啼哭、颈外静脉显怒最清晰时,在颈外静脉外缘针头与皮肤成30°角沿血液向心方向进针,见回血后固定针头,抽取所需血量后拔针。

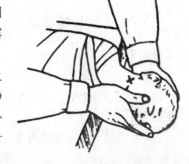

图6-31 颈外静脉穿刺术

(4)止血:用无菌棉球压迫局部2~3 min至血止后,用胶布固定。

(5)后续护理:助手托起患儿头部,安抚患儿,检查局部无出血后,送回病室;整理用物,洗手、记录,及时送检血标本。

2. 股静脉穿刺术

(1)操作前检查同颈外静脉穿刺。

(2)助手协助操作:①助手更换患儿尿布,清洁腹股沟会阴部皮肤,并用尿布遮盖生殖器与会阴部,以免排尿污染穿刺点;②患儿仰卧,垫高穿刺侧臀部;③助手站在患儿头端,用双肘及前臂约束患儿躯干及上肢,两手分别固定患儿两腿,使大腿外展、外旋、膝关节屈曲成直角(图6-32)。

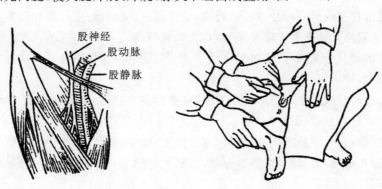

图6-32 股静脉解剖部位及其穿刺法

(3)穿刺:操作者站在患儿足端,常规消毒穿刺部位皮肤及操作者左手食指。①垂直进针法:穿刺点位于股动脉搏动内侧0.3~0.5 cm处。左手食指触摸穿刺点,其右手持注射器垂直刺入,并逐渐向上提针,同时抽吸,见回血后固定针头,抽取所需血量后拔针。②斜角进针法:穿刺点位于腹股沟韧带中内1/3交点下方1.5 cm处,与皮肤成30°~45°角斜刺进针,其余操作同垂直进针法(图6-32)。

(4)止血:拔针后在针眼及其上方1 cm处用无菌棉球压迫5~10 min至血止后,用胶布固定。

(5)后续护理:安抚患儿,检查局部无出血后,整理衣服,送回病室。整理用物,洗手、记录,血标本送检。

【注意事项】

（1）操作者应熟悉颈外静脉、股静脉解剖学位置，且要求技术熟练，严格执行无菌操作，防止感染。

（2）颈外静脉穿刺时头部下垂时间不宜过长，以免影响头部血液回流；应注意观察患儿面色及呼吸情况，发现异常立即停止操作；适用于3岁以内婴幼儿或肥胖儿童，但严重心肺疾病、新生儿、病情危重和有出血倾向的患儿禁用。

（3）股静脉穿刺时如回血为鲜红色，表明误入股动脉，应立即拔出针头，用无菌纱布紧压5～10 min至血止；保护穿刺部位勿被尿液污染；适用于婴幼儿，有出血倾向或凝血功能障碍者禁用。

（4）穿刺失败时应立即加压止血，且不宜在同侧多次穿刺，以免形成血肿。

第三节　协助治疗的操作方法

一、小儿头皮静脉输液法

【目的】

（1）补充液体、营养，排除毒素，维持体内水、电解质及酸碱平衡。

（2）有利于药物快速进入体内，提高疗效。

【准备】

1. 护士准备　了解患儿年龄、病情及心理状态；查看穿刺部位的皮肤及血管状况；根据患儿及家属的反应做好解释工作；操作前洗手、戴口罩。

2. 物品准备

（1）输液器、液体及药物。

（2）治疗盘：0.5％活力碘、棉签、弯盘、胶布，无菌巾内放已吸入生理盐水或10％葡萄糖10 mL的注射器。

（3）其他物品：一次性剃刀、肥皂、纱布，必要时备约束带。

3. 患儿准备　协助幼儿排尿，为小婴儿更换尿布；剃去准备穿刺部位的毛发。

4. 环境准备　室内清洁、宽敞、明亮，温、湿度适宜。

【操作步骤】

1. 配制药物　在治疗室内核对床号、姓名、药物，检查药液、输液器；按医嘱和无菌操作原则配好药液，套上网套，将检查好的输液器针头插入输液瓶塞内，关闭调节器。

2. 核对信息　携用物至患儿床旁，核对患儿床号、姓名及腕带，评估患儿。再次查对药液，确认无误后将输液瓶挂于输液架上，排尽空气。

3. 穿刺　小儿头皮静脉极其丰富，分支多、表浅，输液时宜固定，以不影响小儿肢体活动为度。常选用额上静脉、颞浅静脉、耳后静脉等（图6-33）。

（1）将枕头放在床沿，患儿仰卧或侧卧，头垫小枕，助手站于患儿足端，固定其肢体、头部。

（2）操作者立于患儿头端，选择粗、直静脉穿刺，如额上静脉、颞浅静脉或耳后静脉；顺头发方向剃净局部毛发，75％乙醇消毒皮肤，待干。

（3）用已吸入生理盐水的注射器接头皮针，排尽空气，左手拇指、食指绷紧血管两端皮肤，右手持针，在距静脉最清晰点向后0.3 cm处，使针头与皮肤成10°～15°角刺入皮肤，沿静脉向心方向平行进针，见回血后进针少许，并推入少量液体，如无异常用胶布固定（图6-34）。

4. 连接输液管　再次检查输液管内有无气泡，取下注射器，将头皮针与输液器连接，根据年龄、病情、药物性质调节输液速度。

5. 安抚患儿　取下治疗巾，整理衣服，抱患儿回原处，协助患儿取舒适体位。

6. 后续护理　再次核对床号、姓名及所输液体，在输液卡上签上操作者姓名、时间；整理用物，洗手并记录输液时间、输液量及药物。

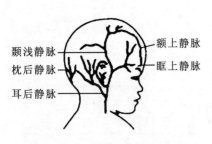

颞浅静脉
枕后静脉
耳后静脉
额上静脉
眶上静脉

图 6-33　头皮静脉示意图

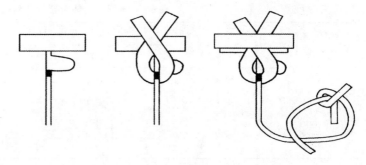

图 6-34　固定针头方法

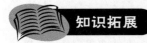知识拓展 ··

如何鉴别小儿头皮静脉与动脉？

头皮静脉外观呈浅蓝色、树枝状分布,较细小,无搏动,管壁薄,易被压瘪,但较易固定,不易滑动,液体滴入顺畅,血液呈向心方向流动。头皮动脉外观呈紫红色,有搏动,管壁厚,不易被压瘪,血管易滑动,液体滴入不顺畅,血液呈离心方向流动。

头皮静脉穿刺时如误入动脉,则回血呈冲击状,推药液时阻力较大,且局部迅速可见树枝状苍白。

【注意事项】

(1)输液前做好宣传解释工作,争取家长及患儿的配合,并给予适当的约束,以利于输液的顺利进行。

(2)严格执行查对制度及无菌技术操作原则,注意药物间的配伍禁忌。

(3)注意头皮静脉与动脉的鉴别;若针头刺入皮肤后未见回血,可用注射器轻轻抽吸;因血管小或充盈不全而无回血时,可试推入少量液体,如皮肤无隆起、变色,点滴顺利,表明穿刺成功。

(4)穿刺中注意观察患儿的面色和呼吸;根据患儿病情、年龄、药物性质等调节输液速度,加强巡视,发现异常情况及时处理。

二、暖箱的使用

【目的】

为早产儿提供一个温、湿度适宜的环境,以保持体温稳定,促进生长发育,提高早产儿的成活率;为低体温或硬肿症患儿复温。

【准备】

1. 护士准备　全面了解患儿的孕周、日龄、体重及生命体征等。操作者洗净双手。

2. 物品准备　准备性能良好、清洁消毒、安全的婴儿暖箱,婴儿床垫、枕头、床单、清洁尿布、蒸馏水等。

3. 患儿准备　穿单衣,裹尿不湿。

4. 环境准备　室内温、湿度适宜,避免对流风。

【操作步骤】

1. 入箱前的准备

(1)检查电源开关、插座的安全性能,连接暖箱地线。

(2)清洁、消毒暖箱,加蒸馏水于暖箱水槽中,铺好箱内婴儿床的棉垫。

(3)插上电源插座,打开电源开关,将预热温度设定在 28～32 ℃,预热时间为 2 h 左右。

(4)了解患儿的孕周、出生体重、生命体征及一般情况,有无并发症等,评估患儿的身体状况。根据患儿的体重及出生日龄调节暖箱的温、湿度(表 6-1)。

表6-1 不同出生体重新生儿暖箱箱温、湿度参数

出生体重 /g	温度				相对湿度
	35℃	34℃	33℃	32℃	
1000	初生10天内	10天后	3周内	5周后	
1500	—	初生10天内	10天后	4周后	55%～65%
2000	—	初生2天内	2天后	3周后	
2500	—	—	初生2天内	3周后	

2.入箱后的护理

(1)患儿穿单衣,更换尿布后抱入箱内(图6-35)。

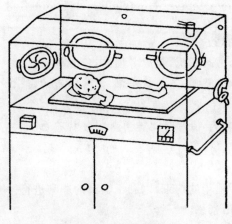

图6-35 婴儿暖箱

(2)监测体温变化:在患儿体温未恢复正常之前应每小时监测体温1次;体温正常后每4 h监测1次,维持患儿体温在36～37 ℃之间。

(3)密切观察患儿面色、呼吸、心率及病情变化。患儿的一切护理操作均应在箱内进行,减少开箱门次数,保持箱温稳定。

(4)根据体温调节箱温和相对湿度,做好记录。

(5)患儿因病情需要,需出暖箱检查或治疗时,应在保暖措施下进行,避免患儿受凉。

3.出箱条件

(1)患儿病情稳定,体重达2000 g或以上,体温正常。

(2)在室温24～26 ℃的情况下,患儿穿衣在不加热的暖箱内能维持正常体温。

(3)患儿在暖箱内生活了1个月以上,体重虽不到2000 g,但一般情况良好。

4.出箱后护理 将符合出箱条件的患儿抱回原床位;关闭电源,整理用物,对暖箱进行终末清洁消毒;洗手,记录时间、体温、呼吸、脉搏及体重等情况。

【注意事项】

(1)严格遵守操作规程,定期检查电源插座及开关,保证绝对安全及暖箱正常运行。

(2)暖箱不宜放置在阳光直射、有对流风及取暖设备附近,以免影响箱内温度的控制。如暖箱出现各种报警信号,应查找原因,并及时进行处理。

(3)保持箱内温度稳定,严禁骤然提高暖箱温度,以免造成不良后果。

(4)严格执行消毒隔离制度,操作人员在入箱操作、接触患儿前必须消毒双手,以防感染。

(5)保持暖箱的清洁。

①每天用消毒液及清水擦拭暖箱的内外,如有污迹及时擦净,并定期做细菌培养。

②每周更换暖箱1次,用过的暖箱应用消毒液进行清洁、消毒,并用紫外线照射。

③暖箱的空气净化垫每月清洗1次,如有破损,及时更换。湿化器水箱内的蒸馏水必须每天更换1次。

三、光照疗法

【目的】

光照疗法是一种通过特定波长的光线照射,使患儿血中未接合胆红素氧化分解为水溶性胆红素,随尿液或胆汁排出体外,减轻皮肤、黏膜黄染,应用于各种原因所致的高未结合胆红素血症辅助治疗。

【准备】

1.物品准备

(1)光疗箱:一般以波长425～475 nm的蓝色荧光灯为人工照射的最好光源。光亮度以单面光160 W、双面光320 W为宜(双面光疗优于单面光疗)。灯管与皮肤距离为33～50 cm(图6-36)。

(2)护眼罩：用不透光的4层黑布或墨纸制成。

(3)其他用物：尿布、胶布、记录单等。

2.环境准备 夏天防止过热，冬天注意保暖。

3.护士准备 操作前洗净双手、戴墨镜，了解患儿的黄疸程度、日龄、体重、生命体征、意识状态、精神反应等。

4.患儿准备 修剪指甲；清洁全身皮肤，禁忌涂粉和油剂；双眼佩戴黑眼罩，避免光线损伤视网膜；全身裸露；尿不湿遮盖会阴及肛门。

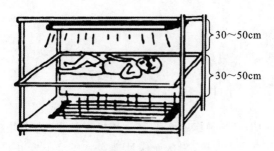

图6-36 光照疗法

【操作步骤】

1.光疗箱 清洁光疗箱；接通电源，检查其性能；设定箱温至适中温度，相对湿度为55%～65%。

2.入箱 脱去患儿衣裤，全身裸露，系好尿布(遮盖会阴)，佩戴护眼罩，将患儿抱入已预热好的暖箱中，记录入箱时间。

3.光疗护理 ①患儿睡于床中央，使全身皮肤均匀照射；单面光疗箱一般每2h更换体位1次，仰卧、侧卧、俯卧交替照射，有专人巡视，头偏向一侧，以免口鼻受压，影响呼吸；②加强巡视，注意观察患儿精神状态、黄疸进展、皮肤、大小便，有无发热、腹泻、脱水、皮疹等情况，做好记录；③监测体温，应每小时测体温1次或根据病情、体温情况随时测量，使体温保持在36～37℃；④根据体温调节箱温，如体温＞38.5℃或＜35℃，要暂停光疗，待体温恢复正常后再继续光疗；⑤冬天要注意保暖，夏天要防止过热。

4.出箱条件 患儿血清胆红素＜171 μmol/L(10 mg/dL)时可停止光疗。

5.出箱护理

(1)光疗结束后切断电源，关闭灯管，去除眼罩，测量患儿体温、呼吸、脉搏、血清胆红素；检查全身皮肤有无皮疹，清洁后称体重。

(2)为患儿穿上预热好的衣服，系好尿布，检查、固定手腕带，抱回原床位。整理用物，做好出箱时间、总计时间、生命体征等各项记录。

(3)关闭电源，拔出电源插座，倒尽湿化器水箱中的水，做好整机的清洗、消毒工作。

【注意事项】

1.光疗箱维护与保养 ①保持灯管及反射板清洁，记录灯管使用时间，灯管使用300 h后，其灯光输出能量减弱20%，900 h后减弱35%，故灯管累计使用1000 h必须更换；②每天清洁一次灯管，玻璃床有污迹时及时清理；③光疗箱应避免阳光直射；④光疗结束，做好清洁、消毒工作。有机玻璃制品用0.1%苯扎溴铵擦洗消毒，忌用乙醇擦洗。光疗箱应放置在干净，温、湿度变化较小，无阳光直射的场所。

2.光疗过程中应注意的事项

(1)患儿双眼佩戴护眼罩，以免损伤视网膜；配用长条尿布遮盖会阴部，男婴注意保护阴囊；沐浴后不使用爽身粉或油类，以免阻碍光线照射皮肤。

(2)光疗时不显性失水比正常小儿高2～3倍，应遵医嘱做好静脉输液护理，按需喂奶，保证水分及营养摄入，记录出入量；患儿可出现腹泻、深绿色稀便、皮疹、青铜症等副反应，停止光疗后可自行恢复。当血清胆红素＜171 μmol/L(10 mg/dL)时可停止光疗。

(3)加强巡视，若出现呼吸暂停、发绀、抽搐等情况，立即报告医生并及时处理。

3.注意防护 工作人员为患儿进行治疗、检查和护理时，应戴墨镜，严格交接班。

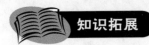
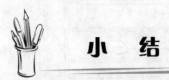 知识拓展 ••

光疗的适应证

新生儿黄疸符合下列条件之一者：①血清总胆红素＞205 μmol/L（12 mg/dL）；②已诊断为新生儿溶血症，生后血清胆红素＞85 μmol/L（5 mg/dL）；③超低体重儿血清胆红素＞85 μmol/L，极低体重儿血清胆红素＞103 μmol/L（6 mg/dL），便可进行光疗。近有学者提出对所有高危儿进行预防性光疗。

 小 结

在临床护理工作中，儿科护士必须熟练掌握儿科常用护理技术，为小儿提供正确的护理。如测量体重最好在晨起空腹排尿后或进食后2 h进行、测量血压袖带宽度应为上臂长度的2/3、测量生命体征患儿应处于安静状态等。

预防臀红应选用质地柔软、吸水性好的尿布；治疗和护理臀红，可采用皮肤暴露、灯光照射法、局部皮肤涂鞣酸软膏等方法；约束时要注意患儿肢体的功能位置，保持松紧适宜；婴儿抚触应在患儿安静或进食1 h后进行，动作到位，力度适中。

颈外静脉和股静脉穿刺应掌握操作要领，不宜在同侧重复进行，有出血倾向或凝血功能障碍者禁用。小儿头皮静脉输液应正确选择穿刺血管，注意进针手法。

暖箱的使用对象为出生体重＜2000 g的早产儿及低体温患儿，根据体温调节箱温，一切护理操作均应在暖箱内进行，严格执行操作规程，掌握出箱条件；光疗用于治疗新生儿高未结合胆红素血症，照射时患儿全身裸露，佩戴护眼罩，系好尿布，保护生殖器，遵医嘱补充液体，注意观察患儿精神状态、黄疸进展、皮肤、大小便，有无发热、腹泻、脱水、皮疹等情况，做好记录。

模拟试题

一、A₁ 型题

1. 进行股静脉穿刺时，下列说法正确的是（　　）。

A. 严格执行查对制度　　　　　　　　　　　　B. 股静脉位于股动脉外侧

C. 穿刺点位于股动脉搏动外侧 0.3～0.5 cm 处　　D. 有出血倾向者可进行

E. 穿刺成功时回血为鲜红色

2. 关于小儿血压测量方法，下列哪项是错误的？（　　）

A. 舒张压为收缩压的 2/3　　　　　　　　　　B. 下肢血压比上肢高

C. 袖带的宽度应为上臂的 1/3　　　　　　　　D. 松紧以能插入一指为宜

E. 小儿的血压比成人低

3. 2 岁患儿经测量头围为 53 cm，应考虑下列哪种疾病？（　　）

A. 呆小症　　　B. 脑积水　　　C. 营养不良　　　D. 佝偻病　　　E. 脑发育不良

4. 为婴幼儿进行抚触时，下列做法错误的是（　　）。

A. 脐部感染、皮肤病者不宜进行　　　　　　　B. 抚触宜在患儿进食 1 h 内进行

C. 出现面色苍白、全身发抖必须停止　　　　　D. 动作到位，抚触力度适中

E. 婴幼儿哭闹或饥饿时不宜按摩

二、A₂型题

1.患儿腹泻3天就诊,发现患儿臀部皮肤破溃,伴有皮疹,在为其进行护理时,下列哪项措施是错误的?( )

A.暴露患儿臀部   B.用肥皂清洗臀部,保持清洁干燥

C.选择柔软、吸水性好的棉布作为尿布   D.用鹅颈灯照射治疗

E.臀部涂抗生素软膏

2.一位患儿身长85 cm,体重12 kg,头围48 cm,胸围49 cm,其年龄大约是( )。

A.10个月   B.1岁   C.1岁半   D.2岁   E.2岁半

3.患儿,女,8天,因皮肤及巩膜黄染,门诊以新生儿高胆红素血症收住入院,遵医嘱行蓝光照射,患儿准备措施不包括( )。

A.戴眼罩   B.会阴部用尿布保护   C.沐浴或擦身

D.修剪指甲   E.全身涂油保护

4.患儿,女,孕30周早产,生后1天,体重1900 g,吸吮、吞咽功能差,哭声弱,需置于暖箱中进行保暖,其箱温调节的主要依据是( )。

A.呼吸   B.血压   C.体重   D.身长   E.心率

(刘红菊)

新生儿与新生儿疾病患儿的护理

第七章

学习目标

掌握：1.新生儿分类，新生儿与早产儿的特点及护理要点、新生儿黄疸的分类。

2.新生儿常见疾病：如窒息、黄疸、缺氧缺血性脑病、败血症、颅内出血、寒冷损伤综合征、脐炎、低血糖及低血钙等的概念、临床表现及护理要点。

熟悉：上述新生儿常见疾病的病因、发病机制及治疗要点。

了解：上述新生儿疾病的实验室及其他检查。

第一节　概　　述

新生儿是指从脐带结扎到生后满28天内的婴儿。围生期是指出生前后的一个特定时期。我国将围生期定义为自妊娠28周（此时胎儿体重约1000 g）至生后7天。围生期的胎儿和新生儿称为围生儿，这个时期的发病率和死亡率最高，尤其是生后24 h内。因此，加强围生儿及新生儿的护理非常重要。

根据新生儿胎龄、出生体重、出生体重和胎龄的关系（图7-1）、出生后周龄及出生的危险性等进行分类，见表7-1。

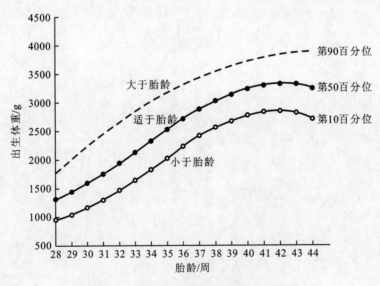

图 7-1　新生儿出生体重和胎龄的关系

表 7-1　新生儿分类

分　类	种类及内容
胎龄	足月儿，≥37周至<42周；早产儿，≥28周至<37周；过期产儿，≥42周
出生体重	正常出生体重儿，2500～4000 g；低出生体重儿，<2500 g；极低出生体重儿，<1500 g；超低出生体重儿（微小儿），<1000 g；巨大儿，>4000 g

续表

分 类	种类及内容
出生体重和胎龄的关系	适于胎龄儿,出生体重在同胎龄平均体重第10～90百分位;小于胎龄儿,出生体重在同胎龄平均体重第10百分位以下;大于胎龄儿,出生体重在同胎龄平均体重第90百分位以上
出生后周龄	早期新生儿,生后1周以内;晚期新生儿,生后第2～4周
出生的危险性	母亲有糖尿病、感染、心脏病、肾炎、吸烟、吸毒、酗酒史,妊娠高血压综合征、先兆子痫、子痫及母亲为Rh阴性血型、过去有死胎、死产史等;母亲有胎膜早破、羊水被胎粪污染、各种难产、手术产、急产、产程延长、分娩过程中使用镇静剂和止痛药物史等;出生时有窒息、脐带绕颈、早产儿、小于胎龄儿、巨大儿、各种先天性畸形及有疾病的新生儿等

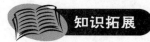 知识拓展 •••

围 生 医 学

围生医学(perinatology)又称围产医学,是研究在围生期内加强对围生儿及孕产妇卫生保健的一门科学,也是研究胎儿生理、病理及新生儿和孕产妇疾病诊断和防治的一门科学。国际上对围生期的规定有4种:①围生期Ⅰ:从妊娠满28周(即胎儿体重≥1000 g或身长35 cm)至产后1周。②围生期Ⅱ:从妊娠满20周(即胎儿体重≥500 g或身长25 cm)至产后4周。③围生期Ⅲ:从妊娠满28周至产后4周。④围生期Ⅳ:从胚胎形成至产后1周。我国目前采用围生期Ⅰ来计算围生期死亡率,而临床上围生期死亡率是衡量产科和新生儿科质量的重要指标。

第二节 正常足月新生儿及早产儿的特点及护理

正常足月儿是指胎龄≥37周和≤42周,出生体重≥2500 g和≤4000 g,身长在47 cm以上,无畸形或疾病的活产婴儿。早产儿又称未成熟儿,是指胎龄≥28周至<37周,出生体重低于2500 g,身长不到47 cm的活产新生儿。

一、正常足月儿及早产儿的外观特点

正常足月儿与早产儿的外观特点如表7-2和图7-2、图7-3所示。

表7-2 正常足月儿与早产儿的外观特点

	足 月 儿	早 产 儿
皮肤	红润、皮下脂肪丰满和毳毛少	绛红、水肿和毳毛多
头部	头大(占全身比例1/4),头发分条清楚	头更大(占全身比例1/3),头发细而乱
耳壳	软骨发育好、耳舟成形、直挺	软、缺乏软骨、耳舟不清楚
指、趾甲	达到或超过指(趾)端	未达指(趾)端
跖纹	足纹遍及整个足底	足底纹理少
乳腺	结节4 mm,平均7 mm	无结节或结节<4 mm
外生殖器	男婴睾丸已降至阴囊 女婴大阴唇遮盖小阴唇	男婴睾丸未降或未全降 女婴大阴唇不能遮盖小阴唇

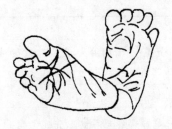

图7-2　正常足月儿的足底纹

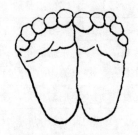

图7-3　早产儿的足底纹

二、正常足月儿及早产儿的生理特点

(一)呼吸系统

新生儿呼吸道管腔狭窄,黏膜柔嫩,血管丰富,纤毛运动差,易致气道阻塞、感染、呼吸困难;呼吸中枢及肋间肌发育不够成熟,胸腔小,肋间肌弱,呼吸运动主要靠膈,以腹式呼吸为主。呼吸浅表,常有节律不均,频率快,为40～45次/分。

早产儿呼吸中枢及呼吸器官发育不成熟,调节功能差,肺泡数量少,呼吸浅快、不规则,甚至呼吸暂停(呼吸停止达20 s,伴心率减慢至低于100次/分,并出现青紫)。因肺泡表面活性物质缺乏,易发生肺透明膜病。有宫内窘迫史的早产儿,易发生吸入性肺炎。

(二)循环系统

胎儿出生后血液循环发生巨大变化。新生儿心率快,波动范围较大,平均为120～140次/分;血压平均为9.3/6.7 kPa(70/50 mmHg)。早产儿心率较足月儿快,血压也较足月儿低,在某些情况下,如败血症或心功能不全时,易出现血容量不足、低氧血症。

(三)消化系统

足月儿出生时吞咽功能已经完善,但胃呈水平位,食管下部括约肌松弛,幽门括约肌较发达,易溢乳甚至呕吐。消化道面积相对较大,管壁薄、通透性高,有利于母乳中营养物质的吸收,但肠腔内的毒素和消化不全产物也容易进入血液循环,引起中毒症状。生后12 h内开始排出墨绿色黏稠的胎便,在3～4天排完。若生后24 h仍不排胎便,应排除肛门闭锁或其他消化道畸形。新生儿肝内尿苷二磷酸葡萄糖醛酸转移酶的量及活力不足,是新生儿出现生理性黄疸的主要原因。除淀粉酶外(生后4个月达到成人水平),其余的消化酶足够消化蛋白质和脂肪,故不宜过早喂淀粉类食物。

早产儿吸吮力差,吞咽反射弱,胃容量小,常出现哺乳困难、溢乳、呛奶、窒息或乳汁吸入性肺炎。缺氧、缺血或喂养不当等可引起坏死性小肠结肠炎。由于胎粪形成较少及肠蠕动差,胎粪排出常延迟。肝功能更不成熟,生理性黄疸程度较足月儿重,持续时间更长,且易发生核黄疸。肝脏合成蛋白能力差,糖原储备少,易发生低蛋白血症、水肿和低血糖。各种消化酶分泌不足,尤其是胆酸分泌少,脂肪的消化吸收较差。肝内维生素K依赖性凝血因子合成少,易发生出血症。

(四)泌尿系统

新生儿肾小球滤过率低,浓缩功能差,排出同样量的溶质需要比成人多2～3倍的水,同时处理酸碱负荷的能力不足,易发生水肿或脱水和酸中毒。肾排磷功能差,牛奶喂养儿易发生血磷偏高和低钙血症。新生儿一般在生后24 h内开始排尿,如超过48 h仍无尿,应查找原因。新生儿出生后前几天尿色深,稍混浊,放置后有红褐色沉淀,为尿酸盐结晶,属正常现象。

早产儿肾脏功能更不成熟,易发生水肿、低钠血症、代谢性酸中毒。肾葡萄糖阈值低,静脉输入葡萄糖速度过快易发生糖尿。

(五)血液系统

足月儿出生时血液中红细胞数和血红蛋白较高,以后逐渐下降。血红蛋白中胎儿血红蛋白(HbF)占70%～80%,之后渐被成人血红蛋白(HbA)替代。出生时白细胞数较高,第3天开始下降。血小板数与成人相似。

早产儿白细胞和血小板稍低于足月儿。因先天性铁储存不足导致早产儿生理性贫血出现早;维生素 K 储存不足,致凝血因子缺乏,易引起出血;维生素 D 储存不足,易发生佝偻病。

(六)神经系统

新生儿脑相对大,脊髓相对较长,其末端约在第 3、4 腰椎水平。足月儿大脑皮层兴奋性低,睡眠时间长,觉醒时间一昼夜仅为 2~3 h,常出现不自主和不协调动作。新生儿出生时已具备觅食反射、吸吮反射、握持反射、拥抱反射等多种原始反射。正常情况下,上述反射在生后 3~4 个月自然消失;腹壁反射和提睾反射不稳定,出现凯尔尼格征、巴宾斯基征阳性属正常现象。

早产儿神经系统成熟度与胎龄有关,胎龄愈小,反射愈难引出;觉醒程度低,呈嗜睡状态,肌张力低下;易发生缺氧,导致缺氧缺血性脑病;因视网膜发育不良,吸入高浓度氧或长期吸氧可产生视网膜病变,严重者可致失明。

(七)免疫系统

新生儿非特异性免疫和特异性免疫功能均不成熟。皮肤黏膜薄嫩易损伤;网状内皮系统的吞噬细胞作用较弱;脐残端未闭合,血脑屏障功能差,细菌易进入血液;免疫球蛋白 IgA 和 IgM 不能通过胎盘传给胎儿,故上述原因易导致新生儿发生呼吸道和消化道感染,以革兰阴性杆菌感染多见。

早产儿皮肤娇嫩,屏障功能弱,体液及细胞免疫功能均很不完善,IgG 和补体水平较足月儿更低,极易发生各种感染(如败血症),且病情重,预后差。

(八)体温

新生儿体温调节中枢功能尚不完善,皮下脂肪薄,体表面积相对较大,容易散热,其产热主要依靠棕色脂肪的代谢。室温过高、进水少及散热不足,可使体温增高,发生脱水热;室温过低、保暖不当时,易引起低体温或寒冷损伤综合征,故保持环境的"中性温度"(适中温度)非常重要。中性温度是指使机体代谢率最低、氧及能量消耗最少,蒸发散热量最少,并能维持正常体温的最佳环境温度。新生儿中性温度与日龄和出生体重有关(表 7-3)。

表 7-3　不同出生体重新生儿的中性温度

出生体重/g	温箱温度				相对湿度
	35 ℃	34 ℃	33 ℃	32 ℃	
1000	初生 10 天内	10 天以后	3 周以后	5 周以后	
1500	初生 10 天内	初生 10 天内	10 天以后	4 周以后	55%~65%
2000	初生 10 天内	初生 2 天内	2 天以后	3 周以后	
>2500	初生 10 天内	初生 2 天内	初生 2 天内	2 天以后	

早产儿体温调节功能更差,棕色脂肪少,产热少,而体表面积相对大,皮下脂肪薄,散热快,易致低体温,甚至发生寒冷损伤综合征。同时汗腺发育差,体温易随外界环境温度变化而升高。

(九)能量及体液代谢

新生儿需要的热量取决于维持基础代谢和生长的能量消耗,每日总热量需 418~502 kJ/kg(100~120 kcal/kg)。液体需要量与体重、日龄有关,出生体重越低、日龄越小,含水量越高。足月儿钠的需要量为 1~2 mmol/(kg·d)。生后 10 天内由于红细胞破坏多,血钾水平较高,一般不需补充,以后需要量为 1~2 mmol/(kg·d)。不同体重新生儿液体需要量见表 7-4。

表 7-4　不同体重新生儿液体需要量(mL)

出生体重/kg	第 1 天	第 2 天	第 3~7 天
<1.0	70~100	100~120	120~180
1.0~1.5	70~100	100~120	120~180
1.5~2.5	60~80	80~100	110~140
>2.5	60~80	80~100	100~140

三、常见的几种特殊生理状态

(一)生理性体重下降

新生儿初生数日内,由于进食少、水分丢失较多、胎粪排出,因而体重下降,但一般不超过出生体重的10%,10天左右即恢复到出生时体重。

(二)生理性黄疸

见本章第五节。

(三)"上皮珠或马牙"和"螳螂嘴"

部分新生儿在口腔上腭中线和齿龈部位有黄白色、米粒大小的小颗粒,它是由上皮细胞堆积或黏液腺分泌物积留形成的,俗称"上皮珠或马牙"(图7-4),数周后可自然消退;两侧颊部各有一隆起的脂肪垫,俗称"螳螂嘴",以利于吸吮乳汁。以上均属正常现象,不可挑破,以免发生感染。

(四)乳腺肿大和假月经

男、女新生儿生后4～7天可出现乳腺增大,形如蚕豆或核桃大小(图7-5),2～3周可消退,切忌挤压,以免感染;部分女婴生后5～7天阴道流出少许血性分泌物,持续2～3天。上述现象均由于来自母体的雌激素中断所致,一般不需处理。

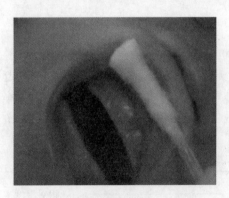

图 7-4　马牙

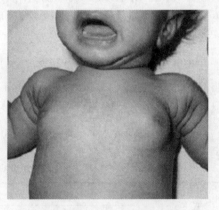

图 7-5　乳腺肿大

(五)新生儿红斑及粟粒疹

生后1～2天,在头部、躯干及四肢常出现大小不等的多形性斑丘疹,称为新生儿红斑,1～2天后可自然消失。因皮脂腺堆积在鼻尖、鼻翼、颜面部,形成小米粒大小的黄白色皮疹,称为新生儿粟粒疹,脱皮后可自然消失。以上两者不必处理。

四、护理诊断/问题

(1)有窒息的危险　与呛奶、呕吐有关。
(2)有体温改变的危险　与体温调节中枢发育不完善有关。
(3)有感染的危险　与免疫功能不足及皮肤黏膜屏障功能差有关。
(4)营养失调:低于机体需要量　与吸吮、吞咽、消化功能差有关。
(5)潜在并发症:呼吸暂停、出血。

五、护理措施

(一)保持呼吸道通畅

(1)新生儿娩出后、开始呼吸前,应迅速清除口、鼻腔的黏液及羊水,保持呼吸道通畅,以免引起吸入性肺炎或窒息。避免物品阻挡新生儿口、鼻或压迫其胸部。保持新生儿于适宜的体位,一般取右侧卧位,如仰卧时避免颈部前屈或过度后仰;俯卧时,头偏向一侧,有专人看护,防止窒息。

(2)早产儿易发生缺氧和呼吸暂停,出生后应及时清除呼吸道分泌物,随时保持呼吸道通畅。有缺氧症状者给予吸氧,一般主张间断、低流量给氧,可采用经皮测氧仪来调整吸入氧浓度,血氧饱和度应控制在93％以下,不能超过95％,吸入高浓度氧或吸氧时间过长可引起早产儿视网膜病变和慢性肺部疾病。出现呼吸暂停者可给予拍打足底、托背等来刺激呼吸,必要时可遵医嘱应用药物或人工呼吸机以维持呼吸。

（二）维持体温稳定

1. 新生儿病室要求 ①病室应阳光充足、空气流通;②保持适宜的环境温度,室温维持在22～24 ℃(早产儿室温应保持在24～26 ℃),相对湿度在55％～65％,避免对流风;③室内要定期进行全面清洁和消毒。

2. 保暖 ①新生儿出生后应立即擦干身体,用温暖的毛毯包裹,因地制宜采取保暖措施,使婴儿处于"中性温度";②对体重<2000 g的早产儿应尽早置于暖箱中保暖,并根据体重、日龄调节中性温度;③接触新生儿的双手、仪器、物品均应保持温暖,各项护理操作尽可能集中进行,操作时不要过分暴露新生儿,以免增加散热。

3. 监测体温 每4 h测量体温1次,根据体温调节暖箱温度,做好记录。如体温升高,可打开包被散热(解包降温),并补充水分,一般不使用退热药。

（三）合理喂养

1. 正常足月儿 ①提倡尽早哺乳,于生后半小时左右即可让新生儿吸吮母亲乳头,以促进乳汁分泌,提倡按需哺乳;②无法母乳喂养者先试喂10％葡萄糖水,以防低血糖,以后可给予配方乳,每3 h 1次;③定时测量体重,监测新生儿的营养状况。

2. 早产儿喂养 ①早产儿生长发育快,所需营养物质多,应尽早母乳喂养,无法母乳喂养者可给予早产儿配方乳;②喂奶量以不呕吐、不发生胃潴留、体重增长理想(10～15 g/d)为原则,出生体重越低,每次哺乳量越少,喂奶间隔时间越短(表7-5);③吸吮无力或吞咽功能差者,可用滴管或鼻饲喂养,必要时补充静脉高营养液,记录24 h出入量;④出生后应及时补充维生素 K,预防出血症的发生。同时,还需补充维生素 A、C、D、E 和铁剂等物质。

表7-5 早产儿喂奶量和间隔时间

出生体重/g	<1000	1000～1499	1500～1999	2000～2499
开始量/mL	1～2	3～4	5～10	10～15
每天隔次增加量/mL	1	2	5～10	10～15
喂奶间隔时间/h	1	2	2～3	3

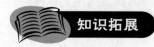 **知识拓展**

糖 速

糖速,是指单位时间内新生儿获得的葡萄糖的量。一般足月儿的糖速在6～8 mg/(min·kg),早产儿以4～6 mg/(min·kg)为宜。体重轻、胎龄小的新生儿,最初几天尽量不要用高糖,因为血糖波动太大会对大脑造成不可逆的损伤。

（四）预防感染

(1)医护人员定期体检,带菌和患感染性疾病时应暂时调离。严格遵守消毒隔离制度,入室时应更换衣、鞋,接触新生儿前后均应洗手。

(2)新生儿应按不同病种分室,避免过分拥挤和交叉感染。严格控制流动探视人员。

(3)保持皮肤清洁,体温稳定后,每天沐浴1次。勤换尿布,每次大便后用温水清洗会阴及臀部,防止尿布皮炎的发生。保持脐部清洁干燥,有分泌物者先用3％双氧水清洗,再涂擦0.2％～0.5％碘伏溶液,防止脐炎。

(4)病室每日紫外线空气消毒1次,每次30～60 min,每月做空气培养1次,室内物品定期更换、消毒。

（五）密切观察病情

新生儿病情变化快,应加强巡视,除监测体温、脉搏、呼吸等生命体征外,还应注意观察患儿的哭声、精神反应、食欲、面色、皮肤颜色、大小便等情况,若有异常,及时报告医生,详细记录。

（六）健康教育

提倡母婴同室,鼓励母乳喂养。向家长宣传保暖、喂养、皮肤护理等有关育儿保健的知识,教会家长新生儿日常观察内容和护理方法。按时做好预防接种,尽早开展先天性、遗传性疾病的筛查,及时发现异常情况,以便早期治疗。

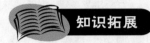

知识拓展

早期微量喂养

微量喂养又称启动性喂养、滋养性喂养、非营养性喂养,其目的是促进胃肠结构与功能的成熟。随着我国围生医学的发展,早产儿及低出生体重儿成活率不断提高,早期营养支持是非常重要的。目前认为在早产儿早期营养方式上,应强调早期微量喂养。它能让新生儿肠道直接接受营养,可以增加肠道组织细胞的发育,提高胃肠道黏膜酶的分泌及活性;能促进早产儿胃肠激素的分泌,促进胃肠功能的成熟;作为一种特殊治疗,帮助高危新生儿尽早从肠外营养过渡到经口喂养,提高其存活率;有助于提高新生儿喂养的耐受性,促进肠蠕动和胆红素在粪便中的排泄,减少黄疸光疗机会,减少生理性体重下降。

第三节　新生儿窒息

【临床护理思考】

产妇刘女士之宝宝,出生 2 h,因其母宫缩乏力,产程延长而娩出。出生时 1 min Apgar 评分 4 分,经抢救,病情稳定后由产房护士小李抱入新生儿病房。

请问:

(1)该宝宝的护理诊断是什么?

(2)Apgar 评分的内容有哪些? 其抢救的步骤分哪几步?

新生儿窒息(asphyxia of newborn)是指婴儿由于产前、产时或产后的多种病因引起的气体交换障碍,具体表现为生后 1 min 内无自主呼吸,或在数分钟后仍有呼吸抑制而导致低氧血症、高碳酸血症和代谢性酸中毒。窒息为新生儿伤残和死亡的主要原因之一,必须争分夺秒抢救。

【病因】

凡能使胎儿或新生儿血氧浓度降低的因素都可引起窒息(表 7-6)。

表 7-6　新生儿窒息的病因

病因	常见疾病
孕母因素	严重贫血、心脏病、糖尿病、妊娠高血压综合征、孕母吸毒及吸烟、孕母年龄>35 岁或<16 岁
胎儿因素	早产儿、小于胎龄儿、巨大儿、羊水或胎粪吸入气道、先天性畸形(如食管闭锁)、呼吸道梗阻等
胎盘因素	前置胎盘、胎盘早剥、胎盘功能不足等
脐带因素	脐带绕颈、脱垂、打结及脐带过短等
分娩因素	难产,手术产如高位产钳、胎头吸引术、产程中子宫过度收缩、麻醉剂及镇静剂使用不当等

【病理生理】

窒息的本质是缺氧,缺氧可使新生儿血液生化和血液分布发生较大变化。

1. 血 pH 值改变 早期血 pH 值下降,PaO_2 降低,$PaCO_2$ 上升。

2. 对各脏器功能的影响 缺氧使全身血液重新分配,皮肤、胃肠道、肺、肌肉等组织器官血流量减少,以保证心、脑、肾等重要脏器的血液供应。如缺氧持续存在,酸中毒加重,出现失代偿,心、脑、肾等脏器供血减少,心率减慢,血压下降,发生脑损伤、呼吸衰竭、循环衰竭、肛门括约肌松弛,粪便排出及全身多种酶活力受影响等。

【临床表现】

1. 胎儿宫内窒息 胎儿发生宫内缺氧时,早期胎动增加,胎心率增快,胎心率大于或等于 160 次/分;晚期胎动减少或消失,胎心率减慢,胎心率小于 100 次/分,心律不规则,胎粪排出,羊水污染。

2. 胎儿出生时窒息 Apgar 评分法是目前临床上用来评估新生儿窒息程度的简易方法(表 7-7),分别于生后 1 min、5 min 进行评分,8～10 分为正常,4～7 分为轻度(青紫)窒息,0～3 分为重度(苍白)窒息。1 min 评分是窒息诊断和分度的依据,5 min 评分可判断复苏效果和预后。

表 7-7 新生儿 Apgar 评分表

体征	评 分 标 准			出生后评分	
	0	1	2	1 min	5 min
皮肤颜色	青紫或苍白	身体红、四肢青紫	全身红		
心率/(次/分)	无	<100	>100		
弹足底或插胃管反应	无反应	有些动作,如皱眉	哭、打喷嚏		
肌张力	松弛	四肢略屈	四肢活动		
呼吸	无	慢、不规则	正常、哭声响		

3. 预后 窒息患儿经复苏,多数能及时恢复呼吸,哭声响亮,肤色转红。

4. 并发症 少数患儿随病情发展可出现全身各系统衰竭的表现。①呼吸系统:羊水或胎粪吸入性肺炎、呼吸暂停、肺出血等。②循环系统:心力衰竭、心源性休克等。③消化系统:坏死性小肠结肠炎、应激性溃疡等。④泌尿系统:急性肾功能衰竭、肾静脉血栓形成等。⑤神经系统:颅内出血、缺氧缺血性脑病。⑥代谢改变:低血糖、低血钙、低血钠等。

【实验室及其他检查】

1. 血气分析 可有 $PaCO_2$ 升高,pH 值和 PaO_2 降低。

2. 血生化检查 血生化检查包括血糖、血钙、血尿素氮、血肌酐、肝功能、心肌酶测定。

3. 头颅 B 超、CT、MRI 检查 CT 对脑水肿、颅内出血有确诊价值;MRI 有助于判断预后。

【治疗要点】

1. 早期预测 估计胎儿娩出后有窒息危险时,应做好抢救准备。

2. ABCDE 复苏程序 清理呼吸道(A)→建立呼吸,增加通气(B)→维持正常循环(C)→药物治疗(D)→评估(E),步骤不能颠倒,其中 C 最重要,A 是根本,B 是关键,E 贯穿于整个复苏过程中。

3. 对症治疗 注意纠正酸中毒、低血糖和低血压,给予脑代谢激活剂,以减少并发症和后遗症。

【护理诊断/问题】

(1)气体交换受损 与缺氧致低氧血症和高碳酸血症有关。

(2)体温过低 与缺氧、环境温度低有关。

(3)有感染的危险 与机体抵抗力低下有关。

(4)潜在并发症:颅内压增高等。

(5)恐惧、焦虑(家长) 与知识缺乏、病情危重、预后不良有关。

【护理措施】

1. 复苏 将患儿置于远红外辐射台上,擦干全身,摆好体位,立即按 ABCDE 复苏程序进行抢救。

(1)清理呼吸道:将患儿置于仰卧位,肩部垫高 2～3 cm,颈部稍后伸。立即清除口、鼻、咽及气道分泌物,吸痰时间不超过 10～15 s,先吸口腔,再吸鼻腔黏液。

(2)建立呼吸:清理呼吸道后仍无呼吸者,可轻拍或弹足底、摩擦患儿背部,促使患儿呼吸建立。如无自主呼吸或心率小于 100 次/分,应立即用复苏器(面罩)加压给氧,面罩应密闭,遮盖下巴颏尖和口鼻,但不能遮盖眼睛。通气频率为 40～60 次/分,吸、呼比为 1∶2,压力以可见胸廓起伏、听诊呼吸音正常为宜。15～30 s 后再评估,如心率大于 100 次/分,出现自主呼吸,可予以观察,如自主呼吸不充分,或心率小于 100 次/分,须进行气管插管正压通气。

(3)维持正常循环:给氧后如心率仍少于 80 次/分,遵医嘱给予 1∶10000 肾上腺素静脉或脐静脉注射,推药后立即进行胸外心脏按压。按压方法为:双拇指并排或重叠于患儿胸骨体下 1/3 处,其余手指围绕胸廓托在后背,按压频率为 100～120 次/分(每按压 3 次,正压通气 1 次),按压深度以胸廓压下 1～2 cm 为宜。按压有效可摸到颈动脉和股动脉搏动。

(4)药物治疗:建立有效静脉通道,遵医嘱保证药物应用。经胸外按压心脏不能恢复正常循环时,可给予静脉或气管内注入 1∶1000 肾上腺素 0.1～0.3 mL/kg;纠正酸中毒常用 5‰碳酸氢钠脐静脉缓慢注入;扩容用全血、生理盐水、白蛋白等。

(5)评价:复苏过程中随时评估患儿的呼吸、心跳等情况,以确定进一步采取的抢救措施。

2.保暖　保暖应贯穿于整个抢救过程中,可置患儿于 30～32 ℃ 的抢救床上,以维持患儿肛温在 36.5～37 ℃。

3.预防感染　加强环境管理,进行消毒隔离,严格执行无菌操作;凡气管插管或疑有感染可能者,均应酌情选用抗生素预防感染。

4.加强监护　严密观察心率、呼吸、血压等生命体征,做好相关记录,发现问题及时通知医生;延迟开奶时间,注意有无呕吐、腹泻、腹胀和便血等;喂养困难者可给予静脉输液,以保证营养物质的摄入。

5.心理护理　安慰患儿家长,耐心细致地解答病情,取得家长的理解、信任,减轻家长的恐惧心理和焦虑程度,以得到家长的最佳配合。

6.健康教育　①向患儿家长介绍本病的相关知识,及时告知家长患儿病情及可能出现的并发症;②指导家长为有后遗症的患儿进行早期康复训练和智能开发,促进脑功能的恢复,并坚持定期随访。

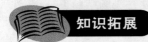 知识拓展

新生儿重症监护室

新生儿重症监护室(NICU)是抢救早产儿及急、危、重症患儿的重要场所。NICU 的护士每天要进行大量的护理技术操作。如暖箱、蓝光箱、呼吸机、各种注射泵、输液泵的使用;心肺复苏、吸痰、洗胃、心电监护、动静脉采血、血氧饱和度监测等;各种药物剂量要精确计算,输液速度要严格把握;要动态分析监护仪所提供的数据;观察、判断患儿瞬时的病情变化;独立完成各种复杂仪器的维护和紧急故障处理。总之,NICU 患儿病情危重,复杂多变,技术设备要求高、精、尖、新,NICU 的护士必须具备全面、扎实的医学知识和技能,必须有良好的临床评判性思维,能够与医生协作、配合。

第四节　新生儿缺氧缺血性脑病

新生儿缺氧缺血性脑病(hypoxic ischemic encephalopathy,HIE)是由于各种围生期因素引起的缺氧和脑血流减少或暂停而导致的胎儿或新生儿的脑损伤,是新生儿窒息后的严重并发症。其病情重,病死率高,并可产生永久性神经功能缺陷,如智力障碍、癫痫、脑性瘫痪等。

【病因与发病机制】

1.病因　引起新生儿缺氧缺血性脑损害的因素有围生期窒息、反复呼吸暂停及呼吸系统疾病、严重先天性心脏病、严重循环系统疾病及严重颅内疾病等。其中围生期窒息是引起新生儿缺氧缺血性脑损害的主要原因。

2.发病机制　主要与脑血流改变、脑组织代谢改变等因素有关。

(1)脑血流改变:缺氧可以导致脑血流自主调节功能受损,脑血流灌注量减少,血液淤滞,血管破裂,出血机会增多。

(2)脑组织代谢改变:①严重的缺氧、缺血导致脑细胞能量代谢障碍,从而使乳酸堆积,产生代谢性酸中毒;②能量代谢不足,使 ATP 生成减少,细胞膜钠泵、钙泵功能降低,细胞内外离子紊乱,细胞功能异常,从而导致脑细胞严重水肿,大量神经元死亡。

【临床表现】

产伤及出生时缺氧所致的缺氧缺血性脑病,神经系统症状多出现于出生 24 h 以内。临床症状轻重不一,主要表现为意识障碍、肌张力及原始反射的改变。严重者可出现脑干功能障碍。临床上分轻、中、重度(表 7-8)。

表 7-8　新生儿缺氧缺血性脑病的临床分度

分度	轻度	中度	重度
意识	过度兴奋	嗜睡、迟钝	昏迷
肌张力	正常	减低	松软或间歇性伸肌张力增加
拥抱反射	稍活跃	减弱	消失
吸吮反射	正常	减弱	消失
惊厥	无	常有	多见,频繁发作
中枢性呼吸衰竭	无	无或轻	常有
瞳孔改变	无	无或缩小	不对称或扩大、光反应消失
前囟张力	正常	正常或稍饱满	饱满、紧张
病程及预后	兴奋症状在 24 h 内最明显,3 天内逐渐消失,预后好	症状大多在 1 周末消失,10 天后仍不消失者可能有后遗症	病死率高,多在 1 周内死亡,存活者症状可持续数周,后遗症可能性较大

【实验室及其他检查】

(1)头颅 B 超对脑室及其周围出血具有较高的敏感性;头颅 CT 对脑水肿、颅内出血有确诊价值;MRI 检查有助于判断预后。

(2)脑电图检查有助于临床确定脑病变严重程度、判断预后和对惊厥的诊断。

(3)血清肌酸磷酸激酶同工酶在脑组织受损时升高(正常值<10 U/L)。

(4)神经元受损时神经元特异性烯醇化酶的活性升高(正常值<6 μg/L)。

【治疗要点】

(1)重在预防,避免围生期各种致病因素。

(2)综合治疗以维持内环境的稳定,最大限度地减少进一步发生脑损伤为主要目的,包括控制惊厥和脑水肿、对症及支持疗法。

①控制惊厥:首选苯巴比妥钠,顽固性抽搐者可加用地西泮或水合氯醛。

②降低颅内压:控制液体量,首选呋塞米和白蛋白脱水,严重者可给予 20%甘露醇。

③对症及支持疗法:给氧、改善通气;纠正酸中毒、低血糖;维持良好呼吸、循环和血压稳定,促进脑功能恢复。

【护理诊断/问题】

(1)低效性呼吸型态　与缺氧、缺血致呼吸中枢损害有关。

(2)潜在并发症:颅内压增高、惊厥、呼吸衰竭等。

(3)有废用综合征的危险　与缺氧、缺血导致的后遗症有关。

(4)恐惧(家长)　与知识缺乏、病情危重、预后不良有关。

【护理措施】

1. 改善通气功能　及时清除呼吸道分泌物,保持气道通畅,维持良好的通气功能是治疗护理的关键。

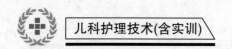
选择适当的给氧方法,维持 PaO_2 在 6.65～9.3 kPa(50～70 mmHg),SaO_2 为 85%～95%和 pH 值正常。

2. 预防并发症

(1)严密观察病情:主要观察患儿的神经系统变化,监测生命体征和颅内压,定期检查血气、电解质和肾功能;观察药物反应,做好记录并及时与医生沟通。

(2)保持安静:绝对静卧,将头部抬高 15°～30°,尽量减少搬动,所有护理操作尽量集中进行,可防止出血和减轻脑水肿。

(3)控制液体入量:避免输液过多,生后 3 天内每日液体总量不超过 80 mL/kg。

(4)遵医嘱用药:如出现惊厥、颅内高压症状,遵医嘱给予镇静剂、脱水剂和利尿剂。

2. 合理喂养 根据病情选择喂养方式,必要时给予鼻饲喂养或静脉补充营养,保证足够的热量供给。

3. 早期康复干预 可用胞磷胆碱钠、脑活素等改善脑细胞的代谢;对疑有功能障碍者,将其肢体固定于功能位;早期给予患儿被动操训练和感知(听力、语言)刺激等干预措施,如母亲多怀抱婴儿,多看五颜六色的玩具等,促进脑功能的恢复。

4. 健康教育 向患儿家长介绍本病的相关知识,耐心解释患儿病情,减轻家长的恐惧心理。指导家长进行早期康复干预,做好居家护理,坚持定期随访。

第五节　新生儿黄疸

【临床护理思考】

昨日产妇小王出院回家,今社区护士小刘登门进行新生儿家庭访视。宝宝为足月顺产,出生已 5 天,面色微黄,吃奶好,哭声响,大小便正常。请问:

(1)引起宝宝面色微黄的原因可能是什么?

(2)小刘应怎样向家长解释宝宝的身体状况?

(3)假如宝宝再次出现黄疸应如何处理?

新生儿黄疸(neonatal jaundice)又称新生儿高胆红素血症,是由于新生儿时期血中胆红素浓度增高而引起皮肤、巩膜或其他器官被黄染的现象,可分为生理性黄疸和病理性黄疸两大类。引起黄疸的原因多而复杂,病情轻重不一,严重者可导致胆红素脑病(核黄疸),出现严重后遗症甚至死亡。

【新生儿胆红素代谢的特点】

1. 胆红素生成较多 ①胎儿在宫腔内处于相对缺氧状态,红细胞代偿性增多;②出生后自主呼吸建立,血氧分压升高,过多的红细胞被迅速破坏;③新生儿红细胞寿命为 70～90 天(平均 80 天),形成胆红素的周期缩短;④旁路胆红素来源多,新生儿每日生成胆红素约 8.8 mg/kg,而成人仅为 3.8 mg/kg。

2. 联结的胆红素量少 刚出生的新生儿常有不同程度的酸中毒,可减少胆红素与白蛋白联结;早产儿胎龄越小,白蛋白含量越低,其联结胆红素的量也越少。

3. 肝功能不成熟 ①新生儿肝细胞内摄取胆红素所必需的 Y、Z 蛋白含量低,5～10 天后才达到成人水平;②肝细胞内尿苷二磷酸葡萄糖醛酸基转移酶(UDPGT)的含量低且活力不足,形成结合胆红素的功能差,此酶活性 1 周后接近正常;③肝脏对结合胆红素的排泄能力不足。

4. 肠肝循环增加 ①新生儿刚出生时肠道内正常菌群尚未建立,不能将肠道内的胆红素还原成粪胆原和尿胆原;②新生儿肠腔内 β-葡萄糖醛酸苷酶活性较高,将结合胆红素水解成葡萄糖醛酸和未结合胆红素;③未结合胆红素又被肠壁吸收经门脉而到达肝脏。

【新生儿黄疸的分类】

新生儿黄疸可分为生理性黄疸和病理性黄疸两种,两者的鉴别要点见表 7-9。

表 7-9 生理性黄疸和病理性黄疸的鉴别

分类	生理性黄疸	病理性黄疸
黄疸出现时间	生后 2～3 天	过早,生后 24 h 内
黄疸高峰时间	生后 4～5 天	不定
黄疸消退时间	足月儿生后 10～14 天(2 周内),早产儿可延迟到 3～4 周	持续时间过长,足月儿＞2 周,早产儿＞4 周或黄疸退而复现
黄疸程度(血清胆红素)	较轻,足月儿＜205.2 μmol/L(12 mg/dL),早产儿＜257 μmol/L(15 mg/dL)	过重,足月儿＞205.2 μmol/L(12 mg/dL),早产儿＞257 μmol/L(15 mg/dL)
黄疸进展速度(每日胆红素)	慢,升高＜85 μmol/L(5 mg/dL)	快,升高＞85 μmol/L(5 mg/dL)
结合胆红素	＜26 μmol/L(1.5 mg/dL)	＞26 μmol/L(1.5 mg/dL)
伴随症状	一般情况良好,食欲正常	一般情况差,伴有原发疾病的症状

注:1 mg/dL＝17.1 μmol/L。

【病理性黄疸的病因】

引起病理性黄疸的主要原因有感染性和非感染性两种。

1.感染性 如新生儿肝炎、新生儿败血症及其他感染。

2.非感染性 如新生儿溶血病,胆管闭锁,母乳性黄疸,遗传性疾病如红细胞葡萄糖-6-磷酸脱氢酶(G-6-PD)缺陷、球形红细胞增多症、半乳糖血症;药物性黄疸等。

【临床表现】

不同原因所致新生儿黄疸的临床表现见表 7-10。

表 7-10 不同原因所致新生儿黄疸的临床表现

黄疸种类	黄疸特点	伴有表现	辅助检查
生理性黄疸	生后 2～3 天出现,程度较轻	一般情况良好	以未结合胆红素升高为主
新生儿败血症	多见于生理性黄疸加重或退而复现	全身中毒症状,有时可见感染病灶	早期以未结合胆红素增高为主,晚期以结合胆红素增高为主;血培养可呈阳性
新生儿溶血病	生后 24 h 内出现黄疸,呈进行性加重	可有贫血、水肿、肝脾肿大、心力衰竭甚至出现胆红素脑病	以未结合胆红素增高为主,血清抗球蛋白阳性
先天性胆道闭锁	常在生后 2 周出现黄疸,呈进行性加重	皮肤呈黄绿色,大便为灰白色,肝脏明显增大,质硬,多于 3～4 个月后发展为胆汁淤积性肝硬化	以结合胆红素增高为主,肝胆 B 超检查可发现异常
新生儿肝炎	常在生后 2～3 周出现,逐渐加重	厌食,体重不增,大便色浅,肝脏肿大	以结合胆红素增高为主,肝功能异常
母乳性黄疸	在母乳喂养后 4～5 天出现,常与生理性黄疸重叠,可持续 4～16 周,停喂母乳 3～5 天,黄疸明显减轻或消退	一般情况良好	未结合胆红素增高

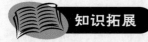 知识拓展

胆红素脑病

胆红素脑病是指血清中未结合胆红素浓度过高(＞342 μmol/L 或 20 mg/dL),通过血脑屏障使脑细

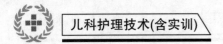

胞黄染,引起脑组织的病理性损害,又称核黄疸。主要发生在生后2~7天,早产儿多见。胆红素脑病首先表现为嗜睡、喂养困难、吮吸无力、拥抱反射减弱、肌张力减低、黄疸明显加深等;历时12~24 h后很快出现双眼凝视、肌张力增高、角弓反张、前囟隆起、呕吐、哭叫、惊厥,如治疗不及时,多数患儿死亡。幸存者病情开始好转,2~3月后出现手足徐动、听力下降、智力落后、眼球运动障碍、牙釉质发育不良等后遗症,持续终生。

【实验室及其他检查】

根据病因选择相关检查,如血清胆红素测定、母子血型检查、红细胞数、血红蛋白量、网织红细胞数、直接抗人球蛋白试验、抗体释放试验等。

【治疗要点】

1. 病因治疗 积极治疗原发病。

2. 降低血清胆红素 采用光照疗法、换血疗法,给予肝酶诱导剂、血浆和白蛋白,提早喂养,保持大便通畅。

3. 保护肝脏 不使用损害肝脏及可引起溶血、黄疸的药物。

4. 对症治疗 控制感染,注意保暖,及时纠正缺氧、酸中毒和低血糖。

【护理诊断/问题】

(1)潜在并发症:胆红素脑病。

(2)有体液不足的危险 与光照疗法有关。

(3)焦虑(家长) 与担心本病的预后有关。

【护理目标】

(1)患儿病程中不发生并发症或发生后能得到及时救治。

(2)患儿病程中不发生体液不足或发生后能得到及时纠正。

(3)患儿家长紧张、焦虑情绪得到消除。

【护理措施】

1. 降低血清胆红素浓度,防止胆红素脑病的发生

(1)尽早喂养:刺激肠道蠕动,促进胎粪排出和肠道正常菌群建立,减少胆红素的肠肝循环,减轻肝脏负担。

(2)药物:遵医嘱输入血浆或白蛋白,促进未结合胆红素与白蛋白的联结;给予苯巴比妥或尼可刹米等肝酶诱导剂,加速结合胆红素的转化和排泄,降低血清胆红素,降低胆红素脑病的发生率。

(3)光照疗法和换血疗法:对新生儿溶血症患儿,可实施光照疗法(蓝光治疗)和换血疗法,并做好相关护理,降低未结合胆红素,防止胆红素脑病的发生。

2. 严密观察病情

(1)密切观察黄疸变化:根据皮肤黄染的部位、范围和深度,粗略估计血清胆红素的近似值,判断黄疸程度和进展情况(表7-11)。

表7-11 皮肤黄疸分布与血清胆红素浓度的关系

黄疸出现的部位	血清间接胆红素的平均值/(μmol/L)	最高值/(μmol/L)
头颈部	100	135
躯干上半部	152	208
躯干下半部及大腿	202	282
臂及膝关节以下	256	312
手及脚	＞256	—

(2)观察生命体征:观察患儿呼吸、脉搏、体温等生命体征,有无出血倾向及患儿的哭声、吮吸力、肌张力的变化,判断有无胆红素脑病的发生。若有异常,应立即报告医生,协助做好抢救准备。

(3)观察溶血进展情况:对溶血性贫血患儿,应动态监测实验室检查结果,注意患儿呼吸、心率、尿量变化及水肿、肝脾肿大等情况。一旦发生心力衰竭,应立即控制输液量和输液速度,并遵医嘱给予洋地黄和利尿剂。

3. 一般护理 保持室内安静,减少不必要的刺激;注意保暖,保持皮肤、口腔清洁,维持水、电解质平衡。避免发生缺氧、低体温和酸中毒。

4. 心理护理 向家长介绍患儿病情及可能出现的后遗症,了解家长的心理状况,进行及时有效的沟通与疏导,努力缓解家长紧张、焦虑的情绪。

5. 健康教育 ①向家长解释新生儿黄疸的特点,指导家长进行黄疸观察和评估黄疸进展;②做好产前咨询及孕妇保健,指导孕妇预防和治疗感染性疾病,防止溶血病和败血症的发生;③对母乳性黄疸的患儿,暂停喂母乳 3～5 天或改为隔次母乳喂养,待黄疸消退后即可恢复母乳喂养;④对有红细胞 G-6-PD 缺陷的新生儿,须忌食蚕豆及其制品,不穿有樟脑丸气味的衣服,避免使用磺胺等诱发溶血的药物;⑤对留有后遗症的患儿,指导家长早期进行康复训练与治疗。

【护理评价】

(1)评估患儿黄疸是否消退;有无胆红素脑病发生或发生后是否得到及时抢救。

(2)患儿体液是否正常。

(3)评估家长是否了解本病的相关知识;紧张焦虑情绪是否消除;能否正确地照护患儿。

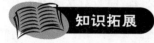 知识拓展

外周血管同步换血

新生儿同步换血起源于新生儿溶血病的治疗,是治疗新生儿高胆红素血症最迅速、有效的方法。由于方法不断改进,适应证也进一步扩大。通过外周动静脉或外周静脉双通道同步换血,开辟两条外周血管通路,穿刺技术容易掌握;抽与注同步进行,同步、等量、等时,克服了脐静脉插管的不足;可在监护床旁随时进行,操作方便;外周血管持续输注形成了闭合回路,减少了污染机会。

第六节 新生儿颅内出血

【临床护理思考】

孙宝宝,日龄 1 天,家中分娩,出生时有窒息史。因生后半天出现烦躁不安、哭声高尖、嗜睡、呼吸较急促,由父亲急匆匆抱入病房。作为一名接诊护士,请问:

(1)该患儿最可能的临床诊断是什么?

(2)患儿需做哪些检查,以明确诊断?

(3)该患儿主要的护理诊断是什么?

新生儿颅内出血(intracranial hemorrhage of the newborn)是由缺氧或产伤引起的一种脑损伤。临床上以神经系统兴奋与抑制症状相继出现为特征。早产儿较多见,病死率高,存活者常留有神经系统后遗症。

【病因与发病机制】

缺氧和产伤是引起新生儿颅内出血的两大原因。

1. 缺氧 近年来由于产科技术的进步,产伤引起的颅内出血减少,缺氧所致的新生儿颅内出血相对占多数。缺氧、缺血可直接损伤毛细血管内皮细胞,使其通透性增加,血液外渗,出现室管膜下出血、脑实质点状出血、蛛网膜下腔出血。以早产儿多见。

2. 产伤 以足月儿、巨大儿多见。胎头过大、头盆不称、臀位产、急产、高位产钳、吸引器或产钳助产、负压吸引器助产等,使头部受挤压、牵拉而引起颅内血管撕裂。出血部位以硬脑膜下多见。

3. 其他 胎龄 32 周以下的早产儿、快速输入高渗液体、血压波动过大、机械通气不当、血管发育不良、血管畸形或全身出血性疾病也可引起新生儿颅内出血。

【临床表现】

新生儿颅内出血患儿多于生后 2～3 天出现症状,主要与出血部位和出血量有关。轻者可无症状,大量出血者可在短期内死亡。其特征性表现为窒息、惊厥和抑制相继出现。具体表现如下:

1. 神经系统兴奋症状 如易激惹、烦躁不安、过度兴奋、肢体过多抖动或反应低下、表情淡漠、嗜睡、昏迷等。

2. 呼吸改变 增快或减慢,不规则或暂停。

3. 颅内压力增高表现 抽搐、脑性尖叫、前囟隆起、骨缝增宽等。

4. 眼征 双目凝视、斜视、眼球震颤及转动困难等。

5. 瞳孔 双侧瞳孔大小不等,对光反射迟钝或消失。

6. 肌张力及原始反射 肌张力早期增高,以后减低,原始反射减弱或消失。

7. 其他 不明原因的贫血和黄疸。

【实验室及其他检查】

1. 脑脊液检查 急性期腰穿可见均匀血性的脑脊液,镜下可见皱缩红细胞,蛋白含量明显升高,糖含量降低,5～10 天时最明显,同时乳酸含量低。1 周后脑脊液为黄色,可持续 4 周左右,但病情较重者不宜采用腰穿。

2. 影像学检查 头颅 B 超和 CT 检查有助于出血部位、范围的诊断及判断预后。

【治疗要点】

1. 控制惊厥 首选苯巴比妥或地西泮、水合氯醛等。

2. 降低颅内压 选用呋塞米静脉推注,中枢性呼吸衰竭者可选用小剂量 20% 甘露醇。

3. 止血 补充凝血因子,必要时输新鲜血、血浆,以纠正贫血。

4. 恢复脑功能 出血停止后可选用胞磷胆碱钠、脑活素等恢复脑细胞功能的药物。

5. 支持及对症疗法 保暖、保持安静,减少搬动和刺激性操作;呼吸困难、发绀者给氧;维持水、电解质和酸碱平衡,维持体温和代谢正常。

【护理诊断/问题】

(1)潜在并发症:颅内压增高。

(2)有窒息的危险 与惊厥、昏迷有关。

(3)低效性呼吸型态 与呼吸中枢抑制有关。

(4)体温调节无效 与体温调节中枢受损有关。

(5)营养失调:低于机体需要量 与吸吮反射减弱及呕吐有关。

(6)恐惧(家长) 与担心本病预后差有关。

【护理措施】

1. 降低颅内压

(1)保持安静:患儿应绝对静卧休息,抬高头肩部 15°～30°,取侧卧位,减少移动和刺激;各项护理操作集中进行,动作要轻、准、稳、快。静脉穿刺选用留置针,避免反复穿刺;避免头皮穿刺输液,以免加重颅内出血。

(2)病情观察:严密监测患儿生命体征,15～30 min 巡视病房 1 次,每 4 h 测 T、P、R、BP,并观察神志、瞳孔、囟门、神经反射、肌张力等的变化。当出现两侧瞳孔大小不等、对光反射迟钝或消失、呼吸节律改变等脑疝表现时,应立即报告医生,做好记录及抢救准备。

(3)用药护理:遵医嘱及时、正确应用呋塞米或 20% 甘露醇脱水降低颅内压,以减少脑血管和脑组织的损伤,并按医嘱给予维生素 K_1、酚磺乙胺(止血敏)、卡巴克络(安络血)等药物止血。

2. 保持呼吸道通畅 备好吸痰用物,及时清除呼吸道分泌物,保持呼吸道通畅;监测动脉血气,合理用氧,改善呼吸功能。呼吸暂停过于频繁者应采用人工呼吸机维持呼吸。

3. 维持体温稳定 体温过高时应给予物理降温,体温过低时可采用远红外辐射床、暖箱或热水袋等保暖器具,保持体温稳定。

4. 饮食护理 病重者应适当推迟喂乳时间,禁食期间遵医嘱静脉补液,补液量为 60~80 mL/kg,速度宜慢,于 24 h 内均匀输入,有条件时可用输液泵。病情稳定后,让患儿自行吸吮或使用滴管、经鼻饲给予营养,少量多餐,每日 4~6 次,不能抱起患儿喂奶。记录 24 h 出入量。

5. 健康教育 加强孕期保健、减少分娩时损伤和窒息的发生;告知家长患儿病情,解释本病的严重性及可能出现的后遗症,给予安慰和支持,减轻家长的焦虑和恐惧。如为后遗症患儿,指导家长做好患儿智力开发和肢体功能训练,以减轻脑损伤的影响。

第七节　新生儿寒冷损伤综合征

【临床护理思考】

王宝宝,出生 3 天,因不吃、下肢皮肤凉、发硬 1 天,拟诊为"新生儿寒冷损伤综合征"而收入院。查体:T32 ℃,大腿、小腿、臀部、下肢部皮肤发硬,伴凹陷性水肿。小洪是宝宝的责任护士。

请问:

(1)小洪为宝宝列出的护理诊断有哪些?

(2)小洪应怎样为宝宝复温?

新生儿寒冷损伤综合征(neonatal cold injure syndrome)简称新生儿冷伤,亦称新生儿硬肿症。由受寒、早产、感染、缺氧等多种原因所致,主要表现为低体温和皮肤硬肿,重者可发生多器官功能损害。以早产儿多见。

【病因与发病机制】

1. 外因 与寒冷、感染、早产、窒息等有关。

2. 内因 体温调节中枢不成熟;体内棕色脂肪少;皮下脂肪组织中饱和脂肪酸含量高。

3. 发病机制

(1)低体温:新生儿体温调节中枢发育不成熟;寒冷时无寒战产热反应;能量储备少,产热不足,在感染、窒息和缺氧时棕色脂肪产热不足;体表面积相对较大,皮下脂肪层薄,血流丰富,易散热,尤其是早产儿。

(2)皮肤硬肿:新生儿皮下脂肪中饱和脂肪酸含量多,其熔点较高,体温降低时易凝固而致皮肤硬化。

(3)多器官功能损害:低体温和皮肤硬肿使皮肤血管痉挛收缩,血流缓慢,造成组织缺氧、代谢性酸中毒和微循环障碍,引起皮肤毛细血管通透性增加,出现水肿,严重时出现弥散性血管内凝血(DIC)和多器官功能受损。

【临床表现】

本病多发生在寒冷季节、重症感染时、生后 1 周内,以早产儿多见。低体温和皮肤硬、肿、凉为本病的特征性改变。

1. 一般表现 患儿出现反应低下、吸吮能力差或拒乳、哭声低弱或不哭、活动减少等。

2. 低体温 低体温是指全身皮肤及肢端冰凉,体温低于 35 ℃,严重者低于 30 ℃。可出现四肢甚至全身冰冷。新生儿腋下皮肤含有较多棕色脂肪,寒冷时氧化产热,使局部体温升高,故硬肿初期腋温≥肛温(注:A 代表腋温,R 代表肛温),腋温-肛温差(T_{A-R})≥0;重症时棕色脂肪耗尽,$T_{A-R}<0$。因此,T_{A-R} 可作为判断棕色脂肪产热状态的指标。感染或夏季发病者可不出现低体温。

3. 皮肤硬肿

(1)硬肿性质:可为对称性,皮肤紧贴皮下组织,不易移动;轻者呈鲜红色,重者呈暗红色,甚至青紫色;触之如硬橡皮样,可伴有轻度凹陷性水肿。

(2)硬肿发生顺序:依次为小腿、大腿外侧、整个下肢、臀部、面颊、上肢、全身。严重时肢体僵硬,不能活动。

(3)硬肿范围:可按头颈部 20%、双上肢 18%、前胸及腹部 14%、背及腰骶部 14%、臀部 8%、双下肢

26%计算。

4.多器官功能损害 早期可有心率缓慢、心音低钝、微循环障碍等表现,严重者出现休克、DIC、急性肾功能衰竭和肺出血等多器官功能衰竭。

5.临床分度 根据体温、硬肿范围及器官功能损伤程度,分为轻、中、重三度(表7-12)。

表7-12 新生儿寒冷损伤综合征临床分度

分度	肛温/℃	腋温-肛温差	硬肿范围/(%)	全身情况及器官功能损害
轻度	≥35 ℃	正值	<20%	无明显改变
中度	<35 ℃	0 或负值	25%~50%	反应差、功能明显低下
重度	<35 ℃	负值	>50%	休克、DIC、肺出血、急性肾功能衰竭

【实验室及其他检查】

常有:①血糖降低;②pH 值下降;③合并感染时白细胞总数及中性粒细胞数可增高或降低;④重症出现急性肾功能衰竭者血尿素氮及血肌酐升高;⑤伴 DIC 时血小板减少,凝血酶原时间及凝血时间延长、纤维蛋白原降低;⑥必要时可进行心电图、胸部 X 线摄片检查。

【治疗要点】

1.复温 复温是低体温患儿治疗的关键。应逐渐复温,循序渐进。

2.供给热量和营养 供给充足的热量和营养,使体温尽快恢复正常。对心肾功能损害者应严格控制液体入量和输液速度。

3.控制感染 根据血培养和药物敏感试验结果,遵医嘱使用抗生素。

4.纠正器官功能紊乱 若出现心力衰竭、休克、凝血功能障碍、DIC、急性肾功能衰竭和肺出血等时,应给予及时、对症治疗。

【护理诊断/问题】

(1)体温过低 与体温调节功能不足、保暖不当、感染、早产、窒息等因素有关。

(2)皮肤完整性受损 与皮肤硬化、水肿等有关。

(3)营养失调:低于机体需要量 与吸吮无力、热量摄入不足等有关。

(4)有感染的危险 与免疫力低下有关。

(5)潜在并发症:肺出血、DIC、休克和急性肾功能衰竭等。

【护理措施】

1.复温 复温是低体温患儿治疗和护理的关键。复温的原则:逐渐复温,循序渐进。

(1)轻、中度硬肿症(肛温>30 ℃,T_{A-R}≥0)可用暖箱复温,将患儿置于预热至 30 ℃的暖箱中,每小时提高箱温 0.5~1 ℃,根据患儿体温恢复情况调节暖箱温度在 30~34 ℃之间,要求体温在 6~12 h 内恢复正常。

(2)重度硬肿症患儿(肛温小于 30 ℃,T_{A-R}<0),将其置于比实际体温高 1~2 ℃的预热暖箱中开始复温,每小时提高箱温 0.5~1 ℃(箱温不超过 34 ℃),要求体温在 12~24 h 内恢复正常。

(3)无条件者可用热水袋、电热毯包裹或置于母亲怀中等保暖复温。

(4)观察患儿生命体征、尿量、暖箱的温度及湿度。监测肛温和腋温的变化,每 2 h 测体温 1 次,体温正常 6 h 后改为每 4 h 测 1 次。必要时给氧,监测血糖、电解质及肾功能等。

2.补充热量和液体 充足的能量有助于复温和维持正常体温。轻症能吸吮者可经口喂养,吸吮无力者可用滴管、经鼻饲或遵医嘱给予静脉补充营养。有明显心、肾功能损害者,应严格控制输液速度及液体入量,以防心力衰竭和肺出血。

3.控制感染 做好消毒隔离,加强皮肤护理,对感染引起的硬肿症,应遵医嘱给予抗生素治疗。

4.加强病情观察 密切注意体温、脉搏、呼吸、硬肿范围及程度、尿量、有无出血点等情况,做好监测和记录。备好抢救药物、氧气和吸引器、复苏囊、呼吸器等设备,发现异常及时报告医生,做好配合抢救的准备。

5.健康教育 本病防重于治。向家长讲解有关硬肿症的预防知识,讲解有关出生后新生儿的保暖、喂养、预防感染等护理工作的重要性和方法;加强新生儿护理,指导患儿家长学会家庭简易的保暖方法。

第八节 新生儿败血症

【临床护理思考】

婷婷,出生后第 20 天,早上妈妈喂奶时发现宝宝吃奶有所减少,测其肛温为 38 ℃,面部皮肤微黄。于是由其爸妈急带到医院急诊科就诊。门诊查血象:白细胞总数 $21×10^9/L$,有中毒颗粒。

请问:

(1)引起婷婷发热、食欲不好、面色微黄最可能的原因是什么?

(2)婷婷入院后,对其采取的最佳措施有哪些?

新生儿败血症(neonatal septicemia)是指致病菌侵入血液循环,并在血液中生长繁殖、产生毒素而造成的全身性感染,是新生儿时期常见的严重感染性疾病,其发病率和死亡率高。

【病因与发病机制】

1.病原菌 致病菌种类较多,我国以葡萄球菌多见,其次为大肠杆菌等革兰阴性杆菌。近年来,各种导管、气管插管技术的广泛使用,增加了病原菌感染的机会,厌氧菌以及耐药菌株等的感染有增多趋势。

2.自身因素 新生儿免疫系统功能不完善,皮肤黏膜屏障功能差,血液中补体含量少,中性粒细胞产生及储备少;IgM 和 IgA 在新生儿体内含量很低,T 细胞处于初始状态,对特异性抗原反应差,细菌一旦侵入易致全身感染。

3.感染途径

(1)产前(宫内)感染:与孕妇感染有关,细菌可经过胎盘血行感染胎儿。

(2)产时(宫内)感染:与胎儿通过产道时受细菌感染有关,如胎膜早破、产程延长、急产或助产时消毒不严等。

(3)产后感染:是主要感染途径。与细菌经脐部、皮肤黏膜损伤处、呼吸道及消化道等部位的侵入有关,其中以脐部侵入最为常见。也可在某些局部感染的基础上(如肺炎),细菌经血行蔓延扩散而导致本病;消毒不严的雾化器、吸痰器、呼吸机可造成医源性感染。

产前、产时感染,病原菌以革兰阴性杆菌为主,产后感染以革兰阳性球菌多见。

【临床表现】

1.分型 临床上根据发病时间不同可分早发型和晚发型(表 7-13)。

表 7-13 早发型和晚发型新生儿败血症的特点

项 目	早 发 型	晚 发 型
发病时间(天数)	出生 7 天内,通常在生后 24 h 内发病	出生 7 天后发病
感染途径	产前或产时感染	产时或产后感染
感染方式	常由母亲垂直传播引起	由水平传播引起
细菌来源	母亲生殖道,以大肠杆菌等 G⁻ 杆菌为主	以葡萄球菌、机会致病菌为主
一般表现	常呈暴发性,多器官受累,尤以肺炎常见	缓慢发病,常有脐炎、肺炎或脑膜炎等局灶性感染
病死率	高(15%~50%)	较早发型低(10%~20%)

2.表现 不典型,缺乏特征性,主要以严重的全身中毒症状为主。

(1)全身中毒症状:①早期表现:为“三少”,即少吃、少哭、少动。②病重表现:出现“八不”,即不吃、不哭、不动、精神不好(萎靡或嗜睡)、面色不好(苍白或发灰)、体温不升或发热、体重不增、黄疸不退或呈进行性加重。

(2)疑似败血症:有以下表现时应高度怀疑败血症:①黄疸不退或退而复现。②皮肤黏膜淤点、淤斑,消化道出血,肺出血,DIC 等。③肝脾呈轻至中度肿大。④面色苍灰、血压下降、皮肤有花纹、尿少或无尿等休克征象。⑤呼吸衰竭、中毒性肠麻痹等其他表现。

(3)并发症:常见有化脓性脑膜炎、肺炎、骨髓炎等。

【实验室及其他检查】

1.血常规　白细胞总数$<5\times10^9$/L 或$>20\times10^9$/L,中性粒细胞杆状核细胞大于或等于总数的20%、出现中毒颗粒或空泡、血小板计数$<100\times10^9$/L 有诊断价值。

2.病原学检查　血培养阳性是确诊的依据;脑脊液常规、涂片及培养检查有助于化脓性脑膜炎的诊断。

3.急相蛋白　C 反应蛋白(CRP)、触珠蛋白(Hp)等在急性感染早期即可增加,其中 CRP 反应最灵敏,在感染 6~8 h 内即上升,8~60 h 达高峰,感染控制后可迅速下降。

4.鲎试验　鲎试验用于检测血和体液中细菌内毒素,阳性提示有革兰阴性细菌感染。

【治疗要点】

1.控制感染　抗生素使用原则:①早期、足量、联合、静脉、足够疗程,一般用药 10~14 天,有并发症者应治疗 3 周以上;②选用敏感、杀菌、易透过血脑屏障的抗生素。

2.清除感染病灶　及时处理皮肤、脐部、口腔等感染灶。

3.对症及支持治疗　保证入量,纠正酸中毒和电解质紊乱;保暖、供氧,必要时输入新鲜血、血浆或给予免疫球蛋白以增加免疫力。

【护理诊断/问题】

(1)有体温改变的危险　与感染有关。

(2)皮肤完整性受损　与脐炎、脓疱疮等感染灶有关。

(3)营养失调:低于机体需要量　与摄入不足、消耗增多有关。

(4)潜在并发症:肺炎、化脓性脑膜炎等。

【护理措施】

1.维持体温稳定　患儿体温易波动,除感染因素外,还易受环境因素影响。①体温过高时,应采取松解包被、多喂水或给予温水浴等物理方法降温。不宜使用退热药、乙醇擦浴、冷盐水灌肠等刺激性强的降温方法。②体温过低者,应置于暖箱中或采用其他有效的保温措施复温。③体温波动大时应每 1~2 h 测量体温 1 次,降温处理 30 min 后复测 1 次,体温平稳后每 4 h 测 1 次;病情稳定后,每日测体温 2 次,并做好记录。

2.清除局部病灶　保持皮肤清洁、干燥、完整,尤其是颈项、腋窝、腹股沟等皮肤皱褶处;及时清除脐炎、脓疱疮、皮肤破损等局部病灶,促进皮肤早日愈合,防止感染蔓延、扩散。

3.保证营养供给　坚持母乳喂养,少量多次,细心哺喂。不能进食者,可行鼻饲或通过静脉补充能量和水分。

4.观察病情　加强巡视,密切观察患儿生命体征、体温及体重的变化。注意有无黄疸、皮肤感染、出血、腹胀、血压下降等表现;如患儿出现面色发绀、口吐白沫、呛奶等肺炎,或尖叫、双目凝视、前囟饱满等化脓性脑膜炎的早期表现,应及时报告医生,并遵医嘱给予积极抗感染和降低颅内压治疗。

5.健康教育　耐心听取家长的疑惑,向家长解释病情、治疗效果及预后,消除家长的紧张和不安,争取他们的配合。指导家长母乳喂养,加强乳母营养。注意新生儿皮肤护理,保持皮肤、脐部的清洁卫生。

第九节　新生儿脐炎

脐带是胎儿时期母亲供给胎儿营养和胎儿排泄废物的通道。新生儿脐炎是指断脐残端被细菌入侵、繁殖所引起的急性炎症。

【病因与发病机制】

多由断脐时消毒处理不严或断脐后护理不当,造成细菌感染所致。致病菌以金黄色葡萄球菌最常见,其次为大肠杆菌、溶血性链球菌或混合细菌感染等。

【临床表现】

1. 局部表现 ①轻者脐蒂根部或脐轮周围皮肤发红,脐窝湿润,伴有少量浆液性分泌物;②重者脐轮及脐周皮肤可有明显红、肿、发硬,有较多的脓性分泌物,常有臭味,可形成局部脓肿;③少数危重患儿可向周围皮肤或组织扩散,引起腹壁蜂窝织炎、腹膜炎、败血症等。

2. 全身表现 轻者仅有脐部改变,一般情况尚好;重者可有发热、吃奶少、精神不好、烦躁不安等非特异性表现。

【实验室及其他检查】

脐部脓性分泌物涂片可见细菌及较多的中性粒细胞;脓汁培养阳性率高。

【治疗要点】

1. 清除局部感染灶 轻症者用3%过氧化氢液和75%乙醇清洗脐部,每日3次。

2. 选用适宜抗生素 脓液较多、局部扩散或出现败血症者,根据病情选用抗生素。

3. 对症治疗 脐部有肉芽肿者可用10%硝酸银溶液烧灼后,敷以油类或药膏,每日更换敷料直到愈合;较大的肉芽肿,可行手术切除。

【护理诊断/问题】

(1)皮肤完整性受损 与脐部感染有关。

(2)潜在并发症:败血症、腹膜炎等。

【护理措施】

1. 预防感染 保持脐部皮肤清洁、干燥;勤换尿布,防止尿液污染。

2. 加强脐部护理 ①脐蒂未脱落者,用0.5%碘伏及75%乙醇从脐蒂根部开始,由内向外作环形清洁消毒,每日1次;②脐蒂脱落有脐炎者,用0.5%碘伏及75%乙醇从脐蒂根部开始,由外向内作环形清洁消毒,剔除脓液,必要时可涂抹抗生素软膏,每日2~3次。

3. 对症处理 密切观察病情,若患儿出现发热、精神不佳、烦躁不安等全身症状,应及时报告医生,并遵医嘱使用抗生素。

4. 健康教育 普及新法接生,断脐时严格执行无菌操作;向家长宣传脐炎的护理知识,指导家长掌握脐炎的预防及正确的脐部护理方法。

第十节 新生儿低血糖

新生儿低血糖是指新生儿全血血糖低于2.2 mmol/L(40 mg/dL)者。其发生以低出生体重儿更为常见,发生率在足月儿中占1‰~3‰,在早产儿中占43‰。低血糖的危险性在于影响脑细胞代谢,导致智能发育异常。

【病因】

新生儿低血糖分为暂时性或持续性两类。

1. 暂时性低血糖 低血糖持续时间较短,不超过新生儿期。病因如下:

(1)葡萄糖存储不足:主要见于早产儿、小于胎龄儿。

(2)葡萄糖消耗增加:见于寒冷、创伤、窒息缺氧、败血症、先天性心脏病等。

(3)葡萄糖利用增加:多见于患有糖尿病母亲的婴儿、Rh溶血病的患儿等。

2. 持续性低血糖 低血糖持续到婴儿期或儿童期,常见于胰岛细胞瘤、先天性垂体功能不全、遗传代谢病等。

【临床表现】

多数患儿早期无临床症状(无症状性低血糖),如未及时纠正,则表现为多汗、面色苍白、反应低下。进一步发展,可出现阵发性发绀、呼吸暂停、精神萎靡、嗜睡、喂养困难、震颤,甚至惊厥。经补充葡萄糖后症状消失,血糖恢复正常(症状性低血糖)。如反复发作应考虑由先天性垂体功能不全、糖原累积症等疾病引起。

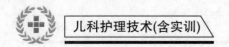

【实验室及其他检查】

（1）血糖测定：是确诊和早期发现本病的主要手段，高危儿应在生后 4 h 内反复监测血糖，以后每隔 4 h 复查一次，直至血糖浓度稳定。

（2）根据病情测定血胰岛素、胰高血糖素、生长激素等。

【治疗要点】

保持血糖稳定，防止低血糖发生。

（1）无症状者，可口服葡萄糖。如无效改为静脉输入葡萄糖。

（2）有症状者，应立即静脉输入葡萄糖。

（3）对顽固性低血糖，可用肾上腺皮质激素，必要时加用胰高血糖素肌内注射，6 h 后可重复使用。

（4）积极治疗原发病。

【护理诊断/问题】

（1）营养失调：低于机体需要量　与摄入不足、消耗增加有关。

（2）潜在并发症：惊厥、呼吸暂停。

【护理措施】

1. 保证能量供给　新生儿出生后应尽早开奶，给予母乳喂养或 10％葡萄糖溶液；吸吮能力弱、早产儿或窒息儿应尽快建立静脉通道，保证葡萄糖输入。

2. 密切观察病情　①注意有无呼吸暂停、震颤、惊厥、昏迷等，一旦发生及时报告医生，配合治疗。②呼吸困难儿给予氧气吸入，呼吸暂停儿立即给予拍背、弹足底等处理，低体温儿应予以保暖。③每 4～6 h 监测血糖 1 次，为及时调整葡萄糖的输注量和速度提供依据。

3. 健康教育　向家长宣传低血糖的相关知识，指导家长学会病情观察、新生儿喂养、保暖、防止感染等的护理方法，嘱家长带小儿定期到门诊复查。

第十一节　新生儿低血钙

新生儿低钙血症是指血清总钙低于 1.75 mmol/L（7 mg/dL）或血清游离钙低于 0.9 mmol/L（3.5 mg/dL），是新生儿惊厥的常见原因之一，主要与暂时的生理性甲状旁腺功能低下有关，分为早期和晚期。

【病因与发病机制】

1. 病因

（1）早期低血钙：于出生 3 天内发生，多见于早产、难产、窒息、颅内出血、感染、低血糖等患儿及糖尿病母亲的婴儿。

（2）晚期低血钙：于出生 3 天后发生，高峰在第 1 周末，多见于人工喂养的新生儿。

（3）其他因素：如母亲患有甲状腺功能亢进或先天性永久性甲状旁腺功能低下的患儿，低血钙持续时间长。

2. 发病机制　主要与暂时的生理性甲状旁腺功能低下有关。

【临床表现】

临床表现差异很大，与血钙浓度不一定平行。①轻者可无症状；②重者主要表现为神经肌肉兴奋性增高，出现激惹、肌肉抽动及震颤，惊跳或抽搐，常伴有不同程度的呼吸改变、心率增快、发绀等，严重时可出现呼吸暂停、喉痉挛而导致窒息；③惊厥发作间歇期，患儿一般情况良好，神志清楚。

【实验室及其他检查】

1. 血生化测定　血清总钙＜1.75 mmol/L（7 mg/dL）或血清游离钙低于 0.9 mmol/L（3.5 mg/dL），血清磷＞2.6 mmol/L（8 mg/dL），碱性磷酸酶多正常。

2. 心电图检查　QT 间期延长，早产儿大于 0.2 s，足月儿大于 1.9 s。

【治疗要点】

静脉补充钙剂为特效治疗方法，一旦发生低血钙应立即静脉缓注 10％葡萄糖酸钙；采取抗惊厥治疗及病因治疗。

【护理诊断/问题】

1. 婴儿行为紊乱 与神经、肌肉兴奋性增高有关。

2. 有窒息的危险 与血清钙降低、喉痉挛有关。

【护理措施】

1. 补充钙剂 ①发生低钙惊厥时,应遵医嘱每次用10％葡萄糖酸钙2 mL/kg加等量5％葡萄糖溶液稀释后,静脉缓慢注射或滴注,推注速度＜1 mL/min,以免引起呕吐和心搏骤停。专人监护心率,心率＜80次/分应停用。②避免药液外渗,一旦发生应立即停止注射,给予25％～50％硫酸镁局部湿敷,以免引起组织坏死。③口服钙剂时,应在两次喂奶之间给药,禁忌与牛奶搅拌在一起,以免影响钙的吸收。

2. 准备急救物品 备好吸引器、氧气、气管插管等抢救物品。严密观察病情变化,一旦发生惊厥或喉痉挛,立即报告医生,并协助急救和护理。

3. 健康教育

(1)加强孕母营养,特别是妊娠后3个月,多食含钙及维生素D丰富的食物或补充钙剂。

(2)定期产检,预防早产和窒息。

(3)向家长解释病因及预后,鼓励母乳喂养,多晒太阳。人工喂养儿及时补充钙剂及维生素D。

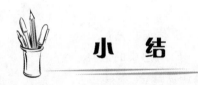

小 结

新生儿是指从脐带结扎到生后满28天内的婴儿。其各器官系统发育不成熟,发病率及死亡率极高,应引起医护人员的高度重视,给予精心护理。

新生儿窒息是指婴儿由于产前、产时或产后的某种病因引起的气体交换障碍,从而导致低氧血症、高碳酸血症和代谢性酸中毒。主要的护理措施是严格按照ABCDE复苏程序进行有效复苏,以维持有效的通气和循环功能。

新生儿缺氧缺血性脑病是由于各种围生期因素引起的缺氧和脑血流量减少或暂停而导致的胎儿和新生儿的脑损伤。临床上可分为轻、中、重三度,治疗以控制惊厥和脑水肿、对症及支持疗法为主。

新生儿黄疸可分为生理性黄疸和病理性黄疸,部分病理性黄疸可导致胆红素脑病,出现严重后遗症甚至死亡。治疗和护理重点是降低血清胆红素浓度,预防胆红素脑病。

缺氧和产伤是引起新生儿颅内出血的两大原因。临床以窒息、惊厥、抑制相继出现为特征。治疗和护理重点是保持患儿安静,避免刺激,止血,镇静止痉,降低颅内压,保持呼吸道通畅,维持体温稳定。

新生儿寒冷损伤综合征与寒冷、感染、早产、窒息等有关,临床出现低体温和皮肤硬、肿、凉,最先出现硬肿的部位是小腿。逐渐复温是治疗及护理的关键措施。

新生儿败血症由产前、产时和产后感染引起,金黄色葡萄球菌是最常见的致病菌。临床表现不典型,以全身中毒症状为主,最常并发化脓性脑膜炎,血培养有助于确诊。治疗及护理的关键是正确应用抗生素,控制感染。

新生儿脐炎是由断脐时消毒处理不严或断脐后护理不当所致,表现为脐轮皮肤发红,脐窝湿润,有浆液或脓性分泌物,可形成局部脓肿。

新生儿低血糖是指新生儿全血血糖低于2.2 mmol/L(40 mg/dL),分为暂时性和持续性,一旦出现应立即静脉输入葡萄糖溶液。

新生儿低血钙是指指血清总钙低于1.75 mmol/L(7 mg/dL)或血清游离钙低于0.9 mmol/L(3.5 mg/dL),分为早期和晚期,临床表现差异很大,一旦发生,需遵医嘱静脉补钙。

模拟试题

一、A₁型题

1. 下列属于足月新生儿特点的是(　　)。

A. 体重<2500 g　　　　　　B. 身长<47 cm　　　　　　C. 胎龄满28～37周

D. 出生四肢屈肌张力低而呈伸直状　　　　　E. 皮肤红润,胎毛少,头发分条清楚

2. 有关早产儿的护理,以下哪项不正确?(　　)

A. 合理喂养　　B. 注意保暖　　C. 预防感染　　D. 预防窒息　　E. 及早输血、输液

3. 为减轻颅内出血患儿的脑水肿症状,护理中不可采取的措施是(　　)。

A. 保持绝对静卧　　　　　　B. 尽量减少搬动　　　　　　C. 避免各种惊扰

D. 静脉输入充足液量,以防脱水　　　　E. 按医嘱给予脱水剂

4. 新生儿寒冷损伤综合征皮肤硬肿最早出现的部位是(　　)。

A. 腹部　　　　B. 臀部　　　　C. 面颊部　　　　D. 两上肢　　　　E. 下肢外侧

5. 新生儿黄疸最常见的并发症是(　　)。

A. 皮肤完整性受损　　　　　B. 体温过低　　　　　　　C. 颅内压增高

D. 胆红素脑病　　　　　　　E. 有感染的危险

6. 新生儿败血症最主要的生后感染途径是(　　)。

A. 皮肤　　　　B. 产道　　　　C. 脐部　　　　D. 呼吸道　　　　E. 消化道

7. 以下哪项不是新生儿Apgar评分的内容?(　　)

A. 瞳孔　　　　B. 呼吸　　　　C. 心率　　　　D. 肌张力　　　　E. 皮肤颜色

8. 关于生理性黄疸,描述错误的是(　　)。

A. 生后2～3天开始出现　　　　B. 表现为食欲下降,哭声低弱　　　C. 一般7～14天自然消退

D. 早产儿可延迟至3周消退　　　E. 血清胆红素浓度小于221 μmol/L

9. 极低出生体重儿是指出生1 h内体重不足(　　)。

A. 500 g　　　B. 1000 g　　　C. 1500 g　　　D. 2000 g　　　E. 2500 g

10. 有关新生儿颅内出血的护理,以下哪项不正确?(　　)

A. 保持安静　　　　　　　　B. 注意保暖　　　　　　　C. 必要时给予吸氧

D. 抱起喂乳,喂后拍背　　　E. 头肩部抬高15°～30°

二、A₂型题

1. 一出生6天的女婴,其母换尿布时发现阴道分泌物为粉红色黏液,护士应该解释这种黏液是下列哪种情况的结果?(　　)

A. 阴道腺未成熟　　　　　　　　　　　　B. 阴道黏膜炎症

C. 受母体雌激素影响而出现的假月经　　　D. 真菌感染

E. 处女膜破裂

2. 男婴,30周宫内妊娠,顺产,体重2.2 kg,唇周发绀,呼吸急促,此时应给予(　　)。

A. 纯氧　　　　　　　　　　B. 间歇低流量吸氧　　　　　　C. 间歇高流量吸氧

D. 持续高流量吸氧　　　　　E. 持续高浓度给氧

3. 一刚出生新生儿,身体红,四肢青紫,心率90次/分,呼吸20次/分,不规则,四肢略屈曲,弹足底有皱眉。该新生儿Apgar评分为(　　)。

A. 8分　　　B. 7分　　　C. 6分　　　D. 5分　　　E. 4分

4. 足月男婴,生后2周,黄疸逐渐加重,以结合胆红素增加为主,肝脏呈进行性增大,大便灰白色,家属咨询原因,护士的正确回答是(　　)。

A.生理性黄疸   B.母乳性黄疸   C.新生儿溶血症

D.新生儿败血症   E.新生儿胆道闭锁

5.一早产儿,女,出生4天,生后2天开始吃奶不好,哭声细弱,下肢及颊部皮肤硬肿,全身冰凉,体温30 ℃,以下哪项处理措施是不妥的?( )

A.立即放入35 ℃暖箱内保温   B.开始供给热量每日为50 kcal/kg

C.开始供给液体总量为60～80 mL/kg   D.给予氢化可的松每日4～8 mg/kg

E.保持皮肤清洁,预防感染

6.新生儿,生后5 h仍未排尿,家长咨询护士:正常足月新生儿开始排尿时间多在出生( )h内。

A.6   B.12   C.24   D.48   E.72

7.女婴,日龄10天,精神萎靡,吸吮少,哭声低。查体:T38.8 ℃,前囟平,颈、胸部皮肤见多个疖肿,中央处有脓性分泌物,脐部干燥,拟诊"新生儿败血症"。最可能的病原菌是( )。

A.奈瑟菌 B.葡萄球菌 C.大肠杆菌 D.肺炎球菌 E.白色念珠菌

8.早产儿,女,出生15天,母乳喂养,体重2.6 kg,家长询问小儿病室应保持的温度,护士告知正确的室温是( )。

A.18～20 ℃ B.20～22 ℃ C.22～24 ℃ D.24～26 ℃ E.26～28 ℃

三、A_3/A_4型题

(1～3题共用题干)

女婴,出生7天,生后3天拒奶,反应差,皮肤黄染。查体:T38.5 ℃,面部及躯干皮肤黄染,前囟隆起,张力稍高。脐部有脓性分泌物。血常规:WBC 22×10⁹/L,N 0.86,L 0.14,血清胆红素292 μmol/L。

1.患儿最可能的病因是( )。

A.生理性黄疸   B.母乳性黄疸   C.新生儿溶血病

D.新生儿败血症   E.新生儿胆道闭锁

2.为明确诊断,宜进行以下哪项检查?( )

A.血常规 B.血培养 C.血生化 D.颅脑B超 E.颅脑CT

3.如该患儿血清胆红素进一步增高,应警惕( )。

A.脑疝 B.胆红素脑病 C.严重感染 D.中毒性脑病 E.化脓性脑膜炎

(4～7题共用题干)

男婴,孕38周分娩,生后1天,出生体重2400 g,皮肤红润,胎毛少,乳房结节4 mm,睾丸已降至阴囊。

4.该男婴属于( )。

A.足月儿 B.早产儿 C.微小儿 D.正常足月儿 E.极低出生体重儿

5.其居室适宜的室温为( )。

A.18～20 ℃ B.20～22 ℃ C.22～24 ℃ D.24～26 ℃ E.26～28 ℃

6.其居室宜保持的湿度为( )。

A.30%～40% B.40%～50% C.50%～55% D.55%～65% E.65%～80%

7.拟为该婴儿补给液体,其每日需要量为( )。

A.10～20 mL/kg   B.30～40 mL/kg   C.50～60 mL/kg

D.60～80 mL/kg   E.80～100 mL/kg

(王 容)

第八章 营养性疾病患儿的护理

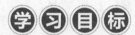

掌握:蛋白质-能量营养不良、维生素D缺乏性佝偻病、维生素D缺乏性手足搐搦症的病因、临床表现及护理措施。

熟悉:蛋白质-能量营养不良、维生素D缺乏性佝偻病、维生素D缺乏性手足搐搦症的实验室检查、治疗要点及护理诊断。

了解:小儿肥胖症的相关内容。

【临床护理思考】

宝宝小军,6个月,家住农村。因妈妈上班后工作繁忙致奶水减少,辅以米糊喂养,未添加其他辅食。近一个月来妈妈发现小军脸色不好,消瘦,睡眠不安,精神渐差。来医院门诊就医。小孙为儿科门诊护士。

请问:

(1)宝宝小军出现这些症状的原因可能是什么?

(2)本病的护理诊断有哪些?

(3)小孙应如何向家长进行健康指导?

营养是保证小儿身心健康的重要物质基础。长期营养供给不足或摄入过多都可导致小儿营养性疾病的发生。指导家长正确地喂养,注意营养均衡,合理膳食,对促进小儿健康成长非常重要。

第一节 蛋白质-能量营养不良

蛋白质-能量营养不良是由于缺乏能量和(或)蛋白质所致的一种营养缺乏症,多见于3岁以下的婴幼儿,主要表现为皮下脂肪减少、体重下降、进行性消瘦或水肿,常伴有各种器官不同程度的功能紊乱及多种营养素缺乏。临床上分为:以能量供应不足为主的消瘦型;以蛋白质供应不足为主的水肿型;介于两者之间的消瘦-水肿型。

【病因】

1. 喂养不当 喂养不当是导致婴儿营养不良的最主要原因。见于:①母乳不足或骤然断奶而未及时添加其他乳品;②人工喂养奶粉调配过稀;③长期以淀粉类食品(米饭、奶糕)为主食,未及时添加辅食;④年长儿的不良饮食习惯,如长期偏食、挑食、吃过多零食等。

2. 疾病因素 ①迁延性腹泻、过敏性肠炎等消化道疾病,以及唇裂、腭裂、幽门梗阻等消化道畸形,引起食物消化吸收障碍;②长期发热、恶性肿瘤、各种急慢性传染病等导致能量消耗增加。

3. 先天不足 早产、双胎及多胎、低出生体重儿,常因先天营养不足,后天生长发育速度较快,营养素需要量增加而引起营养不良。

【发病机制】

1. 新陈代谢异常 ①由于长期能量不足,导致自身组织消耗;②蛋白质摄入不足或消耗过多致机体内蛋白质代谢处于负平衡,当血清总蛋白浓度小于40 g/L(白蛋白小于20 g/L)时,可发生低蛋白水肿;③脂肪消耗过多致血清胆固醇下降、脂肪肝;④糖原不足或消耗过多,导致低血糖,严重者引起低血糖昏迷甚至猝死;⑤糖原不足,ATP合成减少,影响细胞膜上钠-钾-ATP酶的转运,钠在细胞内潴留,细胞外液一般为低渗状态,易出现低渗性脱水,代谢性酸中毒,低钾、低钠、低钙和低镁血症。

2.全身改变 同时可发生全身各系统功能低下,易并发各种感染。

【临床表现及并发症】

1.最早表现 体重不增是消瘦型营养不良最早出现的症状,继之体重下降,久之身高也低于正常值。

2.皮下脂肪改变 皮下脂肪层厚度是判断营养不良程度的重要指标之一。①患儿皮下脂肪逐渐减少以至消失;②皮下脂肪减少的顺序首先是腹部,其次是躯干、臀部、四肢,最后是面颊部。

3.其他 ①皮肤干燥、苍白,逐渐失去弹性,肌张力下降,肌肉松弛、萎缩如老人状;②重者可有烦躁、精神萎靡,表情淡漠,反应低下,腹泻、便秘交替,体温偏低,脉细无力,心脏功能下降,部分患者可因蛋白质缺乏出现水肿。不同程度营养不良的临床表现见表8-1。

表8-1 婴幼儿不同程度营养不良的临床表现

项目	Ⅰ度(轻度)	Ⅱ度(中度)	Ⅲ度(重度)
体重低于正常均值	15%~25%	25%~40%	>40%
腹部皮下脂肪厚度	0.4~0.8 cm	<0.4 cm	消失
肌张力	正常	降低、肌肉松弛	低下、肌肉萎缩
身长(高)	正常	低于正常	明显低于正常
精神状态	无明显变化	烦躁	萎靡、抑制与烦躁交替

4.并发症 ①营养性贫血:以缺铁性贫血最常见,巨幼红细胞性贫血也可出现或者两者兼有。②感染:因免疫功能低下,易患各种感染,特别是呼吸道和消化道感染最为常见。③多种维生素缺乏:以维生素A缺乏最常见,出现干眼症、口腔炎、末梢神经炎。还可伴有B族维生素、维生素C、维生素D及钙、镁、铜和硒等缺乏。④自发性低血糖:导致重度营养不良患儿死亡的重要原因,表现为体温不升、面色发灰、神志不清、脉搏减慢、呼吸暂停等,若不及时处理,可因呼吸麻痹而死亡。

【实验室及其他检查】

1.血清白蛋白测定 血清白蛋白降低是最突出的表现,但其半衰期较长故不够灵敏。

2.胰岛素样生长因子1 反应灵敏并且受其他因素影响较小,是诊断蛋白质-能量营养不良的较好指标。

3.其他 酶活性、胆固醇、各种电解质及微量元素浓度均下降。

【预防及治疗要点】

早期发现,及时治疗,采取综合性治疗措施:①调整饮食及补充营养物质;②促进消化功能改善;③消除病因,治疗原发病;④控制感染,治疗并发症。

【护理诊断/问题】

(1)营养失调:低于机体需要量 与长期摄入不足、吸收障碍及需要量和消耗量增加有关。

(2)生长发育迟缓 与营养物质缺乏,不能满足生长发育的需要有关。

(3)有感染的危险 与免疫功能低下有关。

(4)潜在并发症:营养性贫血、维生素缺乏症、低血糖。

(5)知识(家长)缺乏:家长缺乏营养和正确喂养知识。

【护理措施】

1.饮食护理 饮食调理时,应根据病情、消化能力和对食物耐受情况调整饮食的量和种类,不可操之过急。其饮食调整的原则是:由少到多、由稀到稠、循序渐进,逐渐增加饮食,直至恢复正常。

(1)能量的供给:①对于轻度营养不良的小儿,开始每日可供给能量250~330 kJ/kg,以后逐步增加。待体重接近正常后,供给正常需要量。②对于中、重度营养不良小儿,能量供给从每日165~230 kJ/kg开始,逐步少量增加,若消化吸收功能较好,可逐渐增加到每日500~727 kJ/kg,并按实际体重计算所需能量。待体重恢复,体重与身长(高)比例接近正常后,恢复供给正常生理需要量。

(2)蛋白质的供给:蛋白质摄入量从每日1.5~2.0 g/kg开始,逐步增加到每日3.0~4.5 g/kg,如过早给予高蛋白食物,可引起腹胀和肝肿大。食品除乳制品外,可给予豆浆、蛋类、肝泥、肉末、鱼粉等高蛋白饮食,并根据情况适当补充铁剂和钙剂。

(3)维生素和微量元素的补充:由少量开始,逐步添加水果、蔬菜等食物,以补充维生素和矿物质。

(4)鼓励母乳喂养:对于母乳不足或无母乳者,可给予配方乳或稀释牛奶,待患儿消化功能恢复后,再添加辅食。

(5)建立良好的饮食习惯:纠正偏食、挑食、吃零食的不良习惯,小学生早餐要吃饱,午餐应保证供给足够的能量和蛋白质。

2. 促进消化、改善食欲 遵医嘱给予胃蛋白酶、胰酶等消化酶和 B 族维生素口服,以帮助消化;给予蛋白同化类固醇制剂如苯丙酸诺龙肌内注射,以促进蛋白质的合成和增进食欲;胰岛素每日一次皮下注射 $2\sim3$ U,注射前先服葡萄糖 $20\sim30$ g,每 $1\sim2$ 周为一疗程,可降低血糖,增加饥饿感,增进食欲;给予锌制剂,每日口服元素锌 $0.5\sim1.0$ mg/kg,可提高味觉敏感度,增进食欲。

3. 预防感染 保持室内环境清洁、舒适、卫生;实行保护性隔离,防止交叉感染;保持口腔、皮肤的清洁、干净,防止口腔炎和压疮发生;当并发肺炎、腹泻时应采取相应的护理措施。

4. 观察病情,防止并发症 ①若患儿在夜间或清晨突然出现面色苍白、出冷汗、肢冷、脉弱、血压下降、呼吸暂停、神志不清等,应考虑并发自发性低血糖,需立即静脉注射 $25\%\sim50\%$ 葡萄糖进行抢救;②若患儿出现营养性贫血,应及时补充铁剂、维生素 B_{12} 和叶酸;③对维生素 A 缺乏引起的干眼症,可用生理盐水润湿角膜及涂抹抗生素眼膏,同时口服或注射维生素 A 制剂。

5. 健康教育 ①向患儿家长解释导致营养不良的原因,介绍科学育儿知识,指导家长合理喂养;②合理安排小儿日常生活,加强体格锻炼,保持精神愉快和保证充足的睡眠;③教会家长观察病情,及时发现并发症,做好生长发育监测。

第二节　维生素 D 缺乏性佝偻病

【临床护理思考】

刘宝宝,2 个月。12 月份出生,早产,混合喂养。近一个月来,其母发现宝宝睡眠不安、易惊醒、出汗多,常夜间哭闹,难以安抚。

请问:

(1)刘宝宝为何会出现这些表现?

(2)作为责任护士,应如何指导家长护理宝宝?

维生素 D 缺乏性佝偻病,简称佝偻病,是由于小儿体内维生素 D 缺乏导致钙、磷代谢紊乱,产生以骨骼病变为主的一种全身性营养性疾病,严重时发生骨骼畸形。在我国其发病率北方高于南方,为我国儿童保健重点防治的"四病"之一。

【维生素 D 的来源、转化及生理功能】

1. 维生素 D 的来源

(1)内源性维生素 D_3:人类维生素 D 的主要来源。人体皮肤中的 7-脱氢胆固醇经紫外线照射后生成维生素 D_3。

(2)外源性维生素 D_2 和维生素 D_3:主要从绿叶蔬菜、蛋黄、海鱼的肝、蕈类等食物中摄取。

(3)母体-胎儿的转运:胎儿通过胎盘从母体获得维生素 D,胎儿体内储存的 $25\text{-}(OH)D_3$ 可满足生后一段时间的生长需要。

2. 维生素 D 的转化 维生素 D 包括维生素 D_2 和维生素 D_3,两者在人体均无活性,进入血液循环分别在肝、肾经 25-羟化酶和 1-羟化酶作用后生成有活性的 $1,25\text{-}(OH)_2D_3$。

3. $1,25\text{-}(OH)_2D_3$ 的生理功能 ①促进肠道对钙、磷的吸收。②促进肾小管对钙、磷的重吸收,特别是磷的重吸收。③既可促进破骨细胞活动,使旧骨溶解(旧骨脱钙),释放钙盐入血,又可刺激成骨细胞功能,使血中钙、磷沉着于骨质生长部位,形成新骨(新骨钙化)。

【病因与发病机制】

1. 病因

（1）先天储存不足：妊娠后期孕母患严重营养不良、肝肾疾病、慢性腹泻或早产、多胎等均可导致婴儿体内维生素 D 储存不足。

（2）日光照射不足：为本病的最主要原因。北方寒冷地区婴幼儿户外活动少；居住高楼、多烟雾尘埃等阻碍和影响紫外线吸收；隔着窗户晒太阳（紫外线不能通过普通玻璃）等使皮肤接触日光中紫外线减少，致内源性维生素 D 生成不足。

（3）维生素 D 摄入不足：天然食物包括母乳中的维生素 D 含量很少，不能满足小儿生长发育的需要，若不及时补充，易发生疾病。

（4）生长过快，需要量增加：早产或多胎婴儿生后生长发育快，需要维生素 D 多，若未及时补充易发生佝偻病。

（5）疾病及药物影响：胃肠道、肝、胆、肾的慢性疾病可影响维生素 D 的代谢，以及钙、磷的吸收、利用；长期服用苯妥英钠、苯巴比妥等抗惊厥类药物，可加速维生素 D 的分解；糖皮质激素可影响维生素 D 对钙的转运作用。这些因素均可致佝偻病。

2. 发病机制

维生素 D 缺乏性佝偻病的发病机制见图 8-1。

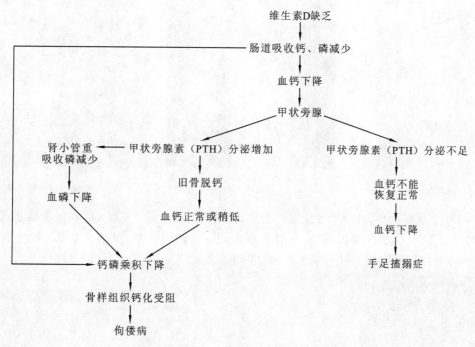

图 8-1　维生素 D 缺乏性佝偻病和手足搐搦症的发病机制

【临床表现】

本病多见于婴幼儿，目前重症患儿已明显减少，但轻、中度佝偻病仍较多见。主要表现为骨骼改变、肌肉松弛和神经精神症状。临床上根据病程分为 4 期。

1. 初期（早期）　多见于 3 个月以内婴儿。主要表现为神经精神症状。如小儿易激惹、烦躁、睡眠不安、夜间惊啼，常伴有多汗（与室温和季节无关）等。因汗液刺激头部，常摇头擦枕后脱发形成"枕秃"（图 8-2）。

2. 激期（活动期）　除初期症状外，主要表现为骨骼改变和运动功能发育异常。

1）骨骼改变

（1）头部：①颅骨软化，多见于 3～6 个月小儿，即用手指轻轻按压颞骨或枕骨中央，可感觉颅骨内陷，似按压乒乓球样；②方颅（图 8-3），多见于 7～8 个月小儿，为额骨和顶骨中心部分骨样组织堆积，呈对称样隆起；③前囟过大或闭合延迟；④出牙延迟，牙釉质缺乏。

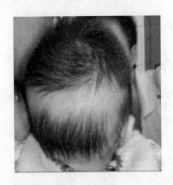

图 8-2　枕秃

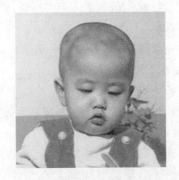

图 8-3　方颅

(2)胸部：①肋骨串珠，即肋骨与肋软骨交界处骨样组织堆积，呈钝圆形隆起，上下排列如串珠，以第7～10肋最明显；②肋膈沟（郝氏沟）（图 8-4），即膈肌附着处的肋骨受牵拉而内陷形成的一条横沟；③鸡胸（图 8-5），即第7、8、9肋骨与胸骨连接处软化内陷，致胸骨柄前突；④漏斗胸（图 8-6），胸骨剑突部向内凹陷。

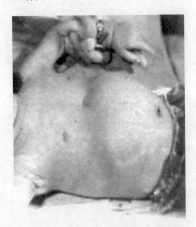

图 8-4　肋膈沟

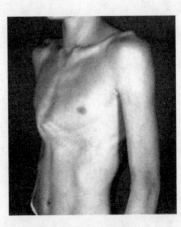

图 8-5　鸡胸

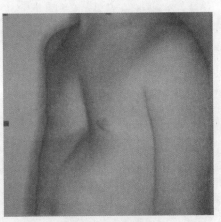

图 8-6　漏斗胸

(3)四肢：①6个月以上小儿，由于骨样组织增生而致腕、踝部骨骺处膨大，形成环状隆起，称为手镯征（图 8-7）和脚镯征（图 8-8）；②下肢畸形，由于骨质软化，肌肉、韧带松弛，在体重作用下使下肢弯曲，形成"O"形腿（图 8-9）或"X"形腿（图 8-10），见于能独立行走后的小儿。

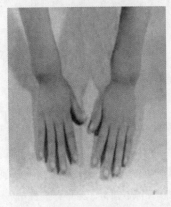

图 8-7　手镯征

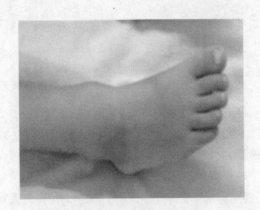

图 8-8　脚镯征

(4)脊柱：小儿经常久坐可致脊柱后突，偶见侧弯。

(5)骨盆：严重者可致骨盆畸形，形成扁平骨盆，成年后女性可致难产。

2)运动功能发育异常　全身肌张力低下，肌肉关节松弛，小儿坐、立、行等功能发育较晚，腹壁肌张力降低，腹部膨隆如蛙腹（图 8-11）。

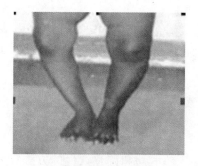
图 8-9 "O"形腿

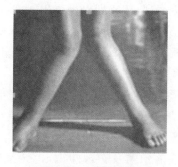
图 8-10 "X"形腿

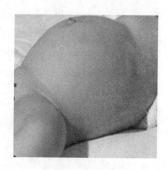
图 8-11 蛙腹

3)神经精神发育迟缓　重症佝偻病患儿条件反射形成缓慢,情感、动作及语言发育落后。

3. 恢复期　经过适当治疗后,神经精神症状逐渐好转直至消失,肌张力恢复正常。血清钙、磷及钙磷乘积恢复正常,碱性磷酸酶下降,X 线检查显示逐渐好转或接近正常。

4. 后遗症期　多见于 3 岁以上小儿,此期其他表现均正常,仅留下不同程度的骨骼畸形。

【实验室及其他检查】

实验室及其他检查见表 8-2。

表 8-2　维生素 D 缺乏性佝偻病血生化及 X 线检查

分期	血清钙	血清磷	钙磷乘积	碱性磷酸酶	X 线检查
初期	短期下降,以后正常	降低	<35	稍增高	正常或临时钙化带稍模糊
激期	降低	更低	<30	更高	临时钙化带消失,干骺端增宽,呈毛刷样、杯口状改变,骨密度减低
恢复期	逐渐恢复	恢复最快	>30	恢复最慢	逐渐恢复正常
后遗症期	正常	正常	>40	正常	正常

【预防及治疗要点】

重点:①补充维生素 D 制剂和钙剂,控制病情,防止骨骼畸形;②坚持每日户外运动,多晒太阳;③供给维生素 D 丰富的食物;④严重骨骼畸形 4 岁以后可行外科手术矫正。

【护理诊断/问题】

(1)营养失调:低于机体需要量　与日光照射少、维生素 D 摄入不足有关。

(2)生长发育迟缓　与钙、磷代谢异常致骨骼、神经发育迟缓有关。

(3)有感染的危险　与免疫功能低下有关。

(4)潜在并发症:骨骼畸形,维生素 D 过量引起中毒。

(5)知识缺乏:患儿家长缺乏佝偻病的预防和护理知识。

【护理目标】

(1)患儿能获得足量的维生素 D,佝偻病症状逐渐改善。

(2)患儿生长发育达正常标准。

(3)患儿不发生感染或发生后能得到及时处理。

(4)患儿不发生维生素 D 中毒及骨骼畸形或发生后能及时处理。

(5)患儿家长能说出佝偻病的预防和护理要点。

【护理措施】

1. 补充维生素 D

(1)接受日光浴:根据年龄、季节的不同,选用不同的方法进行户外活动,在不影响保暖的情况下尽量暴露皮肤,每天接受日光照射,由 10 min 开始逐渐增加至 1～2 h,冬季室内活动应开窗,让紫外线能够直接射入室内。

(2)坚持母乳喂养,增加富含维生素 D 的食物,如动物内脏、蛋、蘑菇及维生素 D 强化奶粉等。

(3)遵医嘱给予口服或肌内注射维生素 D 制剂,但应注意维生素 D 过量的中毒表现。如出现厌食、恶心、烦躁不安、体重下降和顽固性便秘等表现,应立即停用维生素 D,及时通知医生。

2.预防感染　保持空气清新,阳光充足,温、湿度适宜,避免交叉感染。

3.预防骨骼畸形和骨折　衣着宽松、柔软,床铺松软,避免过早和过久训练坐、立、行,以免发生或加重骨骼畸形;护理操作时动作要轻柔,避免重压和强行牵拉。

4.加强康复训练　对已有骨骼畸形者应加强锻炼,如胸廓畸形可做俯卧位抬头展胸运动;下肢畸形可实施肌肉按摩,"O"形腿可按摩外侧肌,"X"形腿可按摩内侧肌。

5.健康教育

(1)宣教工作:①向家长介绍佝偻病的预防及护理知识,指导家长进行户外活动和调整饮食的方法;②介绍正确服用维生素 D 的方法,告知其过量服用有引起中毒的危险及中毒的表现;③指导新生儿生 2 周后需开始服用预防量维生素 D(400～800 U/d)至 2 岁;④提示家长患儿不能久坐、久站、早行走等,以免造成骨骼畸形。

(2)对严重畸形已行外科手术矫治者,指导家长正确使用矫形器具。

【护理评价】

(1)患儿经治疗、护理后,佝偻病症状是否减轻或消失,实验室检查是否恢复正常。

(2)患儿生长发育是否接近或达到正常标准。

(3)患儿是否发生感染、维生素 D 中毒、骨骼畸形、骨折等并发症或发生后是否得到及时救治。

(4)家长能否说出佝偻病的预防与护理要点。

第三节　维生素 D 缺乏性手足搐搦症

维生素 D 缺乏性手足搐搦症,又称佝偻病性低钙惊厥,是由于维生素 D 缺乏,引起血中钙离子降低,出现惊厥、手足肌肉抽搐或喉痉挛等神经肌肉兴奋性增高症状,多见于 6 个月以下的小婴儿。目前由于维生素 D 缺乏预防工作普及,本病的发病率已逐年下降。

【病因与发病机制】

1.病因　①根本原因是维生素 D 缺乏;②直接原因为血钙浓度降低。当血清总钙量低于 1.75～1.88 mmol/L 或游离钙低于 1 mmol/L 时,神经肌肉兴奋性增强,从而发生惊厥或手足搐搦。

2.发病机制　维生素 D 缺乏性手足搐搦症的发病机制见图 8-1。

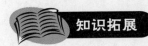　**知识拓展**

血钙浓度降低的诱发因素

(1)春季接受日光照射增加或开始用大剂量维生素 D 治疗时,骨骼加速钙化,大量钙沉积于骨,而肠道吸收钙相对不足,致血钙下降。

(2)发热、感染、饥饿时组织细胞分解释放磷,使血磷增加、血钙下降。

(3)人工喂养儿使用含磷过高的乳制品,导致高血磷、低血钙。

(4)其他因素:哭闹造成呼吸性碱中毒;低蛋白血症经输血或血浆后白蛋白增多;酸中毒纠正后等。

【临床表现】

除佝偻病的症状、体征外,主要表现为三种典型症状和三项隐性体征。

1.典型症状

(1)惊厥:多见于小婴儿。表现为:①突发两眼上翻,四肢抽动,面肌颤动,神志不清;②发作持续数秒至数分钟,发作持久者可有发绀;③发作停止后意识恢复,精神萎靡而入睡,醒后活泼如常;④发作次数可数日 1 次至每日数次甚至数十次;⑤一般为无热惊厥,发作轻时仅有短暂的眼球上窜和面肌抽动,神志清楚。新生儿可仅有屏气、面肌抽动或双眼凝视等。

（2）手足抽搐：为本病特有的表现，多见于较大婴儿、幼儿。表现为突发手足肌肉呈弓状，即手腕屈曲，手指伸直，拇指向掌心内收，呈"助产士手"（图8-12），踝关节伸直，足趾向下弯曲，呈"芭蕾舞足"（图8-13），发作停止后活动自如。

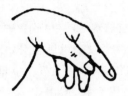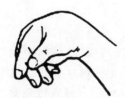

图 8-12　助产士手

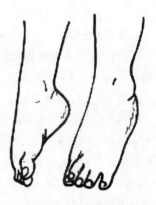

图 8-13　芭蕾舞足

（3）喉痉挛：为最严重的表现，多见于2岁以下小儿。表现为喉部肌肉、声门突然发生痉挛，出现呼吸困难，吸气时喉鸣，严重者可因窒息而死亡。

2. 隐性体征

（1）面神经征（佛斯特征）：以手指尖或叩诊锤轻击患儿颧弓与口角间的面颊部，引起眼睑和口角抽动者为阳性。

（2）陶瑟征（人工手搐搦征）：以血压计袖带包裹上臂，使血压维持在收缩压与舒张压之间，5 min 之内该手出现痉挛状为阳性。

（3）腓反射：以叩诊锤叩击膝下外侧腓神经处，引起足向外侧收缩者为阳性。

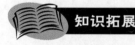 **知识拓展**

维生素D缺乏性手足搐搦症的鉴别诊断

1. 婴儿痉挛症　有特殊发作表现：突然发作、点头，躯干前屈，双手握拳、四肢屈曲至胸腹前，每次持续数秒至数十秒，伴意识障碍，常反复连串发作，常有智力低下。脑电图有高幅节律紊乱。钙剂治疗无效。

2. 急性喉炎　喉痉挛应与急性喉炎、先天性喉喘鸣鉴别，急性喉炎表现为声音嘶哑、犬吠样咳嗽、吸气性呼吸困难，常夜间发作，伴发热，血钙正常，钙剂治疗无效。

3. 低镁血症　可与低钙血症同时存在，表现与低钙血症相似，血镁常低于 0.58 mmol/L（1.4 mg/dL）。手足搐搦症患儿钙剂治疗效果不佳时应考虑低镁血症可能。

【实验室及其他检查】

血清总钙＜1.75～1.88 mmol/L，或离子钙＜1 mmol/L，血磷正常或稍增高。

【治疗要点】

急救原则"三部曲"：①首先迅速控制惊厥，解除喉痉挛；②及时补充钙剂使血钙上升至正常；③给予维生素D制剂，以便根治本病。

【护理诊断/问题】

（1）有窒息的危险　与惊厥、喉痉挛发作有关。

（2）有受伤的危险　与惊厥、手足抽搐有关。

（3）营养失调：低于机体需要量　与维生素D缺乏有关。

（4）知识缺乏：家长缺乏有关惊厥及喉痉挛的护理知识。

【护理措施】

1. 急救护理

（1）惊厥发作时的护理：①就地抢救，松开患儿衣领，将头偏向一侧，以免误吸分泌物或呕吐物造成窒息;②保持室内安静,减少刺激,密切观察患儿呼吸、神志变化,紧急情况下可配合使用指压或针刺人中、十宣穴等方法止惊。

(2)喉痉挛发生时的护理:①就地抢救,立即将舌头拉出口外;②及时清除口鼻分泌物,保持呼吸道通畅;③立即通知医生,进行人工呼吸及加压给氧,必要时行气管插管术。

2.用药护理

(1)止惊:遵医嘱立即使用镇静剂。①地西泮(安定)每次 0.1～0.3 mg/kg,肌内注射或静脉注射。也可用 10%水合氯醛保留灌肠,每次 40～50 mg/kg;②静脉推注地西泮时,应密切观察呼吸情况,注射剂量过大或速度过快(以每分钟 1 mg 为宜)可抑制呼吸,导致呼吸暂停。

(2)补充钙剂:①遵医嘱给予 10%葡萄糖酸钙 5～10 mL 加入 5%～10%葡萄糖液 10～20 mL 中,缓慢静脉注射(10 min 以上)或滴注;②钙剂不能肌内或皮下注射,静脉注射不能过快,以防血钙骤升,发生心跳骤停;③注射时应选择较大血管,避免使用头皮静脉,防止钙剂外渗而造成组织坏死,一旦发生立即用 2%普鲁卡因局部封闭;④10%氯化钙口服前,应用 3～5 倍的糖水稀释,以免刺激胃黏膜,服用 3～5 天后可改为葡萄糖酸钙或乳酸钙口服,防止发生高氯性酸中毒。

3.防止受伤 ①床挡周围用棉质护围保护,专人看护或病床两侧加床挡,防止坠床;②惊厥发作时不要对肢体加以约束,以免造成骨折、肌肉撕裂和关节脱位;③对已出牙的小儿,应在上、下门齿间放置牙垫,以防舌咬伤;④宜选用软质材料制作的玩具,创造安全的环境。

4.定期进行户外活动,补充维生素 D 参见本章第二节。

5.健康教育 ①指导家长春季接受日光浴,合理喂养,正确补充维生素 D 和钙剂;②教会家长惊厥及喉痉挛发作时的处理方法,如使患儿平卧,松开患儿衣领,使患儿颈部伸直、头偏向一侧,指压人中,同时呼叫医护人员。

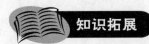 **知识拓展**

儿童钙缺乏的预防

(1)充足的母乳喂养,可满足婴儿钙营养需要。

(2)当因各种原因不能母乳喂养时,充足的配方奶喂养仍可提供充足的钙营养。

(3)早产儿、双胎、多胎、低出生体重儿需额外补充钙。

(4)当维生素 D 水平适宜时,青春期前儿童每日摄入 500 mL 牛奶,青春期少年则需要每日摄入 750 mL 牛奶,才能满足其快速生长对钙的需要。

(5)儿童钙缺乏还常与其他微量营养素,如镁、磷,维生素 A、C、K 缺乏等并存,在补充钙的同时应注意补充其他相关微量营养素。

第四节 小儿肥胖症患儿的护理

肥胖症是由于长期能量摄入超过机体消耗,使体内脂肪储存过度,体重超过了一定范围的一种慢性营养障碍性疾病。近年来,小儿肥胖症的发病率在我国呈逐渐上升趋势,目前发生率为 5%～8%。肥胖不仅影响小儿的健康,还增加了成人肥胖症、心血管疾病、2 型糖尿病、高脂血症等疾病的患病率和死亡的风险,故应及早防治。

【病因与分度】

1.病因 95%～97%的肥胖患儿属于单纯性肥胖,不伴有明显的神经、内分泌及代谢性疾病。其发病因素与多因素有关,常见的因素如下。

(1)营养素摄入过多:为本病的主要原因,摄入的营养超过机体代谢需要,多余的能量转化为脂肪储存于体内而引起肥胖。

（2）活动量过少：缺乏适当的活动和体育锻炼也是导致肥胖症的重要因素，即使摄入不多但活动过少，也可引起肥胖。

（3）遗传因素：肥胖有高度的遗传性，目前认为与多基因遗传有关。父母皆肥胖者后代肥胖率高达 70％～80％；双亲之一尤其是母亲肥胖者其后代肥胖率达 40％～50％；双亲正常的后代肥胖率仅 10％～14％。

（4）其他：疾病、进食过快、精神创伤和心理因素等均可引起小儿肥胖。

2. 分度　体重超过同性别、同身高儿童正常标准的 10％～19％者为超重；体重超过 20％者为肥胖症。其中体重超过 20％～29％者为轻度肥胖；超过 30％～49％者为中度肥胖；超过 50％者为重度肥胖。

【临床表现】

1. 发病年龄　肥胖可发生于任何年龄段，以婴儿期、5～6 岁及青春期最常见。

2. 表现　①患儿食欲旺盛，喜欢吃甜食、油炸食物和高脂肪食物；②体态肥胖，皮下脂肪多而分布均匀，腹部膨隆下垂，常有假性乳房增大，严重者胸、腹、臀部、大腿可出现白纹或紫纹；③不爱活动，动作笨拙，出汗多，易疲劳，不愿与其他小儿交往，常出现自卑、胆怯、孤僻等心理障碍；④严重者因胸廓及膈肌运动受限，导致肺泡换气不足、缺氧、发绀、红细胞增多，甚至心脏扩大、心力衰竭等，称为肥胖肺心综合征或肥胖-换气不良综合征。

【实验室及其他检查】

甘油三酯、胆固醇增高，严重患儿血清 β-白蛋白也增高；常有高胰岛素血症，血生长激素水平降低。肝脏超声波检查常有脂肪肝。

【治疗要点】

一般不用药物治疗，主要采取控制饮食、增加活动、消除心理障碍等综合措施。其中，饮食疗法和运动疗法是最重要的两项措施。

【护理诊断/问题】

（1）营养失调：高于机体需要量　与摄入高能量食物过多、运动过少有关。

（2）自我形象紊乱　与肥胖引起的自身形体改变有关。

（3）社交障碍　与肥胖造成的心理障碍有关。

（4）知识缺乏：患儿及家长缺乏合理的营养知识。

【护理措施】

1. 调整饮食　限制患儿每日摄入的能量，但必须满足小儿基本营养及生长发育需要。选择高蛋白、低脂肪、低碳水化合物的食物，鼓励患儿多吃体积大、饱腹感明显而能量低的蔬菜类食物，如萝卜、青菜、黄瓜、莴苣、番茄、竹笋等，补充适量的矿物质和维生素。少吃多餐，细嚼慢咽，不吃宵夜和零食。

2. 增加运动　运动是减轻体重的重要手段。鼓励患儿选择喜欢和有效及易坚持的运动项目，如晨间跑步、游泳、快步走等，每日坚持运动至少 30 min，以运动后轻松愉快、不感到疲劳为宜，运动要循序渐进，持之以恒。如运动后疲惫不堪、心慌、气促和食欲大增，则表示运动过量。

3. 心理护理　引导患儿正确认识身体形态的改变，鼓励患儿坚持自觉接受治疗，建立信心，消除自卑心理，鼓励其参加社会交往。

4. 健康教育　①向患儿家长宣传科学喂养知识，培养小儿良好的饮食习惯，避免营养过剩；②强调调整饮食和坚持运动是控制肥胖症的最好办法，不能采用成人的减肥方法治疗小儿肥胖症；③指导家长鼓励患儿树立信心，定期监测患儿的体重变化。

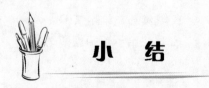

小　结

营养不良因缺乏蛋白质和（或）能量引起，喂养不当为最主要原因。临床上以体重减轻、进行性消瘦、皮下水肿为特征。营养不良有 3 种类型，分 3 度。最早表现为体重不增，Ⅰ度、Ⅱ度、Ⅲ度营养不良体重分别低于正常均值的 15%～25%、25%～40%、>40%；皮下脂肪减少最早部位为腹部；常并发营养性缺铁性贫血、呼吸道和消化道感染、维生素 A 缺乏、自发性低血糖,以及水、电解质紊乱和酸碱平衡失调。护理上应注意调整饮食,给予高蛋白、高能量、高维生素饮食,遵循由少到多、由稀到稠、循序渐进、逐渐增加的原则。

维生素 D 为皮肤中 7-脱氢胆固醇经紫外线照射转变而成,其必须在肝、肾分别经 25-羟化酶和 1-羟化酶作用生成 1,25-(OH)$_2$D 才具有较强生物活性。日光照射不足为佝偻病最主要原因,初期主要表现为神经精神症状,激期主要表现为骨骼改变,如颅骨软化、方颅、肋骨串珠、肋膈沟、鸡胸、漏斗胸、手镯征和脚镯征、"O"形腿、"X"形腿。护理上应多晒太阳,多摄入富含维生素 D、钙、磷和蛋白质的食物,并补充维生素 D 制剂及钙剂;出生 2 周后给予维生素 D 预防量 400～800 U/d 至 2 岁。

维生素 D 缺乏性手足搐搦症根本原因是维生素 D 缺乏,直接原因是血钙降低(血清总钙<1.75～1.88 mmol/L或离子钙<1 mmol/L),惊厥、手足抽搐、喉痉挛为主要表现。护理上应迅速控制惊厥、解除喉痉挛、及时补充钙剂,以防窒息和受伤;急性期后给予维生素 D 治疗。

模拟试题

一、A$_1$型题

1. 人体维生素 D 主要来源于(　　)。

A. 蔬菜中的维生素 D　　　　　　B. 蛋黄中的维生素 D　　　　　　C. 猪肝中的维生素 D

D. 水果中的维生素 D　　　　　　E. 皮肤合成的内源性维生素 D

2. 符合 I 度营养不良的诊断标准的是(　　)。

A. 精神萎靡　　　　　　　　　　　B. 肌肉松弛

C. 身长(高)低于正常　　　　　　D. 腹部皮下脂肪厚度为 0.4 cm 以下

E. 体重低于正常值的 15%～25%

3. 维生素 D 缺乏性佝偻病的最主要病因是(　　)。

A. 维生素 D 摄入不足　　　　　B. 生长发育过快　　　　　　C. 肝肾疾病

D. 日光照射不足　　　　　　　　E. 药物影响

二、A$_2$型题

一冬季出生男婴,足月顺产,现已 4 个月,体重 5.8 kg,采取牛乳喂养,未添加辅食,近日来,婴儿多烦躁,易激惹,夜惊,多汗,血钙、血磷、碱性磷酸酶正常,最可能的诊断是(　　)。

A. 惊吓　　　　B. 营养不良　　　　C. 佝偻病激期　　　　D. 佝偻病初期　　　　E. 先天性佝偻病

三、A$_3$/A$_4$型题

患儿,6 个月,常在睡眠时烦躁哭闹,入睡难,查体重 7 kg,T37.9 ℃,有枕秃及颅骨软化,诊断为佝偻病。给予维生素 D 20 万 U 肌内注射后,突然发生全身抽搐 4 次,每次持续 10～60 s,发作停止后精神如常。查血清总钙浓度为 1.68 mmol/L。

1. 患儿现在抽搐最可能的原因是(　　)。

A. 血清钠降低　　B. 缺乏维生素 D　C. 血清钙降低　　　D. 高热惊厥　　　E. 癫痫发作

2. 对患儿首选的护理措施是(　　)。

A. 使用氧气　　　　　　　　　　B. 继续补充维生素 D　　　　　　C. 降低患儿体温

D. 在病床两侧加床挡　　　　　　E. 尽快给予葡萄糖酸钙

四、B 型题

(1～3 题共用备选答案)

A. 5%～15%　　B. 15%～25%　　C. 25%～40%　　D. 30%～50%　　E. 40%以上

1. 轻度营养不良体重低于正常均值的(　　)。

2.中度营养不良体重低于正常均值的( )。

3.重度营养不良体重低于正常均值的( )。

(4～6题共用备选答案)

A.维生素 D 缺乏性佝偻病　　　　　　　　　B.低血糖

C.维生素 D 缺乏性手足搐搦症　　　　　　　D.轻度营养不良

E.惊厥

4.体重低于正常均值的 15％～25％ 属于( )。

5.营养不良患儿夜间或清晨出现头晕、面色苍白、出冷汗、血压下降等考虑为( )。

6.患儿患维生素 D 缺乏性手足搐搦症时最易出现的症状是( )。

（余　佳）

第九章　消化系统疾病患儿的护理

学习目标

掌握： 口腔炎、腹泻患儿的分类、临床表现、护理诊断/问题及护理措施，常用液体种类、成分及配制、腹泻患儿的液体疗法及护理，腹泻患儿的护理实训。

熟悉： 小儿消化系统解剖生理特点，口腔炎、肺炎患儿的病因、治疗要点。

了解： 口腔炎、腹泻患儿的实验室及其他检查，腹泻患儿的护理目标、护理评价，小儿体液平衡特点。

消化系统疾病是小儿的常见病、多发病，主要影响小儿对营养物质的摄取、消化和吸收。小儿消化系统功能不完善，易出现消化功能紊乱，引起慢性营养障碍、机体抵抗力下降，甚至影响小儿的生长发育。

第一节　小儿消化系统解剖生理特点

一、口腔

口腔是消化道的起始端，具有吸吮、吞咽、咀嚼、消化、味觉、感觉及语言等功能。足月新生儿出生时已具有较好的吸吮和吞咽功能，早产儿则较差。婴幼儿口腔黏膜薄嫩，血管丰富，唾液腺不够发达，唾液分泌少，口腔黏膜干燥，易发生损伤和感染；3个月以下婴儿因唾液中淀粉酶含量低，不宜喂淀粉类食物；3～4个月时婴儿唾液分泌开始增多，5～6个月时明显增多，由于婴儿口底浅，不能及时吞咽所分泌的全部唾液，常发生生理性流涎。

二、食管

食管长度新生儿时为8～10 cm，1岁时约为12 cm，5岁时约为16 cm，学龄期为20～25 cm，成人时为25～30 cm。婴儿的食管呈漏斗状，黏膜纤弱、腺体缺乏、弹力组织和肌层不发达，食管下端贲门括约肌发育不成熟，控制能力差，常发生胃食管反流，一般在8～10个月时症状消失。

三、胃

婴儿胃呈水平位，当开始直立行走后逐渐变为垂直位。贲门括约肌和胃平滑肌发育不成熟，而幽门括约肌发育较好，吮乳时常吞咽较多空气，常发生溢乳和呕吐。胃液中盐酸和各种酶的分泌较少且活性低，消化功能较差。胃容量：新生儿30～60 mL，1～3个月 90～150 mL，1岁时250～300 mL，5岁时700～850 mL，成人时约为2000 mL，故小儿年龄越小，喂哺次数越多；胃排空时间因食物种类不同而异，稠厚含乳凝块大的乳汁排空较慢，如水为1.5～2 h，母乳为2～3 h，牛乳为3～4 h。早产儿胃排空较慢，易发生胃潴留。

四、肠及肠道细菌

小儿肠管相对比成人长，一般为身长的5～7倍，黏膜血管丰富，小肠绒毛发育较好，有利于消化吸收。但其肠壁薄，通透性高，屏障功能差，肠内毒素、消化不全产物和过敏原等易通过肠黏膜吸收进入体内，引起全身感染和变态反应性疾病。小儿肠肌层发育较差，肠系膜柔软而长，固定差，肠活动度大，易发生肠扭转和肠套叠。早产儿肠蠕动协调功能差,易发生粪便滞留、排出延迟,甚至发生功能性肠梗阻。

新生儿肠道内无细菌,出生后数小时细菌即从口、鼻、肛门侵入肠道,主要分布在结肠和直肠。肠道菌群受食物成分影响而不同:单纯母乳喂养者以双歧杆菌为主;人工喂养和混合喂养者大肠杆菌、嗜酸杆菌、双歧杆菌及肠球菌所占比例几乎相等。正常菌群对侵入肠道的致病菌有一定的拮抗作用,而婴幼儿肠道正常菌群脆弱,易受许多内外因素影响而导致菌群失调,引起消化功能紊乱。

五、肝

年龄越小,肝脏相对越大。婴幼儿肝脏在右肋下可触及,6岁以后则不易触及。婴儿肝脏血管丰富,但肝功能不成熟,解毒能力差,故在缺氧、感染、中毒等不利因素的影响下易发生肝肿大和变性,影响其正常生理功能。肝细胞再生能力强,结缔组织发育较差,不易发生肝硬化。婴儿时期胆汁分泌较少,故对脂肪的消化吸收功能较差。

六、胰腺

胰腺分泌胰岛素及胰液,胰岛素调节糖代谢,胰液内含有各种消化酶,最先出现的是胰蛋白酶,其次是脂肪酶,最后是胰淀粉酶。故生后3个月以内婴儿不宜喂淀粉类食物。出生时胰液分泌量少,3～4个月时增多;婴幼儿时期胰液的分泌易受天气及各种疾病的影响而被抑制,胰脂肪酶及胰蛋白酶的活性均较低,对脂肪和蛋白质的消化吸收功能较差,易引起消化不良。

七、健康小儿粪便

由于婴幼儿大脑皮层功能发育不完善,进食时常可引起胃-结肠反射,产生便意,故排便次数多于成人,每日1～7次;大便的颜色和性状受食物成分的影响而不同。

1. 胎粪 胎粪由胎儿肠道脱落的上皮细胞、消化液及吞咽的羊水所组成,呈墨绿色、糊状、质黏稠、无臭味,多数在生后12 h内开始排出,2～3天后逐渐转变为黄色糊状便。若生后24 h内无胎粪排出,应注意检查有无肛门闭锁等消化道畸形。

2. 母乳喂养儿粪便 为金黄色或黄色均匀糊状,偶有细小乳凝块,无臭味,呈酸性反应,每日排便2～4次,一般在添加辅食后次数减少。

3. 人工喂养儿粪便 为淡黄色或灰黄色,较干稠,多成形,含乳凝块较多,有臭味,呈中性或碱性反应,每日排便1～2次,易发生便秘。

4. 混合喂养儿粪便 与人工喂养儿粪便相似,但较软、黄,添加谷类、蛋、肉、蔬菜、水果等辅食后,粪便性状逐渐接近成人,每日排便1次。

第二节 口 腔 炎

口腔炎是指由于病毒、细菌、真菌等感染引起的口腔黏膜炎症,若病变局限于舌、齿龈、口角亦可分别称为舌炎、齿龈炎和口角炎。本病多见于婴幼儿,可单独发病也可继发于急性感染、腹泻、营养不良、B族维生素或维生素C缺乏等全身性疾病。

【病因】

1. 内因 婴幼儿口腔黏膜薄嫩、血管丰富,唾液腺发育较差,唾液分泌少,口腔黏膜干燥。

2. 病原菌 主要有病毒、细菌、真菌等。

3. 诱因 食具消毒不严格、口腔卫生差、不适当擦拭口腔、食物温度过高刺激或各种疾病导致机体抵抗力下降等均可诱发口腔炎。

【临床表现】

三种口腔炎的临床特点见表9-1。

表9-1　三种口腔炎的临床特点

	鹅口疮(雪口病)	溃疡性口腔炎	疱疹性口腔炎
病原体	白色念珠菌	链球菌、金黄色葡萄球菌、肺炎链球菌、大肠杆菌等	单纯疱疹病毒
病因及诱因	常见于营养不良、长期应用广谱抗生素或糖皮质激素	常见于急性感染、机体抵抗力下降、长期腹泻及口腔卫生不洁等	常见于卫生条件差的家庭及托幼机构,有传染性
临床表现	①新生儿多见;②口腔黏膜出现白色乳凝块状物,可融合成片,不易拭去,强拭之可见局部潮红、渗血;③无疼痛、哭闹、拒食、流涎;④体温正常,局部淋巴结无肿大	①婴幼儿多见;②口腔黏膜充血水肿,继而发生糜烂或溃疡,可融合成片,表面有灰白色或黄色假膜覆盖,易拭去而遗留渗血创面;③疼痛、哭闹、拒食、流涎;④发热,T38~40 ℃,颌下淋巴结肿大	①婴幼儿多见;②口腔黏膜出现疱疹,溃破后形成溃疡,表面有黄白色渗出物覆盖;③同溃疡性口腔炎;④同溃疡性口腔炎
实验室检查	取白膜涂片,加10%氢氧化钠1滴镜检可见真菌菌丝和孢子	WBC升高,N升高	WBC正常或降低

【治疗要点】
控制感染;清洁口腔及局部处理;给予对症治疗,如退热、补充足够营养和液体。

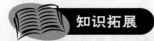 **知识拓展**

地　图　舌

地图舌是由于舌黏膜上皮(丝状乳头)剥脱所致,深部组织无改变。病因未明,而非维生素缺乏所致。可见于6个月以后的婴幼儿和儿童。

临床表现:①舌面上先出现灰白色稍隆起的小病灶,以后中央的丝状乳头剥脱,遗留红色、光滑、干燥的舌面,边缘灰白色,向外扩展融合成地图状;②病变范围和位置可经常变化;③病程较久,长达数年;④无疼痛、流涎或其他口腔炎症状;⑤不需治疗。

【护理诊断/问题】
(1)口腔黏膜改变　与护理不当、口腔黏膜受损或感染有关。
(2)疼痛　与口腔黏膜炎症、溃疡有关。
(3)体温过高　与口腔黏膜感染有关。
(4)营养失调:低于机体需要量　与疼痛引起拒食有关。
(5)知识缺乏:患儿及家长缺乏本病的预防及护理知识。

【护理措施】
1.口腔护理　鼓励患儿多饮水,进食后漱口,保持口腔黏膜湿润和清洁。对流涎者要及时清除分泌物,保持皮肤清洁干燥,以免引起皮肤湿疹及糜烂。溃疡性口腔炎患儿用3%过氧化氢溶液或0.1%利凡诺溶液清洗溃疡面;鹅口疮患儿在哺乳前后用2%碳酸氢钠溶液清洗疮面。

2.局部涂药
(1)方法:①涂药前应先将纱布或干棉球放在颊黏膜腮腺管口处或舌系带两侧,以隔断唾液;②用干棉球将病变部位表面水分吸干后方能涂药。
(2)用药:①鹅口疮患处涂制霉菌素;②溃疡性口腔炎患处涂2.5%~5%金霉素鱼肝油、锡类散等;③疱疹性口腔炎患处涂疱疹净或喷洒锡类散、西瓜霜等;④口唇干裂者可涂液状石蜡或抗生素软膏。
(3)注意事项:①涂药后嘱患儿闭口10 min后取出纱布或棉球;②不可立即漱口、饮水或进食。

3.发热的护理　密切观察体温变化,体温超过38.5 ℃时,给予松解衣物、温水或乙醇擦浴、放置冷水袋或冰袋等物理降温,必要时给予药物降温。

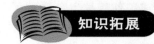 **知识拓展** ∙∙

要素饮食

要素饮食是一种化学精制食物,含有全部人体所需的易于消化吸收的营养成分,包括游离氨基酸、单糖、主要脂肪酸、维生素、无机盐类和微量元素等,与水混合后形成溶液或较为稳定的悬浮液,无需经过消化即可直接被肠道吸收和利用,可以为人体提供热能及营养,改善患者营养状况,从而达到治疗和辅助治疗的目的。

4.饮食护理 供给高热量、高蛋白、高维生素的温凉流质或半流质饮食,避免摄入酸辣等刺激性食物或粗硬食物。对因疼痛影响进食者,可在进食前局部涂抹2%利多卡因。对不能进食者,可静脉补充或给予肠道外营养,以确保能量与液体的供给。患儿使用的食具应通过煮沸消毒或压力灭菌消毒。

5.健康教育 ①向家长介绍口腔炎的相关知识,指导家长及患儿清洗口腔和局部涂药的方法及注意事项;②指导食具专用,注意消毒隔离;③纠正小儿吮指及擦拭婴儿口腔等不良习惯,培养其进食后漱口及早晚刷牙的卫生习惯;④宣传均衡营养对提高机体抵抗力的重要性,避免偏食、挑食,培养良好的饮食习惯;⑤告知家长疱疹性口腔炎传染性强,应注意隔离。

第三节 腹 泻 病

【临床护理思考】

宝宝楠楠,8个月,家住城郊。2013年9月8日晚楠楠吃完牛奶后不久出现呕吐,随后出现腹泻,共解黄色水样便6次,量较多,伴发热、哭闹、烦躁、喜饮、尿少。次日清晨由其爸妈急抱来医院就诊。

请问:

(1)宝宝楠楠出现这些症状的原因可能是什么?

(2)本病的护理诊断有哪些?

(3)责任护士小孙应如何为患儿进行护理?

小儿腹泻又称腹泻病,是一组由多病原、多因素引起的以大便次数增多及大便性状改变为特点的小儿常见病,严重者可引起水、电解质和酸碱平衡紊乱。6个月至2岁婴幼儿发病率较高。一年四季均可发生,以夏秋季多见,是我国儿童保健重点防治的"四病"之一。

【分类】

1.按病因分类

(1)感染性腹泻:如病毒性肠炎、细菌性肠炎、真菌性肠炎等。

(2)非感染性腹泻:如食饵性腹泻、过敏性腹泻、症状性腹泻等。

2.按病程分类

(1)急性腹泻:病程<2周。

(2)迁延性腹泻:病程2周～2个月。

(3)慢性腹泻:病程>2个月。

3.按病情分类

(1)轻型腹泻:主要为胃肠道症状,无水、电解质、酸碱平衡紊乱及全身中毒症状。

(2)重型腹泻:除胃肠道症状加重外,还有明显的脱水,电解质、酸碱平衡紊乱及全身中毒症状。

【病因与发病机制】

1.病因

1)易感因素 ①消化系统发育不成熟,胃酸和消化酶分泌不足,对食物质和量变化的耐受性差;②生长发育快,对营养物质的需求量较多,消化道负担较重;③机体防御功能差,胃酸偏低,胃排空较快,胃肠道

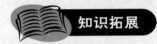

分泌型 IgA(SIgA)较低,免疫功能较差;④新生儿出生后尚未建立正常肠道菌群或因使用抗生素等导致肠道菌群失调;⑤人工喂养儿的乳类中缺乏乳铁蛋白、巨噬细胞等免疫活性物质,且食物和食具易污染。

2)感染因素

(1)肠道内感染:可由病毒、细菌、真菌和寄生虫引起,尤其以病毒和细菌多见。

①病毒感染:秋季的婴幼儿腹泻80%由病毒感染引起,以轮状病毒最常见,其次为星状和杯状病毒,肠道病毒包括柯萨奇病毒和埃可病毒等。

②细菌感染(不包括法定传染病):以致腹泻大肠杆菌为多见,分为5组,分别为致病性大肠杆菌(EPEC)、产毒性大肠杆菌(ETEC)、侵袭性大肠杆菌(EIEC)、出血性大肠杆菌(EGEC)和黏附-集聚性大肠杆菌(EAEC);其次为空肠弯曲菌和耶尔森菌、沙门菌等。

③真菌感染:以白色念珠菌为多见,其次为曲菌和毛霉菌等。

④寄生虫感染:以蓝氏贾第鞭毛虫、阿米巴原虫和隐孢子虫等为多见。

(2)肠道外感染:如中耳炎、上呼吸道感染、肺炎、泌尿系统及皮肤感染时,由于发热、病原体毒素、直肠局部激惹(膀胱感染)作用导致消化功能紊乱或肠道外感染的病原同时感染肠道。

知识拓展

抗生素相关性腹泻

长期大量使用广谱抗生素可致肠道菌群失调,肠道正常菌群减少,耐药的金黄色葡萄球菌、变形杆菌、绿脓杆菌、难辨梭状芽孢杆菌或白色念珠菌等可大量繁殖,引起药物较难控制的肠炎,有学者称之为抗生素相关性腹泻。

3. 非感染因素

(1)饮食因素:①喂养不当可引起腹泻,多见于人工喂养儿。②过敏因素:如对牛奶或大豆(豆浆)过敏或不耐受而引起腹泻。③其他因素:原发性或继发性双糖酶(主要为乳糖酶)缺乏或活性降低,肠道对糖的消化吸收不良,使乳糖积聚而引起腹泻。

(2)气候因素:①天气变冷,腹部受凉,肠蠕动增加;②天气过热致消化液分泌减少或口渴饮水过多,增加消化道负担而发生腹泻。

2. 发病机制 腹泻发生的机制分为:①肠腔内存在大量不能被吸收的具有渗透活性物质的渗透性腹泻;②肠腔内电解质分泌过多的分泌性腹泻;③炎症所致的液体大量渗出的渗出性腹泻;④肠道运动功能异常所致的腹泻等。临床上出现的腹泻是由多种机制共同作用的结果。

(1)感染性腹泻:病原微生物多随污染的食物、水、日用品、玩具、手进入消化道,当机体防御机能下降时,大量病原微生物侵袭肠道并产生毒素,引起腹泻和水、电解质紊乱。

(2)非感染性腹泻:因进食过量或食物成分不恰当,致使消化功能发生障碍,食物不能被充分消化吸收而积滞于小肠上部,导致局部酸度降低,肠道下部细菌上移并繁殖,食物发酵和腐败,产生内源性感染和消化功能紊乱,同时食物分解产生的胺类等腐败性毒性产物刺激肠壁,使肠蠕动增加,引起腹泻。

【临床表现】

不同病因引起的腹泻常有相似的临床表现,又各具特点。

(一)轻型腹泻

1. 病因 多由肠道外感染、饮食、气候等因素引起。

2. 临床表现

(1)起病可急可缓,以胃肠道症状为主:①食欲减退,偶有呕吐;②大便次数增多,每日多在10次以下,稀薄,呈黄色或黄绿色,有酸味,可见白色或黄白色奶瓣和泡沫,混有少量黏液;③排便前常因腹痛而哭闹不安,便后恢复安静。

(2)一般无脱水和全身中毒症状,多在数日内痊愈。

(二)重型腹泻

1. 病因 多由肠道内感染引起或由轻型腹泻转变而来。

2. 临床表现

(1)起病常较急,有严重的胃肠道症状:①食欲减退,呕吐(严重者可吐咖啡样物)、腹痛、腹胀;②腹泻频繁,大便每日10余次至数十次,多为黄绿色水样或蛋花汤样便,量多,可有少量黏液,少数患儿可有少量血便。

(2)全身中毒症状:发热、烦躁、精神萎靡、嗜睡,甚至昏迷、休克等。

(3)水、电解质和酸碱平衡失调:主要为脱水,低钾、低钙及低镁血症,代谢性酸中毒。

①脱水:由于体液丢失过多和水分摄入不足,使体液总量尤其是细胞外液量减少,而导致不同程度的脱水,同时可伴有钠、钾和其他电解质的丢失。

脱水程度即患病后体液损失量的总量。根据临床表现可将脱水分为轻度、中度和重度三种(表9-2)。营养不良儿因皮下脂肪少,皮肤弹性较差,脱水程度易估计过高,而肥胖儿脱水程度易估计过低。

表9-2 三种不同程度脱水的临床表现

	轻 度	中 度	重 度
失水量占体重的比例	<5%	5%～10%	>10%
累积损失量	30～50 mL/kg	50～100 mL/kg	100～120 mL/kg
精神	稍差	萎靡、烦躁	淡漠、昏睡或昏迷
眼泪	少	明显减少	无
前囟、眼窝	稍凹陷	明显凹陷	深度凹陷
皮肤	干、弹性可	干、弹性差	干、弹性极差
尿量	稍减少	明显减少	极少或无
末梢循环	正常	四肢稍凉	四肢厥冷
心率	正常	快	快、弱
血压	正常	正常或稍低	下降

根据血钠浓度或腹泻时水与钠丢失比例不同,将脱水分为等渗性、低渗性和高渗性脱水三种(表9-3)。以等渗性脱水最多见,其次为低渗性脱水,高渗性脱水少见。

表9-3 三种不同性质脱水的临床表现

	低渗性脱水	等渗性脱水	高渗性脱水
原因及诱因	失盐多于失水,补充非电解质过多,常见于病程较长、营养不良和重度脱水者	失水与失盐相当,常见于病程较短、营养状况较好者	失盐少于失水,补充电解质过多,常见于高热、大量出汗者
血钠浓度	<130 mmol/L	130～150 mmol/L	>150 mmol/L
口渴	不明显	明显	极明显
皮肤弹性	极差	稍差	尚可
血压	极低	低	正常或稍低
神志	嗜睡或昏迷	精神萎靡	烦躁易激惹

②代谢性酸中毒:腹泻致大量碱性肠液丢失;进食少及肠吸收不良导致体内热量不足,脂肪分解增加,产生大量酮体;脱水致血容量减少,血液浓缩,血流缓慢致组织缺氧,乳酸堆积;肾血流量不足,尿量减少,酸性代谢产物潴留。

根据血液 HCO_3^- 或二氧化碳结合力(CO_2CP)测定值(正常值为18～27 mmol/L),将酸中毒分为轻、中、重三种。一般脱水越重,酸中毒也越严重。新生儿及小婴儿因呼吸代偿功能较差,呼吸改变不典型,常表现为精神萎靡、拒乳、面色苍白等。不同程度代谢性酸中毒的临床表现见表9-4。

表9-4 不同程度代谢性酸中毒的临床表现

	轻 度	中 度	重 度
HCO₃⁻	13～18 mmol/L	9～13 mmol/L	<9 mmol/L
临床表现	症状不明显,仅呼吸稍快	精神萎靡或烦躁,心率增快,呼吸深长,口唇呈樱桃红色等	恶心、呕吐,心率减慢,呼吸深快、节律不齐,呼气中有烂苹果味(丙酮),昏睡或昏迷

③电解质紊乱 常发生在脱水、酸中毒被纠正后。

低钾血症:指血清钾低于3.5 mmol/L。主要表现为精神萎靡、反应低下、四肢无力、腹胀、肠鸣音减弱或消失、腱反射减弱或消失等神经肌肉兴奋性减低。低钾对心脏影响的表现为心率增快、心音低钝、心律失常,心电图显示T波增宽、低平或倒置,Q-T间期延长,ST段下降,出现U波,在同一导联中U波大于T波。

低钙血症或低镁血症:易发生于营养不良和活动性佝偻病患儿,表现为手足搐搦、惊厥,用钙剂治疗无效时应考虑低镁血症的可能。

(三)几种常见肠炎的临床特点

1. 轮状病毒肠炎 好发于秋冬季节,又称秋季腹泻。多见于6个月～2岁的婴幼儿,起病急,常伴有发热和上呼吸道感染症状,无明显全身中毒症状;病初即出现呕吐,大便"三多"(次数多、量多、水分多),呈黄色或淡黄色,水样或蛋花汤样,无腥臭味,常并发脱水、酸中毒及电解质紊乱。本病为自限性疾病,自然病程为3～8天。大便镜检偶有少量白细胞。近年报道,轮状病毒感染可侵犯中枢神经系统、心肌等多个脏器。

2. 大肠杆菌性肠炎 多发生在夏季5—8月。①致病性和产毒性大肠杆菌性肠炎大便呈蛋花汤样或水样,混有黏液,常伴呕吐,严重者有发热、脱水、酸中毒及电解质紊乱,大便镜检无白细胞,为自限性疾病,自然病程为3～7天;②侵袭性大肠杆菌性肠炎可排出菌痢样黏液脓血便,有腥臭味,常伴有恶心、呕吐、腹痛和里急后重,可伴有严重的全身中毒症状,如高热、意识障碍甚至休克,大便镜检有大量白细胞及数量不等的红细胞,粪便细菌培养可找到相应的致病菌;③出血性大肠杆菌性肠炎开始为黄色水样便,后转为血水便,有特殊臭味,常伴有腹痛,大便镜检有大量红细胞,一般无白细胞。

3. 抗生素诱发性肠炎 多继发于大量使用抗生素后,肠道正常菌群失调,使肠道内耐药的金黄色葡萄球菌、某些梭状芽孢杆菌或白色念珠菌等大量繁殖而引起的肠炎。营养不良、免疫功能低下和长期应用肾上腺皮质激素者多见。①金黄色葡萄球菌性肠炎大便为暗绿色似海水样,量多带有黏液,少数为血便,可伴有全身中毒症状甚至休克,大便镜检有大量脓细胞和成簇的革兰染色阳性球菌,培养有葡萄球菌生长;②伪膜性小肠结肠炎由梭状芽孢杆菌引起,大便呈黄绿色水样便,可有伪膜排出,可伴有腹痛、腹胀和全身中毒症状甚至休克;③真菌性肠炎多由白色念珠菌引起,大便次数增多,呈黄色稀便,泡沫较多带有黏液,有时可见豆腐渣样细块(菌落),常伴鹅口疮,大便镜检可见真菌孢子和菌丝。

(四)迁延性腹泻和慢性腹泻

病因复杂,与急性腹泻治疗不彻底或治疗不当有关,人工喂养儿、营养不良者患病率高。表现为腹泻迁延不愈,病情反复,大便次数和性质极不稳定,严重时可出现水、电解质紊乱。

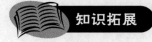 知识拓展

生理性腹泻

生理性腹泻多见于6个月以内的婴儿,外观虚胖,常有湿疹,生后不久即出现腹泻,除大便次数增多外,无其他症状,食欲好,生长发育正常,添加辅食后大便逐渐转为正常。近年来研究发现此类腹泻可能为乳糖不耐受的一种特殊类型。

【实验室及其他检查】

1. 血液检查

(1)血常规:白细胞总数及中性粒细胞增多可提示细菌感染,正常或降低提示病毒感染;嗜酸性粒细胞

增多提示寄生虫感染或过敏性病变。

(2)**血生化**:血清钠、钾、钙、镁离子均有不同变化;HCO_3^-可降低;明显少尿或无尿者血尿素氮和肌酐可升高。

2. 大便常规 侵袭性细菌感染者,大便可有大量白细胞或有不同数量的红细胞。

3. 大便培养 可检出致病菌。

【预防及治疗要点】

1. 原则 调整饮食,促进恢复;预防和纠正水、电解质及酸碱平衡紊乱;合理用药,对症治疗,预防并发症。

2. 方法 病毒和非感染因素所致者,一般不用抗生素,应用液体疗法,选用微生态制剂和黏膜保护剂;细菌感染所致者,可根据大便培养及药物敏感试验结果选用抗生素;避免使用止泻剂。

【护理诊断/问题】

(1)**体液不足** 与腹泻、呕吐致体液丢失过多和摄入不足有关。

(2)**腹泻** 与感染、喂养不当、肠道功能紊乱等有关。

(3)**体温过高** 与肠道感染有关。

(4)**有皮肤完整性受损的危险** 与大便次数增多刺激臀部皮肤有关。

(5)**营养失调:低于机体需要量** 与腹泻、呕吐丢失过多和摄入不足有关。

(6)**潜在并发症**:代谢性酸中毒、低钾血症等。

【护理目标】

(1)患儿脱水、电解质紊乱得到纠正,尿量正常。

(2)患儿腹泻、呕吐次数逐渐减少或停止,大便性状正常。

(3)患儿体温恢复正常。

(4)患儿臀部皮肤保持完整、无破损。

(5)患儿能摄入足够营养,体重恢复正常。

(6)患儿不发生酸中毒、低钾血症等并发症。

【护理措施】

1. 补充液体 维持水、电解质和酸碱平衡,为本病最重要的护理措施,根据病情选择口服或静脉补液,预防和纠正水、电解质及酸碱平衡紊乱。

2. 调整饮食 ①除严重吐泻者可暂时禁食 4~6 h(一般不禁水),其他患儿均应继续进食,以防限食过严或禁食过久造成营养不良,影响机体康复。②应根据患儿病情,适当调整饮食,以减轻胃肠道负担,恢复消化功能。③母乳喂养者继续哺乳,暂停辅食;人工喂养者,可给予米汤、稀释的牛奶、酸奶或其他代乳品;腹泻次数减少后,给予半流质食物如粥、面条等,少量多餐,病情好转后逐渐过渡到正常饮食。④病毒性肠炎多有双糖酶(主要是乳糖酶)缺乏,不宜用蔗糖,应暂停乳类喂养,改用豆类代乳品、发酵乳或去乳糖配方奶粉,待腹泻停止后逐渐恢复营养丰富的饮食,每日加餐 1 次,共 2 周。⑤对于严重病例不能进食者,可给予全静脉营养。

温馨提示:世界卫生组织建议,对于急性腹泻患儿,应给予补充锌剂即口服元素锌,年龄>6 个月者每日 20 mg,年龄<6 个月者每日 10 mg,疗程 10~14 天,可缩短病程。

3. 控制感染

(1)严格执行消毒隔离制度:①根据腹泻的分类将患儿分室居住,患儿排泄物、用物及标本要分别处置;②护理患儿前后认真洗手,防止交叉感染。

(2)遵医嘱用药:①对细菌感染性腹泻,应遵医嘱使用抗生素;②病毒及非感染性腹泻,协助医生合理使用液体疗法。

4. 病情观察 ①观察、记录大便次数、颜色、气味、量及性状,及时采集异常大便标本送检,特别注意黏液脓血便,并根据大便检查结果,调整治疗和输液方案;②监测生命体征,观察脱水情况、补液效果,有无酸中毒、低血钾、低血钙和药物副作用,发现异常情况及时报告医生。

5. 加强护理

(1)对症护理：①发热者密切观察体温变化,鼓励患儿多饮水,及时更换汗湿的衣服,必要时给予物理降温或药物降温;②腹痛者,给予腹部保暖、热敷及轻柔按摩;③腹胀明显者可采用肛管排气、针灸等方法;④低钾血症患儿,可遵医嘱补钾。

(2)臀部护理：①患儿便后及时清洗臀部,用柔软棉布吸干水分,保持皮肤干燥;②及时更换清洁、柔软的尿布,避免使用不透气的塑料布或橡皮布;③出现臀红及时处理。

6. 健康教育

(1)向家长讲解腹泻的相关知识。①指导家长及探视人员执行消毒隔离制度,护理患儿前后要洗手,患儿的粪便、被污染的衣物等要进行消毒处理,防止交叉感染;②教会家长观察病情,并正确服用口服补液盐(ORS)溶液的方法。

(2)宣传调整饮食的重要性,合理喂养,嘱家长注意饮食卫生,食物要新鲜,食具、奶具应定期煮沸消毒,培养小儿饭前便后洗手、勤剪指甲的良好卫生习惯。

(3)指导家长患儿出院后做好家庭护理,增强体质,预防疾病,注意气候变化,避免滥用抗生素。

【护理评价】

(1)患儿脱水、电解质紊乱是否纠正。

(2)患儿排便次数、性状是否正常。

(3)患儿体温是否恢复正常。

(4)患儿臀部皮肤是否保持完整无破损。

(5)患儿食欲是否恢复,营养摄入是否充足,体重是否恢复正常。

(6)患儿是否发生酸中毒、低钾血症等并发症或发生后能否及时纠正。

第四节　小儿液体疗法及护理

体液是人体的重要组成部分,保持体液平衡是维持生命所必需的条件。体液平衡包括水、电解质、酸碱度和渗透压正常。其动态平衡主要依赖神经、内分泌系统,以及肺、肾脏等器官的调节。由于小儿各器官功能发育不成熟,体液调节功能差等,易发生体液平衡紊乱,甚至危及生命,因此液体疗法在儿科的治疗和护理中非常重要。

一、小儿体液平衡特点

(一)体液总量及分布特点

体液由细胞内液和细胞外液组成,细胞外液又包括血浆和间质液。年龄越小,体液总量相对越多,间质液所占比例也越大,而血浆和细胞内液的比例相对稳定,与成人相近。不同年龄的体液分布见表9-5。

表9-5　不同年龄的体液分布(占体重的百分比)

年龄	体液总量	细胞内液	细胞外液	
			血浆	间质液
足月新生儿	78	35	6	37
1岁	70	40	5	25
2~14岁	65	40	5	20
成人	55~65	40~45	5	10~15

(二)体液的电解质组成特点

除新生儿出生数日内血钾、氯、磷和乳酸偏高,血钠、钙和碳酸氢盐偏低外,小儿体液的电解质组成与成人相似。细胞内液以K^+、Mg^{2+}、HPO_4^{2-}等离子和蛋白质为主,其中K^+对维持细胞内液的渗透压起主要作用;细胞外液以 Na^+、Cl^- 和 HCO_3^- 等离子为主,其中 Na^+ 占该区阳离子总量的90%以上,对维持细胞外液的渗透压起主要作用。

(三)水代谢的特点

正常人体内水的出入量保持动态平衡。小儿生长发育迅速、新陈代谢旺盛,摄入热量、蛋白质和经肾排出的溶质量均较多,故年龄越小,水的出入量相对越多。婴儿每日水的交换量为细胞外液量的1/2,而成人仅为1/7,其交换率比成人快 3～4 倍。小婴儿尤其是新生儿,体表面积相对较大,呼吸频率快,中性温度较高,不显性失水相对较多,对缺水的耐受性差,在呕吐、腹泻等病理情况下,较成人更易发生脱水。

(四)体液调节特点

体液调节主要靠肾、肺、血浆中的缓冲系统、神经和内分泌的功能调节,而肾脏在维持水、电解质及酸碱平衡方面起重要作用。小儿体液调节功能不成熟,尤其是肾脏的浓缩和稀释功能,在排泄同量溶质时需水量较成人多,尿量也相对较多。当摄入水量不足、过多或水量丢失增加时,易发生水、电解质及酸碱平衡紊乱。

二、常用液体种类、成分及配制

液体的张力是指液体进入到体内后能维持血浆渗透压的能力,也可指液体中电解质产生的渗透压与血浆渗透压正常值的比值。溶液中电解质所产生的渗透压即为张力,与血浆渗透压相等时为 1 个张力,即等张或等渗,低于血浆渗透压时为低张或低渗,高于血浆渗透压时为高张或高渗。混合液中等张液占总液量的比例即为该溶液的张力。

(一)非电解质溶液

非电解质溶液常用5%或10%的葡萄糖溶液。5%的葡萄糖溶液为等渗溶液,10%的葡萄糖溶液为高渗溶液,但由于葡萄糖输入体内后很快被氧化成二氧化碳和水,或转变成糖原储存于体内,渗透压也随之消失,不能起到维持血浆渗透压的作用,故视为无张力溶液。其主要用于供给水分和部分热量。

(二)电解质溶液

电解质溶液主要用于补充体液、电解质,纠正体液的渗透压和酸碱平衡失调。

1. 0.9%氯化钠溶液(生理盐水,NS) 为等渗溶液,常与其他液体混合后使用。①其 Na^+ 和 Cl^- 各154 mmol/L,钠含量接近血浆浓度(142 mmol/L),但氯比血浆浓度(血 Cl^- 103 mmol/L)高出1/3;②两者之比为1:1,而血浆中 Na^+ 与 Cl^- 之比为3:2,故输入过多可致高氯性酸中毒。

2. 复方氯化钠溶液 即林格(Ringer)液,其内含 Na^+ 147 mmol/L、Cl^- 155 mmol/L、K^+ 和 Ca^{2+} 各4 mmol/L,故张力为 310 mmol/L,为等张液。①作用与生理盐水相似,且 Cl^- 含量较高,不宜大量使用;②可以补充 K^+ 和 Ca^{2+},避免输液时发生低钾和低钙血症,但钾中毒或正在使用洋地黄类药物的患者,不宜使用。

3. 高渗氯化钠溶液 临床常用3%和10%氯化钠溶液,前者用以纠正低钠血症,后者用以配制各种混合溶液。

4. 碱性溶液 用于纠正酸中毒。

(1)碳酸氢钠溶液:可直接增加缓冲碱,纠正酸中毒作用迅速,是治疗代谢性酸中毒的首选药物。1.4%碳酸氢钠为等渗液,市售5%的碳酸氢钠溶液为高渗溶液,可用5%或10%葡萄糖溶液稀释3.5倍,即1.4%的碳酸氢钠溶液。在抢救重度酸中毒时可不稀释,直接静脉注射,但不宜多用。

(2)乳酸钠溶液:1.87%乳酸钠为等渗液,市售11.2%的乳酸钠为高渗溶液,临床使用时需用5%或10%葡萄糖溶液稀释6倍,即为1.87%乳酸钠溶液。乳酸钠进入体内后需在有氧条件下,经肝脏代谢转变为 HCO_3^- 后才发挥纠酸作用,所以当患儿出现缺氧、休克、心力衰竭、肝功能异常时及未成熟儿均不宜使用。

5. 氯化钾溶液 用于纠正低钾血症。常用10%的氯化钾溶液,静脉滴注时需稀释成0.2%～0.3%的浓度,不可直接静脉推注,以免发生心肌抑制而导致死亡,并注意排尿情况。

（三）混合溶液

为适应不同情况的补液需要，常把几种不同溶液按不同比例配制成混合溶液应用。

1. 常用混合溶液的组成　见表 9-6。

表 9-6　几种常用混合液的组成

溶液种类	0.9%氯化钠/份	5%或10%葡萄糖/份	1.4%碳酸氢钠或1.87%乳酸钠/份	溶液张力/张	临床运用
2:1等渗含钠液	2	—	1	1	重度脱水伴休克时扩容或低渗性脱水
1:1含钠液	1	1	—	1/2	等渗性脱水
1:2含钠液	1	2	—	1/3	高渗性脱水
1:3含钠液	1	3	—	1/4	高渗性脱水
1:4含钠液	1	4	—	1/5	生理需要量或高渗性脱水
2:3:1含钠液	2	3	1	1/2	等渗性脱水
4:3:2含钠液	4	3	2	2/3	低渗性脱水
2:6:1含钠液	2	6	1	1/3	高渗性脱水
生理维持液	1	4	含0.15%氯化钾	1/3	高热、肺炎维持输液

2. 常用混合溶液的配制　见表 9-7。

表 9-7　常用混合溶液的配制

溶液种类	10%氯化钠溶液/mL	5%碳酸氢钠溶液/mL	5%或10%葡萄糖溶液/mL
2:1含钠液	30	47	加至500
1:1含钠液	20	—	加至500
1:2含钠液	15	—	加至500
1:4含钠液	10	—	加至500
2:3:1含钠液	15	24	加至500
4:3:2含钠液	20	33	加至500
2:6:1含钠液	10	16	加至500

注：①临床操作中为了配制方便，加入的各液量均取整数，配成的是近似溶液。②1:4含钠液500 mL加入10%氯化钾溶液7.5 mL配制成的液体即为生理维持液。

（四）口服补液盐（ORS）溶液

口服补液盐是世界卫生组织（WHO）推荐用来治疗急性腹泻合并脱水的一种口服溶液，具有纠正脱水、酸中毒及补钾的作用，疗效良好，经济适用，简便易行。传统配方为：氯化钠 3.5 g，碳酸氢钠 2.5 g，氯化钾 1.5 g，葡萄糖 20.0 g，加水 1000 mL 配制而成，溶液张力为 2/3 张，含钾浓度为 0.15%。2002 年 WHO 推荐使用的新配方为：氯化钠 2.6 g，枸橼酸钠 2.9 g，氯化钾 1.5 g，葡萄糖 13.5 g，加水 1000 mL 配制而成，溶液张力为 1/2 张。

三、腹泻患儿的液体疗法

液体疗法的目的是通过补充液体，纠正水、电解质和酸碱平衡紊乱，以恢复机体的正常生理功能。液体疗法分口服补液和静脉补液两种。

（一）口服补液

1. 适应证　适用于预防和治疗轻、中度脱水而无呕吐、腹胀的急性腹泻患儿。主要用于补充累积损失量和继续损失量。

2.补液量　补充累积损失量：①轻度脱水按 50～80 mL/kg，中度脱水按 80～100 mL/kg，于 8～12 h 内服完。继续损失量根据实际丢失补给。

3.补液方法　少量多次饮用，每 5～10 min 1 次，每次 10～20 mL，脱水纠正后，将剩余的 ORS 用等量水稀释，按病情需要随意口服。

4.禁忌证　新生儿及心肾功能不全、休克、明显呕吐、腹胀者不宜使用。

（二）静脉补液

1.适应证　适用于严重呕吐、腹泻伴中度及重度脱水或腹胀的患儿。主要用于快速纠正水、电解质紊乱和酸碱平衡失调。

2.补液原则　①补液前首先要根据脱水的程度、性质确定补液总量、种类和速度，即做到"三定"（定量、定性、定速）；②补液过程中，应遵循"三先"（先盐后糖、先浓后淡、先快后慢）及"两补"（见尿补钾、见惊补钙）原则。

3.补液方法

1）确定补液量　入院第 1 天补液总量包括补充累积损失量、继续损失量及生理需要量。

（1）累积损失量（定量）：指补充自发病到补液时所损失的水及电解质的总量。根据脱水程度而定，轻度脱水约 50 mL/kg，中度脱水 50～100 mL/kg，重度脱水 100～120 mL/kg。实际运用时给予上述量的 2/3，学龄前儿童及学龄儿童酌减 1/4～1/3。

（2）继续损失量：指补液开始后，由于继续腹泻、呕吐而丢失的液体量。如不予以补充将会产生新的累积损失。应按实际损失量补充，一般按每日 10～40 mL/kg 估计，用 1/3～1/2 张含钠液，酌情加减。

（3）生理需要量：指用于维持基础代谢所需的液体量。按每日 60～80 mL/kg，补充实际用量应扣除口服部分，用 1/5～1/4 张含钠液补充。

以上三部分液体量合计：轻度脱水 90～120 mL/kg，中度脱水 120～150 mL/kg，重度脱水 150～180 mL/kg，学龄前儿童及学龄儿童酌减 1/4～1/3。

2）定输液种类（定性）　补液种类根据脱水性质而定。一般低渗性脱水补 2/3 张含钠液，等渗性脱水补 1/2 张含钠液，高渗性脱水补 1/4～1/3 张含钠液，若临床上判断脱水性质有困难，可先按等渗性脱水处理。

3）定输液速度（定速）　补液的速度取决于脱水程度，原则是先快后慢。对重度脱水或伴有休克者应先快速扩容，用 2∶1 等渗含钠液 20 mL/kg（总量不超过 300 mL）于 30～60 min 内快速静脉输入，以改善循环血量和肾功能；累积损失量（扣除扩容液量）在 8～12 h 内输完，滴速为每小时 8～10 mL/kg。继续损失量和生理需要量，在补充累积损失量后 12～16 h 内输入，约为每小时 5 mL/kg，同时给予生理需要的钾。液体疗法的定量、定性和定时见表 9-8。

表 9-8　液体疗法的定量、定性和定时

		累积损失量	继续损失量	生理需要量
定量	轻度脱水	30～50 mL/kg	10～40 mL/kg （30 mL/kg）	60～80 mL/kg
	中度脱水	50～100 mL/kg		
	重度脱水	100～120 mL/kg		
定性	低渗性脱水	2/3 张	1/3～1/2 张	1/5～1/4 张
	等渗性脱水	1/2 张		
	高渗性脱水	1/5～1/3 张		
定时		于前 8～12 h 内输入	于后 12～16 h 内输入	

4）纠正酸中毒　临床首选碳酸氢钠。轻度酸中毒经病因治疗，通过机体代偿可自行恢复，不需碱剂治疗。较重的酸中毒，可通过公式计算，补充碱性液体。

（1）无化验条件时，可先用 5% 碳酸氢钠 5 mL/kg 约提高 CO_2CP 5 mmol/L 估算。

（2）根据 CO_2CP 测定值计算：

$$5\%碳酸氢钠量(mL) = (18 - 患儿 CO_2CP)mmol/L \times 体重(kg) \times 1.0$$

(3)根据剩余碱(BE)测定值计算:

$$5\%碳酸氢钠量(mL) = (-BE) \times 0.5 \times 体重(kg)$$

一般先给予计算总量的 1/3～1/2,稀释成 1.4% 溶液输入。以后根据治疗情况及复查血气结果调整剂量。

5)纠正低钾血症　监测血钾浓度,出现低钾血症时及时补钾。严格掌握补钾原则:①见尿补钾或治疗前 6 h 内排过尿;②补钾量每日 100～300 mg/kg,即 10% 氯化钾溶液 1～3 mL/kg;③静脉滴注浓度不超过 0.3%,即 100 mL 溶液中加 10% 氯化钾不超过 3 mL;④滴速不宜过快,每日静脉补钾时间不少于 8 h,严禁静脉推注,因其导致血钾升高而引起心脏骤停;⑤因细胞内钾恢复较慢,一般静脉补钾要持续 4～6 天;⑥能口服时,尽量口服补钾,当饮食恢复到正常的一半时,可停止补钾。

6)纠正低钙和低镁血症　①对原有营养不良、佝偻病、严重腹泻的患儿,在输入大量液体后尿量较多时,应注意补钙;②补液过程中如出现低钙惊厥或手足搐搦,应及时给予 10% 葡萄糖酸钙 5～10 mL 加 5% 或 10% 葡萄糖 20～30 mL 稀释后,缓慢(10 min 以上)静脉推注或静脉滴注;③避免药液外渗引起剧痛和局部组织坏死;④当患儿发生震颤、惊厥,用钙剂治疗无效时,应考虑低镁血症,用 25% 硫酸镁按每次 0.1 mg/kg 深部肌内注射,每天 1～2 次,连用 3～5 天。

7)第 2 天及以后的补液　应根据病情来决定,主要是补充继续损失量和生理需要量,继续补钾,供给热量。一般可改为口服补液。若腹泻仍频繁或口服量不足者,应静脉补充,于 12～24 h 内均匀输入,仍要注意继续补钾和纠正酸中毒。

四、小儿液体疗法的护理

(一)补液前的准备阶段

应全面了解患儿的病情,向患儿及家长解释补液的目的和意义,以取得他们的积极配合;迅速做好补液前的各项准备工作,熟悉常用液体的成分、作用及配制方法,准备和配制好所用液体,严格执行无菌操作。

(二)补液阶段

1. 口服补液的护理　①严格掌握适应证和禁忌证;②因 ORS 为 2/3 张溶液,电解质含量较高,服用 ORS 溶液期间,提倡"自由饮水"(白开水),防止发生高钠血症;③若发现眼睑水肿,应停止服用 ORS 溶液,改服白开水或母乳;④口服补液可持续至腹泻停止,并继续喂养,如病情不见好转或加重,应改为静脉补液。

2. 静脉补液的护理

(1)按医嘱要求合理安排 24 h 的液体总量,遵循"三定、三先、两补"的静脉补液原则,分期分批输入,严格掌握补液速度,计算出每分钟输液滴数,有条件者最好使用输液泵。

(2)密切观察病情:

①注意观察体温、脉搏、呼吸、血压等生命体征。若患儿出现烦躁不安、脉搏加快、呼吸加快,应警惕是否输液过量、输液速度过快、张力过高或发生了心力衰竭和肺水肿等;注意有无输液反应,如发现及时报告医生并处理。

②观察脱水情况:观察患儿的精神状态、口渴情况、皮肤黏膜干燥程度、眼窝及前囟的凹陷程度、尿量、输液效果等,特别注意输液后首次排尿的时间、尿量。若输液合理,一般于补液后 3～4 h 应排尿,表明血容量已恢复;若补液后 8～12 h 眼窝凹陷消失,口腔湿润、无口渴,则表明脱水已被纠正;若补液后尿量多而脱水未纠正,可能是葡萄糖溶液补入过多;若补液后出现眼睑水肿,可能是钠盐补入过多,应调整溶液中电解质的比例。

③观察酸中毒表现:注意患儿呼吸改变,有无口唇呈樱桃红、呕吐、乏力和嗜睡等,若已出现酸中毒,应遵医嘱补充碱性液体,并注意勿漏出血管外,以免引起局部组织坏死。

④观察低钾血症表现:注意患儿肌张力改变,有无腹胀、肠鸣音减弱、腱反射减弱或消失、心音低钝或

心律不齐等。若出现低钾血症,遵循"见尿补钾"的原则,严格掌握补钾的浓度和速度。

⑤观察输液情况:若在输液过程中出现寒战、发热、恶心、呕吐等症状,应减慢或停止输液,并及时报告医生。

(3)准确记录液体出入量:24 h液体入量包括静脉输液量、口服液体量及食物中含水量;液体出量包括尿量、呕吐量、大便丢失的水分和不显性失水。

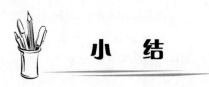

小　结

小儿消化系统解剖生理特点与成人有所不同,婴幼儿时期常见的表现有生理性流涎、溢乳或呕吐和消化功能紊乱。

口腔炎主要由病毒、细菌、真菌感染所致,以鹅口疮、疱疹性口腔炎和溃疡性口腔炎较多见,临床表现主要是口腔黏膜的损害。应加强口腔护理,注意口腔局部的正确用药和对症处理。

小儿腹泻分为感染性腹泻(主要由病毒、细菌感染所致)和非感染性腹泻,临床表现以大便次数增多和性状改变为特点,严重者可出现水、电解质紊乱和酸碱平衡失调,治疗和护理以调整饮食,纠正水、电解质紊乱和酸碱平衡失调,维持皮肤完整性为主。

小儿液体疗法是临床治疗小儿腹泻的重要措施,注意根据脱水情况进行"三定",遵循"三先"、"两补"原则。第一天补液总量包括累积损失量、继续损失量和生理需要量;根据血钠浓度判断脱水性质以确定补液种类,等渗性脱水用1/2张含钠液,低渗性脱水用2/3张含钠液,高渗性脱水用1/3张含钠液,在前8～12 h内输入;对重度脱水伴有休克或酸中毒严重者,先用2∶1等渗含钠液或1.4%碳酸氢钠溶液扩容纠酸,于30～60 min内快速静脉滴注。补充继续损失量用1/3～1/2张含钠液,补充生理需要量用1/5～1/4张含钠液,二者在后12～16 h输入。注意纠正低钾、低钙及低镁血症。

模拟试题

一、A_1型题

1.婴儿易发生溢乳的原因是(　　)。

A.婴儿口底浅　　　　　　　　　B.消化道梗阻　　　　　　　　　C.胃呈水平位

D.贲门括约肌发育良好　　　　　E.幽门括约肌发育良好

2.小儿唾液淀粉酶分泌不足,故不宜喂淀粉类食物的时间是(　　)。

A.2个月以内　　B.3个月以内　　C.4个月以内　　D.5个月以内　　E.6个月以内

3.秋冬季腹泻的病原体是(　　)。

A.柯萨奇病毒　　B.轮状病毒　　C.大肠杆菌　　　D.白色念珠菌　　E.腺病毒

4.区别小儿腹泻轻型和重型的关键是(　　)。

A.大便是否含黏液、有腥臭味　　　　　　　B.每日大便是否超过10次

C.有无呕吐　　　　　　　　　　　　　　　D.有无水、电解质紊乱和酸碱平衡失调

E.大便镜检是否有大量脂肪滴

5.下列哪项不是小儿腹泻的易感因素?(　　)

A.消化系统发育不成熟　　　　　　　　　　B.生长发育快,消化道负担较重

C.肠道内感染　　　　　　　　　　　　　　D.胃内酸度较低

E.血清免疫球蛋白及胃肠道分泌型IgA较少

6.符合生理性腹泻特点的是(　　)。

A. 由添加辅食所致   B. 生长发育受一定影响   C. 小儿外观虚胖,常有湿疹

D. 多见于 1 岁小儿   E. 小儿食欲较差

7. 关于小儿腹泻的饮食护理,下列不正确的是(　　)。

A. 严重脱水患儿禁食 2 天   B. 严重呕吐者暂时禁食 4~6 h   C. 母乳喂养者暂停辅食

D. 病毒性肠炎者可改为豆制代乳品   E. 症状缓解后可逐渐恢复正常饮食

8. 在应用 ORS 溶液的过程中,以下错误的是(　　)。

A. 多用于中度以下的脱水   B. 服用 ORS 溶液期间不要饮水   C. 出现水肿要停服

D. 新生儿不宜使用   E. 明显腹胀者不宜使用

9. 5‰碳酸氢钠溶液稀释多少倍即为 1.4‰碳酸氢钠溶液?(　　)

A. 2 倍   B. 2.5 倍   C. 3 倍   D. 3.5 倍   E. 4 倍

10. 配制 2:3:1 含钠液 600 mL,约需 5‰的碳酸氢钠溶液(　　)。

A. 100 mL   B. 75 mL   C. 55 mL   D. 30 mL   E. 20 mL

二、A₂型题

1. 3 个月男婴,口腔内出现点片状乳凝块,不易拭去,患儿无流涎、拒食,给该患儿清洗口腔,首选(　　)。

A. 2‰碳酸氢钠溶液   B. 10‰碳酸氢钠溶液   C. 3‰过氧化氢溶液

D. 0.1‰利凡诺溶液   E. 2‰利多卡因

2. 3 个月男婴,混合喂养,腹泻 60 余天,大便每日 4~5 次,为黄色稀糊状,食欲好,精神佳,体重 6.8 kg。最可能的诊断是(　　)。

A. 迁延性腹泻   B. 慢性腹泻   C. 食饵性腹泻   D. 生理性腹泻   E. 症状性腹泻

3. 9 个月女婴,腹泻 2 天,轻度脱水、酸中毒,无明显呕吐、腹胀,第一天补液首选(　　)。

A. 2:3:1 含钠液静脉滴注   B. 4:3:2 含钠液静脉滴注

C. 2:6:1 含钠液静脉滴注   D. 口服补液盐

E. 1:4 含钠液静脉滴注

4. 8 个月男婴,呕吐、腹泻 3 天,烦躁、口渴。前囟明显凹陷,口唇黏膜干燥,皮肤弹性较差,尿少,血清钠 135 mmol/L。第一天补充累积损失量宜用(　　)。

A. 2:1 含钠液   B. 2:3:1 含钠液   C. 4:3:2 含钠液

D. 口服补液盐   E. 生理盐水

5. 10 个月男婴,体重 8 kg。呕吐、腹泻 3 天,精神萎靡,前囟及眼窝明显凹陷,口唇黏膜极干燥,皮肤弹性极差,四肢末梢皮肤发花,4 h 无尿,第一天补液总量为(　　)。

A. 90~120 mL/kg   B. 100~130 mL/kg   C. 120~150 mL/kg

D. 130~160 mL/kg   E. 150~180 mL/kg

6. 8 个月女婴,呕吐、腹泻 3 天入院。重度脱水貌,四肢末梢凉,2 h 无尿,血清钠 135 mmol/L。首选按下列哪项措施处理?(　　)

A. 快速静脉滴注 2:1 等渗含钠液 20 mL/kg   B. 快速静脉滴注 1:1 含钠液 20 mL/kg

C. 快速静脉滴注 2:3:1 含钠液 20 mL/kg   D. 快速静脉滴注 0.9‰氯化钠溶液 20 mL/kg

E. 快速静脉滴注 5‰碳酸氢钠溶液 20 mL/kg

7. 在给脱水患儿补液时,如输液后患儿出现乏力、腹胀、肠鸣音减弱、腱反射消失、心音低钝,应考虑(　　)。

A. 低镁血症   B. 低血糖   C. 低钙血症   D. 低钾血症   E. 代谢性酸中毒

8. 脱水患儿表现烦躁、烦渴、高热、尿少、肌张力高,应考虑(　　)。

A. 低渗性脱水   B. 高渗性脱水   C. 等渗性脱水   D. 低钾血症   E. 低钙血症

9. 腹泻患儿补液后排尿,此时输液瓶中尚有不含钾液体 200 mL,此液体中最多可加入 10‰氯化钾(　　)。

A. 4 mL   B. 6 mL   C. 8 mL   D. 10 mL   E. 12 mL

10. 观察补液效果时,若患儿出现眼睑水肿,考虑(　　)。

A. 睡眠不好　　　　　　　　　B. 哭闹所致　　　　　　　　　C. 输入钠盐过多

D. 输入葡萄糖溶液过多　　　　E. 肾脏病变

11. 6 个月女婴,母乳喂养,加辅食面条后出现腹泻,每日 5～6 次,呈稀水样,偶吐奶,尿量减少,前囟及眼窝稍凹陷,以下措施不妥的是(　　)。

A. 继续母乳喂养　　B. 暂停辅食　　　C. 加强臀部护理　　D. 口服抗生素　　E. 口服补液盐

三、A_3/A_4 型题

(1～4 题共用题干)

10 个月患儿,腹泻 3 天,大便每日 10～15 次,蛋花汤样大便,伴低热,偶有呕吐,尿少,6 h 来无尿。查体:BP 60/40 mmHg,精神萎靡,眼窝及前囟凹陷,皮肤弹性差,四肢凉,大便镜检偶见白细胞,血清钠 126 mmol/L。诊断为小儿腹泻。

1. 该患儿脱水的程度和性质是(　　)。

A. 轻度低渗性脱水　　　　　　B. 中度低渗性脱水　　　　　　C. 轻度等渗性脱水

D. 中度等渗性脱水　　　　　　E. 重度等渗性脱水

2. 根据患儿脱水的性质,宜选用哪种液体?(　　)

A. 1 张含钠液　　B. 1/2 张含钠液　　C. 1/3 张含钠液　　D. 2/3 张含钠液　　E. 1/5 张含钠液

3. 根据脱水的程度进行定量和定时(　　)。

A. 用 50 mL/kg 8～12 h 滴完　　B. 用 60 mL/kg 快速滴完　　　C. 用 60 mL/kg 8～12 h 滴完

D. 用 120 mL/kg 12～16 h 滴完　　E. 用 120 mL/kg 8～12 h 滴完

4. 经治疗后患儿脱水、酸中毒明显好转,第 3 天突然发生惊厥,最可能的原因是(　　)。

A. 低钙血症　　B. 低镁血症　　C. 低钠血症　　D. 低钾血症　　E. 低血糖

四、B 型题

(1～5 题共用备选答案)

A. 水样或蛋花汤样便　　　　　B. 脓血便　　　　　　　　　　C. 豆腐渣样便

D. 暗绿色水样便　　　　　　　E. 血水便

1. 轮状病毒性肠炎的大便特点是(　　)。

2. 侵袭性大肠杆菌性肠炎的大便特点是(　　)。

3. 出血性大肠杆菌性肠炎的大便特点是(　　)。

4. 真菌性肠炎的大便特点是(　　)。

5. 金黄色葡萄球菌性肠炎的大便特点是(　　)。

(郭小兰)

呼吸系统疾病患儿的护理

学习目标

掌握:急性上呼吸道感染、急性支气管炎、肺炎、急性感染性喉炎的临床表现、护理措施。

熟悉:急性上呼吸道感染、急性支气管炎、肺炎、急性感染性喉炎的病因、实验室及其他检查、治疗要点、护理诊断和肺炎的护理目标及护理评价。

了解:小儿呼吸系统的解剖生理特点、肺炎的发病机制。

呼吸系统疾病是小儿的常见病、多发病。其中急性上呼吸道感染占儿科门诊的60%以上,住院患儿中以肺炎最多见,是目前我国5岁以下儿童死亡的第一位原因,应引起广大医护人员的高度重视,积极采取措施,降低其发病率和死亡率。

第一节 小儿呼吸系统解剖生理特点

一、解剖特点

呼吸系统以环状软骨下缘为界,分为上、下呼吸道。上呼吸道包括鼻、鼻窦、咽、咽鼓管、会厌及喉;下呼吸道包括气管、支气管、毛细支气管、呼吸性细支气管、肺泡管及肺泡。

（一）上呼吸道

1. 鼻 婴幼儿鼻腔相对短小,无鼻毛,后鼻道狭窄,鼻黏膜柔嫩,血管丰富,易发生感染。感染时鼻黏膜充血肿胀,易发生堵塞,导致呼吸困难,影响吸吮。婴儿时期黏膜下层缺乏海绵组织,随着年龄增长逐渐发育,至青春期发育达高峰,因此婴儿很少发生鼻出血,6~7岁后鼻出血较为多见。

2. 鼻窦 新生儿上颌窦和筛窦极小,2岁以后迅速增大,12岁时才充分发育;额窦2~3岁开始出现,12~13岁时才发育;蝶窦3岁时才与鼻腔相通,6岁时迅速增大。由于鼻窦黏膜与鼻腔黏膜相连续,鼻窦口相对较大,故患急性鼻炎时易发生鼻窦炎,其中以上颌窦和筛窦最易感染。

3. 鼻泪管和咽鼓管 婴幼儿鼻泪管短,开口接近内眦,且瓣膜发育不全,故鼻腔感染时易引起结膜炎。婴儿咽鼓管较宽,且直而短,呈水平位,故患咽炎时易发生中耳炎。

4. 咽部 咽部较狭窄且垂直。扁桃体包括咽扁桃体及腭扁桃体,咽扁桃体又称腺样体,6个月已发育,位于鼻咽顶部与后壁交界处,严重的腺样体肥大是小儿阻塞性睡眠呼吸暂停综合征的重要原因。腭扁桃体位于两腭弓之间,1岁末才逐渐增大,4~10岁时发育达高峰,14~15岁时又逐渐退化,故扁桃体炎常见于年长儿,婴儿则少见。

5. 喉 以环状软骨下缘为标志。喉部呈漏斗形,喉腔较窄,声门狭小,软骨柔软,黏膜柔嫩,富有血管及淋巴组织,易发生充血、肿胀,引起声音嘶哑和吸气性呼吸困难,甚至发生梗阻而致窒息。

（二）下呼吸道

1. 气管、支气管 婴幼儿的气管、支气管相对狭窄,黏膜柔嫩,血管丰富,软骨柔软,缺乏弹力组织,故支撑作用差,黏液腺分泌不足,气道较干燥,纤毛运动功能差,不能有效地清除吸入的微生物和有害物质,故易发生感染而致呼吸道阻塞。左侧支气管细长,右侧支气管短而粗,为气管的直接延伸,故异物较易进入右侧支气管,引起肺不张或肺气肿。

2. 肺 肺泡数量少且面积小,弹力纤维发育较差,血管丰富,间质发育旺盛,使其含血量相对较多而含气量少,易发生肺部感染,引起间质性炎症、肺气肿和肺不张等。

(三)胸廓和纵隔

婴幼儿胸廓短小呈桶状,肋骨呈水平位,膈肌位置较高,胸腔小而肺相对较大,呼吸肌发育差,呼吸时肺的扩张受到限制,不能充分进行通气和换气,易引起缺氧、二氧化碳潴留而出现青紫、呼吸困难。小儿纵隔体积相对较大,周围组织松软,在胸腔积液或积气时易致纵隔移位。

二、生理特点

1. 呼吸频率和节律 小儿年龄越小,呼吸频率越快。新生儿 40~45 次/分,0~1 岁 30~40 次/分,2~3 岁 25~30 次/分,4~7 岁 20~25 次/分,8~14 岁 18~20 次/分。婴幼儿由于呼吸中枢发育不成熟,呼吸调节功能差,易出现呼吸节律不齐,尤以早产儿、新生儿明显。

各年龄小儿呼吸、脉搏频率见表 10-1。

表 10-1 各年龄小儿呼吸、脉搏频率

年　　龄	呼　　吸	脉　　搏	呼吸与脉搏之比
新生儿	40~45	120~140	1∶3
1 岁以下	30~40	110~130	1∶(3~4)
2~3 岁	25~30	100~120	1∶(3~4)
4~7 岁	20~25	80~100	1∶4
8~14 岁	18~20	70~90	1∶4

2. 呼吸类型 婴幼儿呼吸肌发育不全,胸廓活动范围小,呼吸时膈肌活动明显而呈腹膈式呼吸。随着年龄增长,呼吸肌逐渐发达,膈肌和腹腔脏器下降,肋骨由水平位逐渐变为斜位,胸廓前后径和横径增大,2 岁后出现胸腹式呼吸。

3. 呼吸功能 小儿肺活量、潮气量、每分钟通气量和气体弥散量均较成人小,而气道阻力较成人大。因此小儿各项呼吸功能的储备能力均较低,患呼吸系统疾病时易发生呼吸功能不全。

4. 血气分析 血气分析主要包括动脉血 pH 值、动脉血氧饱和度(SaO_2)、动脉血氧分压(PaO_2)、动脉血二氧化碳分压($PaCO_2$)等,各年龄组其正常值不同。婴幼儿的肺功能不容易检查,而血气分析可反映气体交换和血液的酸碱平衡状态,为诊断、治疗提供客观依据。

三、免疫特点

小儿呼吸道的非特异性免疫和特异性免疫功能均较差。如咳嗽反射及纤毛运动功能差,难以有效清除吸入的尘埃和异物颗粒。婴幼儿体内的免疫球蛋白如 SIgA(分泌型 IgA)、IgG、IgM 含量较低,肺泡巨噬细胞功能不足,乳铁蛋白、溶菌酶、干扰素及补体等的含量和活性不足,故小儿容易患呼吸道感染。

第二节　急性上呼吸道感染

【临床护理思考】

宝宝月月,10 个月,昨天其父母带其外出郊游,晚上出现鼻塞、流涕、发热,测体温 38.9 ℃,并给予退热贴降温,效果不佳,今晨由其父母急抱来院就诊。作为儿科门诊的护士,请问:

(1)宝宝出现鼻塞、流涕、发热的原因可能是什么?

(2)请列出宝宝目前主要的护理诊断。

(3)如何指导家长进行物理降温?

急性上呼吸道感染简称上感(俗称"感冒"),是由各种病原引起的,病变部位在鼻、鼻咽和咽部的急性炎症。根据主要感染部位不同可分别诊断为急性鼻炎、急性咽炎、急性扁桃体炎等。感染部位不确切时统称为急性上呼吸道感染。该病一年四季均可发生,以冬春季节及气候骤变时多见。

【病因】

1. 内因及诱因 ①婴幼儿时期由于上呼吸道的解剖生理特点和免疫特点,易患上呼吸道感染;②若患有营养不良、维生素 D 缺乏性佝偻病、贫血、先天性心脏病等疾病,或环境不良、气候改变及护理不当等均可使机体抵抗力下降,易反复发生上呼吸道感染或使病程迁延。

2. 病原体 ①90%以上由病毒引起,如呼吸道合胞病毒、流感病毒、副流感病毒、腺病毒、鼻病毒、冠状病毒等;②少数原发或继发细菌感染,常见有溶血性链球菌、肺炎链球菌、流感嗜血杆菌等,近年来肺炎支原体感染有所增加。

【临床表现】

病情轻重不一,与年龄、体质、病原体及病变部位不同有关。

(一)一般类型的急性上呼吸道感染

1. 症状 一般年长儿病情较轻,以呼吸道局部症状为主,婴幼儿病情较重,常有明显的全身症状。

(1)局部症状:鼻塞、流涕、打喷嚏、咳嗽、咽部不适和咽痛等。

(2)全身症状:发热、畏寒、头痛、烦躁不安、全身不适、乏力,可伴有食欲不振、呕吐、腹泻、腹痛甚至高热惊厥。腹痛多为脐周阵发性疼痛,无压痛,为肠痉挛或急性肠系膜淋巴结炎所致。

2. 体征 可见咽部充血,扁桃体肿大,颌下淋巴结肿大且有触痛。肺部听诊一般正常。肠道病毒感染者可见不同形态的皮疹。

(二)两种特殊类型的上呼吸道感染

1. 疱疹性咽峡炎 由柯萨奇 A 组病毒引起,好发于夏秋季节。主要表现为起病急骤,高热、咽痛、流涎、拒食等。体检可见咽充血,在咽腭弓、软腭、悬雍垂等处有 2～4 mm 大小的灰白色疱疹,周围有红晕,疱疹破溃后形成小溃疡。病程达 1 周左右。

2. 咽结合膜热 由腺病毒 3、7 型引起。好发于春夏季节,可散发或小流行。以发热、咽炎、结膜炎为特征,主要表现为高热、咽痛、眼部刺痛、畏光、流泪等,有时伴消化道症状。体检可见咽充血,一侧或双侧滤泡性咽结合膜炎,可伴有球结合膜充血,颈部或耳后淋巴结肿大。病程达 1～2 周。

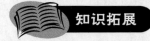 **知识拓展**

埃博拉病毒

1. 基本介绍　埃博拉病毒(EBOV)是引起人类和灵长类动物发生埃博拉出血热(EBHF)的烈性病毒,由此引起的出血热是当今世界上最致命的病毒性出血热,已造成 10 次具有规模的暴发性流行。患病后死亡率很高,在 50%～90% 之间。

2. 传播途径　埃博拉病毒可通过与患者体液直接接触,或与患者皮肤、黏膜等接触而传染。病毒潜伏期可达 2～21 天,但通常只有 5～10 天。

3. 临床表现　典型症状和体征包括突起发热、极度乏力、肌肉疼痛、头痛和咽喉痛。随后会出现呕吐、腹泻、皮疹、肾脏和肝脏功能受损,某些病例会同时有内出血和外出血。

4. 治疗　对本病目前没有特异性治疗。因患者会出现脱水,需要通过静脉或者口服补液补充水和电解质。病情严重者需要进行强化的支持性治疗。

(三)并发症

上呼吸道感染可并发中耳炎、鼻窦炎、咽后壁脓肿、扁桃体周围脓肿、颈淋巴结炎、喉炎、气管炎、支气管炎及肺炎等,以婴幼儿多见。年长儿感染溶血性链球菌易引起急性肾小球肾炎及风湿热。

【实验室及其他检查】

1. 血常规检查 病毒感染者外周血白细胞计数正常或偏低,淋巴细胞计数相对增高。细菌感染者外周血白细胞可增高,中性粒细胞增高,咽拭子培养可有细菌生长。

2. 病原学检查 可做病毒分离和血清学检查或细菌培养以明确病原体。近年来免疫荧光、免疫酶及分子生物学技术可作出早期诊断。

温馨提示: 上呼吸道感染以病毒感染为主,所以没有确定有细菌感染时,不要滥用抗生素。

【治疗要点】

1. 病因治疗 ①病毒性上呼吸道感染为自限性疾病,可试用抗病毒药物如利巴韦林或用银翘散、板蓝根、大青叶等中药治疗;②细菌感染者可选用抗生素,常用青霉素类、头孢菌素类及大环内酯类。如为链球菌感染者或既往有肾炎或风湿热病史者可用青霉素,疗程 10～14 天。

2. 支持对症治疗 ①注意休息,多饮水,给予易消化的食物;②注意呼吸道隔离,预防并发症;③高热者给予物理降温或药物降温;④惊厥者给予镇静止惊。

【护理诊断/问题】

(1)体温过高 与上呼吸道感染有关。

(2)舒适的改变 与咽痛、鼻塞等有关。

(3)潜在并发症:高热惊厥、中耳炎、支气管炎、肺炎等。

【护理措施】

1. 维持体温正常

(1)定时通风换气,保持室内空气清新,维持室温在 18～22 ℃,湿度为 50%～60%。

(2)鼓励患儿多饮水,给予清淡、易消化和富含维生素的饮食,必要时给予静脉补液。

(3)密切观察体温变化,体温超过 38.5 ℃时,给予物理降温,如头部冷敷、枕冰袋、腋下、腹股沟处放置冰袋,用温水或乙醇擦浴,冷盐水灌肠等,或遵医嘱给予退热剂,如口服对乙酰氨基酚、布洛芬或肌内注射柴胡注射液。

(4)及时松解衣被,以免影响散热,出汗后及时更换汗湿的衣被。

2. 促进舒适

(1)休息:急性期应卧床休息,保证充足的睡眠时间。

(2)保持呼吸道通畅:及时清除鼻腔及咽喉部分泌物。对鼻塞、呼吸不畅者,可用 0.5% 麻黄素液滴鼻,每次 1～2 滴,每天 2～3 次;对因鼻塞妨碍吸吮的婴儿,可在哺乳前 15 min 滴鼻,使鼻腔通畅,以保证吸吮,新生儿及婴儿禁用鼻眼净。

(3)加强口腔护理:保持口腔清洁,婴幼儿可饭后喂少量温开水以清洗口腔,年长儿可用温盐水漱口,咽部不适时给予润喉片含服或行雾化吸入。

3. 病情观察

(1)密切观察体温变化,警惕高热惊厥的发生。如患儿出现惊厥,应立即通知医生,遵医嘱给予镇静剂并同时采取降温措施。

(2)注意观察患儿口腔黏膜及皮肤有无皮疹,是否伴有咳嗽及其性质,有无神经系统症状等,以便早期发现麻疹、猩红热、流行性脑脊髓膜炎等急性传染病。

(3)如患儿体温持续不退、精神差、烦躁、病情加重,应考虑并发症的可能,需及时报告医生并协助处理。在疑有咽后壁脓肿时,注意防止脓肿破溃后流入气管引起窒息。

4. 健康教育 向家长介绍上呼吸道感染的相关知识,指导家长注意:①居室通风,保持室内空气新鲜;②合理喂养,保证充足的营养和睡眠;③鼓励户外运动,加强体格锻炼;④注意气候变化,及时增减衣服,避免过热或过冷;⑤呼吸道感染高发季节,避免去人多拥挤的公共场所,如有流行趋势,居室可用食醋熏蒸法消毒;⑥积极防治佝偻病、营养不良、贫血等疾病,按时进行预防接种。

第三节　急性支气管炎

急性支气管炎是指由于各种致病原引起的支气管黏膜的急性炎症,由于气管常同时受累,故又称为急性气管支气管炎。常继发于上呼吸道感染之后或为麻疹、百日咳等急性呼吸道传染病的早期临床表现。以婴幼儿发病多见。

【病因】

1. 病原体 凡能引起上呼吸道感染的病毒或细菌等病原体都可引起支气管炎,也可为病毒与细菌的混合感染。

2. 其他因素 ①营养障碍、佝偻病、慢性鼻窦炎或特异性体质、免疫功能低下、支气管局部结构异常等患儿,常易反复发生支气管炎;②气候变化、空气污染、化学因素的刺激也可为本病的发病因素。

【临床表现】

1. 症状 起病可急可缓,大多先有上呼吸道感染症状。咳嗽为主要表现,初为刺激性干咳,以后有痰。婴幼儿全身症状较明显,常伴有发热、乏力、食欲不振、呕吐、腹泻等症状。年长儿一般症状较轻,可有头痛、胸痛、咳嗽等症状。

2. 体征 体检双肺呼吸音粗糙,可有不固定的散在干、湿啰音,改变体位或咳嗽后啰音可减少或消失,一般无气促和发绀。

3. 特殊表现 婴幼儿期可发生一种特殊类型的支气管炎,称为喘息性支气管炎,又称为哮喘性支气管炎,以喘息为主要表现。除有一般支气管炎的表现外,还有以下特点:①好发于 3 岁以下的小儿,常有湿疹或其他过敏史;②有类似哮喘的表现,如呼气性呼吸困难,肺部叩诊呈鼓音,听诊两肺布满哮鸣音及少量粗湿啰音,可有鼻翼扇动和三凹征,严重者可出现发绀;③有反复发作倾向,大多与感染有关,3～4 岁后发作次数减少,少数可发展为支气管哮喘。

【实验室及其他检查】

1. 血常规检查 病毒感染者白细胞正常或偏低,细菌感染者白细胞增高。

2. 胸部 X 线检查 多无异常改变,或有肺纹理增粗,肺门阴影加深。

【治疗要点】

主要是控制感染和对症治疗。①有细菌感染时可选用青霉素类、大环内酯类等抗生素;②止咳祛痰可口服复方甘草合剂、氨溴索等,喘息者可口服氨茶碱止喘或用支气管扩张剂行超声雾化吸入。一般不用镇咳剂或镇静剂,以免抑制咳嗽反射,影响痰液咳出。

【护理诊断/问题】

(1)舒适的改变 与频繁咳嗽、胸痛有关。

(2)清理呼吸道无效 与痰液黏稠不易咳出有关。

(3)体温过高 与病毒或细菌感染有关。

【护理措施】

1. 保持呼吸道通畅 ①保持室内空气新鲜,温、湿度适宜(温度 18～22 ℃,湿度 50%～60%),使呼吸道分泌物易于咳出;②保证充足的睡眠和休息,咳嗽无力者,注意更换体位,拍背以协助患儿排痰,促进炎症消散;③鼓励患儿多饮水,给予营养丰富、易消化的饮食,必要时给予静脉补液;④痰液黏稠者,给予雾化吸入,以湿化气道,促进排痰,必要时用吸引器及时清除痰液;⑤对哮喘性支气管炎的患儿,有缺氧症状时给予吸氧;⑥遵医嘱给予抗生素、止咳祛痰剂、平喘剂等,密切观察药物疗效及副作用。

2. 维持体温正常 参阅本章第二节。

3. 健康教育 向家长介绍急性支气管炎的相关知识。加强营养,积极进行体育锻炼,提高机体的抗病能力。积极预防营养不良、佝偻病、贫血等疾病。按时预防接种,增强机体免疫力。

第四节 肺 炎

【临床护理思考】

宝宝帆帆,10 个月,4 天前因为受凉后出现发热、干咳,诊断为"上呼吸道感染",给予退热剂和阿莫西林。近 1 天来咳嗽加重,有稀薄痰,呼吸急促伴有喘憋。作为宝宝的责任护士,请问:

(1)宝宝出现喘憋的原因可能是什么? 根据患儿目前的状况,需要进一步做哪些检查?

(2)请列出宝宝目前主要的护理诊断。

(3)如何指导家长进行协助排痰?

肺炎是指由不同病原体或其他因素,如吸入羊水、乳汁、植物油类或过敏反应等引起的肺部炎症。临床以发热、咳嗽、气促、呼吸困难和肺部固定中细湿啰音为主要表现。严重者可累及循环、神经及消化系统,是婴幼儿时期的常见病,其发病率高,是我国住院患儿死亡的第一位原因,被列为小儿重点防治的"四病"(肺炎、腹泻、佝偻病、贫血)之一。一年四季均可发生,以冬春季节及气候骤变时多见,多由急性上呼吸道感染或急性支气管炎向下蔓延所致。

【分类】

肺炎目前尚无统一的分类方法,常用的有以下几种。

1. 按病理分类 分为大叶性肺炎、小叶性肺炎(支气管肺炎)、间质性肺炎等。

2. 按病因分类

(1)感染性肺炎:病毒性肺炎、细菌性肺炎、支原体肺炎、衣原体肺炎、原虫性肺炎、真菌性肺炎等。

(2)非感染性肺炎:吸入性肺炎、坠积性肺炎、过敏性肺炎等。

3. 按病程分类

(1)急性肺炎:病程<1个月。

(2)迁延性肺炎:病程 1~3 个月。

(3)慢性肺炎:病程>3 个月。

4. 按病情分类

(1)轻症肺炎:主要为呼吸系统表现,其他系统轻微受累,无全身中毒症状。

(2)重症肺炎:除呼吸系统受累外,其他系统也受累,全身中毒症状明显。

5. 按临床表现典型与否分类

(1)典型性肺炎:指由肺炎链球菌、金黄色葡萄球菌、肺炎杆菌、流感嗜血杆菌、大肠杆菌等引起的肺炎。

(2)非典型性肺炎:指由肺炎支原体、衣原体、军团菌、病毒等引起的肺炎。

6. 按发生肺炎的地区进行分类

(1)社区获得性肺炎:指无明显免疫抑制的患儿在院外或住院 48 h 内发生的肺炎。

(2)院内获得性肺炎:指住院 48 h 后发生的肺炎。

临床上如果病原体明确,则按病因分类,以便于指导治疗,否则按病理或其他方法分类。本节重点介绍小儿时期最常见的支气管肺炎。

【病因与病理生理】

1. 病因

(1)致病菌:①常见病原体为细菌和病毒,也可为细菌与病毒的混合感染。②发达国家发病以病毒感染为主,如呼吸道合胞病毒最多见,其次为腺病毒、流感病毒等。发展中国家以细菌感染为主,如肺炎链球菌最多见,其次为葡萄球菌、链球菌等。③近年来肺炎支原体、衣原体和流感嗜血杆菌肺炎有增加趋势。

(2)其他因素:①内因:婴幼儿上呼吸道的解剖生理特点和免疫特点。②环境、气候因素:居住拥挤、空气污浊、气候改变、护理不当。③疾病影响:低出生体重儿、免疫缺陷者,患营养不良、佝偻病、贫血、先天性心脏病等基础疾病者均可导致本病发生。

2. 病理生理

病原体常由呼吸道入侵,少数经血行入肺,侵犯支气管、细支气管和肺泡等组织,发生充血、水肿、炎性细胞浸润。由于支气管、肺泡炎症引起通气和换气功能障碍,导致缺氧及二氧化碳潴留,从而造成一系列病理生理改变。

(1)呼吸系统:由于通气和换气障碍,出现低氧血症和高碳酸血症。为代偿缺氧,患儿呼吸与心率加快,出现鼻翼扇动和三凹征,严重时可发生呼吸衰竭。

(2)循环系统:①病原体和毒素作用于心肌可引起中毒性心肌炎;②缺氧可致肺小动脉反射性收缩,肺循环阻力增高,肺动脉高压,右心负荷加重,肺动脉高压和心肌炎是诱发心力衰竭的主要因素;③重症患儿可出现微循环障碍、休克甚至DIC。

(3)神经系统:①缺氧和二氧化碳潴留使脑血管扩张,血管通透性增加,导致颅内压增高;②缺氧使脑细胞无氧代谢增加,致ATP生成减少和Na^+-K^+离子泵转运功能障碍,引起脑细胞内水钠潴留,形成脑细胞水肿。病原体毒素直接损害脑组织也可引起脑水肿。

(4)消化系统:低氧血症和病原体毒素可引起胃肠黏膜糜烂、出血、上皮细胞坏死脱落等应激反应,导致黏膜屏障功能破坏,胃肠功能紊乱,严重者可引起中毒性肠麻痹和消化道出血。

(5)酸碱平衡失调及电解质紊乱:①严重缺氧时体内无氧酵解增加,酸性代谢产物增多,可引起代谢性酸中毒;②二氧化碳潴留导致呼吸性酸中毒,故重症肺炎常出现混合性酸中毒;③缺氧和二氧化碳潴留可使肾小动脉痉挛而引起水钠潴留,重症者可造成稀释性低钠血症。

【临床表现】

多见于2岁以下婴幼儿,多数起病较急,发病前数日多有上呼吸道感染。

(一)轻症肺炎

主要表现为呼吸系统症状和相应的肺部体征。

1. 症状　①发热:热型不定,多为不规则热,也可为弛张热和稽留热。新生儿、重度营养不良儿可不发热,甚至体温不升。②咳嗽:早期为刺激性干咳,较频繁,极期咳嗽略有减轻,恢复期咳嗽有痰,新生儿、早产儿则表现为口吐白沫。③气促:多在发热、咳嗽后出现,呼吸频率加快。④全身症状:精神不振、食欲减退、烦躁不安、轻度腹泻或呕吐等。

2. 体征　①呼吸增快,可达40~80次/分,重者可有鼻翼扇动和三凹征。②口唇、鼻唇沟、指(趾)端发绀。③肺部啰音:早期不明显,仅呼吸音粗糙和减低,以后可闻及固定的中、细湿啰音,以背部两肺下方脊柱两旁较多,深吸气末更为明显。④新生儿、小婴儿不易闻及湿啰音。

(二)重症肺炎

除呼吸系统症状和全身中毒症状加重外,可有循环、神经和消化等系统受累的表现。

1. 循环系统　常见心肌炎、心力衰竭。

(1)合并心肌炎的表现:面色苍白,心动过速、心音低钝、心律不齐,心电图示ST段下移和T波低平或倒置。

(2)合并心力衰竭的表现:①呼吸困难加重,呼吸频率加快(>60次/分);②心率加快(婴儿>180次/分,幼儿>160次/分),心音低钝,出现奔马律;③颈静脉怒张,烦躁不安,面色苍白或发绀,肝脏迅速增大等;④严重者还可发生微循环障碍、休克甚至DIC。

2. 神经系统　常表现为精神萎靡、烦躁或嗜睡;发生脑水肿时可出现意识障碍、惊厥、前囟膨隆、脑膜刺激征、呼吸不规则、瞳孔对光反射迟钝或消失等。

3. 消化系统　常表现为食欲减退、呕吐或腹泻等。发生中毒性肠麻痹时可出现严重腹胀,呼吸困难加重,肠鸣音消失;发生消化道出血时可出现呕吐咖啡样物,大便潜血试验阳性或柏油样便。

(三)并发症

如能早期诊断、合理治疗,则并发症较少发生。若延误诊断或病原体致病力较强可引起并发症,以金黄色葡萄球菌肺炎为多见,其次是某些革兰阴性杆菌肺炎。常见的并发症有脓胸、脓气胸、肺大泡等。

(四)几种不同病原体所致肺炎的特点

几种不同病原体所致肺炎的特点见表10-2。

表10-2　几种不同病原体所致肺炎的特点

项　　目	呼吸道合胞病毒肺炎	腺病毒肺炎	金黄色葡萄球菌肺炎	肺炎支原体肺炎
病原体	呼吸道合胞病毒	腺病毒	金黄色葡萄球菌	肺炎支原体
好发年龄	<2岁,2~6个月多见	6个月~2岁	婴幼儿	学龄儿

续表

项　　目	呼吸道合胞病毒肺炎	腺病毒肺炎	金黄色葡萄球菌肺炎	肺炎支原体肺炎
症状	起病急,干咳,低中度发热;以喘憋为突出表现,很快出现呼气性呼吸困难及缺氧	起病急,全身中毒症状明显,发热呈稽留热型;咳嗽较剧烈、频繁,可出现喘憋、呼吸困难、发绀等	起病急,发展快,全身中毒症状明显,发热呈弛张热型;皮肤常见猩红热样皮疹;易并发脓胸、脓气胸、肺大泡等	起病缓慢,常有发热,为不规则热,可持续1～3周,以刺激性咳嗽为突出表现
体征	肺部听诊以哮鸣音为主,肺底可闻及细湿啰音,可有不同程度的肺气肿	肺部体征出现较迟,多于高热3～7天出现少许啰音,随后病变融合出现肺实变征	肺部体征出现较早,可闻及中、细湿啰音	肺部体征不明显,少数可闻及干、湿啰音
胸部X线	肺气肿或小点片状、斑片状阴影	较啰音出现早,可见大小不等的片状阴影或融合成大病灶,并可见肺气肿	可见小片状浸润影,迅速出现小脓肿、肺大泡或胸腔积液	改变明显。肺门阴影增浓;支气管肺炎改变;间质性肺炎改变;均一的实变影
血常规检查	白细胞数大多正常	白细胞数正常或降低	白细胞数明显增高,中性粒细胞增多伴核左移	白细胞数正常或增高
治疗	抗病毒	抗病毒	苯唑西林钠等抗生素	大环内酯类抗生素

【实验室及其他检查】

1.血常规检查 病毒性肺炎白细胞总数大多正常或偏低,淋巴细胞增高;细菌性肺炎白细胞总数及中性粒细胞增高,并有核左移现象,胞质中可有中毒颗粒。

2.病原学检查 可进行病毒分离或细菌培养,以明确病原体;病毒特异性抗原抗体检测有助于早期诊断;可进行血清冷凝集试验、补体结合抗体检测明确有无肺炎支原体感染。

3.胸部X线检查 早期肺纹理增粗,以后出现大小不等的斑片状阴影,或融合成片,可伴有肺气肿或肺不张,以双肺下野中内带居多。

【治疗要点】

主要是控制感染、改善通气功能、对症治疗、防治并发症。

1.抗感染治疗 对细菌感染或混合感染者,应根据不同病原体选择敏感抗生素。

(1)用药原则:①早期、联合、足量、足疗程,重症患儿宜静脉给药。

(2)药物选择:如肺炎链球菌感染首选青霉素如阿莫西林;支原体或衣原体感染选用红霉素或阿奇霉素;病毒感染者可选用利巴韦林、干扰素、双黄连等。

(3)用药疗程:用药时间应持续至体温正常后5～7天,临床症状消失后3天停药,支原体肺炎用药2～3周,以免复发。金黄色葡萄球菌肺炎,疗程宜长,在体温正常后2～3周可停药,一般总疗程大于6周。

2.对症治疗 给予止咳、祛痰、平喘、雾化吸入,保持呼吸道通畅;有缺氧者给予吸氧;高热者给予物理降温或药物降温;烦躁不安给予镇静剂;腹胀者应禁食和给予胃肠减压,注射新斯的明等;伴有低钾血症者补钾。

3.其他 纠正水、电解质紊乱与酸碱平衡失调;中毒症状明显或严重喘憋、脑水肿、感染性休克、呼吸衰竭者可用糖皮质激素,常用地塞米松3～5天,以防治心力衰竭、中毒性脑病、消化道出血等,脓胸和脓气胸者应进行穿刺引流。

【护理诊断/问题】

(1)气体交换受损　与肺部炎症致通气、换气功能障碍有关。

(2)清理呼吸道无效　与呼吸道分泌物过多、黏稠、不易排出有关。

(3)体温过高　与肺部感染有关。

(4)潜在并发症:心力衰竭、中毒性脑病、中毒性肠麻痹、脓胸。

(5)营养失调:低于机体需要量 与摄入不足、消耗增加有关。

【护理目标】

(1)患儿呼吸困难、发绀消失,呼吸平稳。

(2)患儿能顺利有效地咳出痰液,呼吸道通畅。

(3)患儿体温恢复正常。

(4)患儿住院期间没有并发症或发生时及时处理。

(5)患儿住院期间摄入充足的营养。

【护理措施】

1.保持呼吸道通畅

(1)保持病室空气清新,定时开窗通风,避免直吹或对流风。保持适宜的温、湿度,室温维持在 18~22 ℃,湿度以 55%~60% 为宜。协助患儿取半卧位或床头抬高 30°~60°,并经常更换体位,以利于呼吸和呼吸道分泌物的排出。

(2)及时清除鼻腔内分泌物,帮助患儿翻身拍背,或根据病变部位进行体位引流,以促使痰液排出。

(3)痰液黏稠不易咳出者,可给予超声雾化吸入,每日 2 次,每次 20 min。必要时给予吸痰,但应注意:①不宜在哺乳后 1 h 内进行,以防呕吐;②吸痰前要充分给氧;③吸痰时动作轻柔,负压不宜过大,勿损伤黏膜,时间不宜过长,每次 15 s 以内;④吸痰不可过频,一般每 2 h 吸痰 1 次,过频可刺激黏液分泌增多,过慢可妨碍呼吸使缺氧加重;⑤吸痰后应进行肺部听诊,观察吸痰效果。

(4)遵医嘱给予解痉、祛痰剂,以促进排痰。

2.改善呼吸功能

(1)安置患儿于半卧位或抬高床头,保证患儿卧床休息,减少活动;各项护理操作应集中进行,尽量避免患儿哭闹,减少氧的消耗。

(2)凡有气促、发绀、烦躁等缺氧症状应立即给氧。一般采用鼻前庭导管给氧,氧流量为 0.5~1 L/min,氧浓度不超过 40%,氧气应湿化,以免损伤呼吸道黏膜;缺氧明显者可用面罩给氧,氧流量为 2~4 L/min,氧浓度为 50%~60%;出现呼吸衰竭时,应使用人工呼吸器。

(3)遵医嘱使用抗生素治疗肺部炎症,改善通气,并注意观察药物的疗效及不良反应。

3.维持体温正常 参阅本章第二节。

4.密切观察病情

(1)若患儿突然出现心力衰竭表现,应及时报告医生,并协助患儿取半卧位,给予吸氧,减慢输液速度,控制在每小时 5 mL/kg;遵医嘱给予强心、利尿等药物,积极配合医生进行抢救。

(2)若患儿出现惊厥、昏迷、呼吸不规则等表现,提示有脑水肿、中毒性脑病的可能,应立即报告医生,遵医嘱使用镇静、止惊、减轻脑水肿药物。

(3)患儿若出现严重腹胀、呕吐、便血等表现,提示有中毒性肠麻痹及胃肠道出血的可能,应立即禁食,给予胃肠减压,遵医嘱给药。

(4)若患儿病情突然加重,体温持续不降或退而复升,咳嗽和呼吸困难突然加重,面色青紫,提示有并发脓胸或脓气胸的可能,应立即报告医生,配合医生进行胸腔闭式引流。

5.保证营养供给 ①给予营养丰富、易消化的流质、半流质饮食,少量多餐,避免过饱,影响呼吸;②鼓励患儿多饮水,避免呼吸道干燥;③喂哺时要耐心,应将头部抬高或抱起,以免发生呛咳;④重症不能进食时,给予静脉营养,但要严格控制输液量和输液速度,以免发生心力衰竭。

6.健康教育 向患儿家长讲解本病的相关知识。指导家长合理喂养,提倡母乳喂养;多进行户外活动,加强体格锻炼;注意气候变化,及时增减衣服;按时预防接种;积极防治呼吸道感染、佝偻病、营养不良、贫血等疾病;指导患儿不随地吐痰,咳嗽时应用纸巾捂住嘴,防止病原体污染空气,随飞沫传播给他人。

【护理评价】

(1)患儿呼吸困难等缺氧症状是否消失,呼吸是否平稳。

(2)患儿是否能顺利有效地咳出痰液,呼吸道是否通畅。

(3)患儿体温是否恢复正常。

(4)患儿住院期间是否发生并发症或发生时是否得到及时救治。

(5)患儿住院期间是否摄入充足的营养。

第五节 急性感染性喉炎

【临床护理思考】

宝宝玮玮,12个月。2天前随父母外出旅游受凉后,出现鼻塞、流涕、打喷嚏。昨晚起病情加重,出现发热、咳嗽、烦躁不安、声音嘶哑、喉中有痰。今晨由其父母抱来医院急诊科就诊。体检可见:患儿呼吸急促、面色苍白、三凹征,肺部可闻及管状呼吸音。作为急诊科的当班护士,请问:

(1)宝宝出现上述症状的原因可能是什么?

(2)请说出宝宝目前主要的护理诊断。

(3)当前急需解决的护理问题是什么?根据患儿目前的状况,急需采取哪些护理措施?

急性感染性喉炎(acute infectious laryngitis)是由各种病原菌引起的喉部黏膜的急性弥漫性炎症,临床上以犬吠样咳嗽、声音嘶哑、喉鸣、吸气性呼吸困难为特征,常继发于急性鼻炎、鼻窦炎、急性咽炎,也可并发麻疹、百日咳等急性传染病。以冬春季节发病较多,婴幼儿发病率较高,新生儿罕见。

【病因】

凡能引起上呼吸道感染的病毒和细菌均可引起喉炎。常见的病毒有副流感病毒、流感病毒、腺病毒,常见的细菌为金黄色葡萄球菌、链球菌和肺炎球菌。

由于小儿喉腔狭小,软骨柔软,黏膜血管丰富,炎症时较易充血、水肿而出现不同程度的喉梗阻,如诊断及处理不及时,可因窒息而死亡。

【临床表现】

1. 全身症状 起病急,症状重。大多先有上呼吸道感染症状,如鼻塞、流涕、打喷嚏、发热等。

2. 主要表现

(1)症状:声音嘶哑、犬吠样咳嗽、吸气性喉鸣、三凹征等。一般白天症状轻,夜间入睡后由于喉部肌肉松弛,分泌物阻塞,症状加重,甚至出现烦躁不安、吸气性呼吸困难、发绀、心率加快等缺氧症状,可因窒息而死亡。

(2)体检:咽部充血,间接喉镜检查可见喉部黏膜弥漫性充血、肿胀。声带呈淡红色或鲜红色,声带肿胀,游离缘变钝,发声时两侧声带不能闭紧。

3. 鉴别 需与白喉、喉痉挛、急性气管支气管炎、支气管异物等所致的喉梗阻鉴别。

4. 分度 按吸气性呼吸困难的轻重,可将喉梗阻分为四度,见表10-3。

表 10-3 喉梗阻的分度

分度	症 状	体 征
Ⅰ度	仅于活动后出现吸气性喉鸣和呼吸困难	肺部呼吸音和心率无改变
Ⅱ度	安静时出现吸气性喉鸣和呼吸困难	肺部可闻及喉传导音或管状呼吸音,心率加快
Ⅲ度	除上述症状外,可因缺氧出现烦躁不安、口唇及指(趾)端发绀、双目圆睁、惊恐状、头面部出汗	肺部呼吸音明显减低,心率加快,心音低钝
Ⅳ度	衰竭、昏睡状态,面色苍白发灰	三凹征可不明显,肺部呼吸音几乎消失,仅有气管传导音,心律不齐、心音低钝

温馨提示:上呼吸道梗阻以吸气性呼吸困难为主,下呼吸道梗阻以呼气性呼吸困难为主,肺内病变则表现为混合性呼吸困难。

【实验室及其他检查】

同上呼吸道感染。

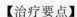

【治疗要点】

1. 治疗原则　以及时解除呼吸困难、防止喉梗阻为主。

2. 主要措施　①用抗生素液加激素液或加少许肾上腺素、1‰麻黄素雾化吸入,以消除黏膜水肿,保持呼吸道通畅。②选择敏感抗生素,如青霉素类、头孢菌素类及大环内酯类等控制感染。③可用肾上腺皮质激素,减轻喉头水肿症状。如轻者口服泼尼松(强的松),重症可静脉滴注地塞米松或氢化可的松。④对症处理,缺氧者予以吸氧,烦躁不安者可用镇静剂,痰多者应选用祛痰剂。有条件者可行超短波理疗以消炎止痛。经上述治疗后缺氧仍严重或Ⅲ度以上喉梗阻者,应立即进行气管切开术。

【护理诊断/问题】

(1)低效性呼吸型态　与喉头水肿有关。

(2)舒适的改变　与频繁咳嗽、呼吸困难有关。

(3)有窒息的危险　与喉梗阻有关。

(4)体温过高　与感染有关。

(5)知识缺乏　与患儿家长缺乏本病的预防及护理知识有关。

【护理措施】

1. 保持呼吸道通畅,改善呼吸功能　①保持室内空气清新,温、湿度适宜;②嘱患儿休息,取舒适体位;③保持安静,合理安排护理操作,减少对患儿的刺激;④及时清除呼吸道分泌物,给予吸氧,遵医嘱给予雾化吸入。

2. 密切观察病情变化　观察患儿呼吸、心率、精神状态、呼吸情况,准确判断喉梗阻的程度。如患儿出现严重喉梗阻,立即通知医生,随时做好气管切开的准备。

3. 维持体温正常　参见本章第二节。

4. 用药护理　遵医嘱给予抗生素和激素,注意药物的副作用。

5. 保证营养与水分　耐心喂养,避免患儿进食时发生呛咳,必要时遵医嘱静脉补液。

6. 健康教育　向家长介绍本病的相关知识,指导家长正确护理患儿;注意居室通风,生活规律、合理喂养;加强户外活动,增强体质,定期预防接种;积极预防上呼吸道感染和各种传染病。

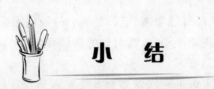

小　结

上呼吸道感染、支气管炎、支气管肺炎是小儿时期最常见的呼吸系统疾病,其发生与小儿呼吸系统的解剖生理特点及免疫特点密切相关。

急性上呼吸道感染是儿科门诊患儿的常见病,90%以上由病毒引起。婴幼儿全身症状重,年长儿症状较轻,以局部症状为主,严重者可发生高热惊厥。疱疹性咽峡炎和咽结合膜热,是小儿时期上呼吸道感染的特殊类型。其为自限性疾病,治疗以支持、对症治疗和加强护理为主。

急性支气管炎常继发于上呼吸道感染,主要表现为发热和咳嗽,以肺部闻及不固定啰音为特征;喘息性支气管炎是婴幼儿时期一种特殊类型的支气管炎,以喘憋突出,伴有呼气性呼吸困难、呼气延长,两肺布满哮鸣音。治疗以控制感染、祛痰止咳、缓解喘息为原则。

支气管肺炎是婴幼儿时期住院患儿的常见病,占小儿死亡的第一位。病原体主要为病毒和细菌,最多见的病毒是呼吸道合胞病毒,最常见的细菌为肺炎链球菌。主要表现为发热、咳嗽、气促、呼吸困难和肺部固定湿啰音,严重者可累及循环、神经及消化等系统而出现心力衰竭、中毒性脑病及中毒性肠麻痹等;治疗主要是对症治疗和控制感染,改善肺的通气功能和防治并发症。

急性感染性喉炎由病毒或细菌感染引起,临床以犬吠样咳嗽、声音嘶哑、喉鸣、吸气性呼吸困难为特征。按呼吸困难的轻重,将喉梗阻分为 4 度。治疗以及时解除呼吸困难、防止喉梗阻为主。保持呼吸道通畅、改善呼吸功能为最主要的护理措施。

模拟试题

一、A₁型题

1.对于呼吸系统疾病患儿,病房最适宜的温度和湿度是( )。

A.16~18 ℃,55%~60%　　　　B.18~22 ℃,55%~60%　　　　C.20~22 ℃,55%~60%

D.22~24 ℃,60%~65%　　　　E.24~26 ℃,60%~65%

2.疱疹性咽峡炎的病原体是( )。

A.呼吸道合胞病毒　　　　B.柯萨奇 A 组病毒　　　　C.流感病毒

D.副流感病毒　　　　E.腺病毒

3.支气管肺炎与支气管炎区别的主要特点是( )。

A.发热　　　　B.咳嗽程度　　　　C.痰液情况

D.有无呼吸困难　　　　E.肺部有无固定的中、细湿啰音

4.重症肺炎小儿存在( )。

A.呼吸性酸中毒　　　　　　　　　　B.代谢性酸中毒

C.呼吸性酸中毒合并代谢性碱中毒　　　　D.呼吸性酸中毒合并代谢性酸中毒

E.呼吸性碱中毒合并代谢性酸中毒

二、A₂型题

1.8 个月患儿,反复发生上呼吸道感染,给患儿家长进行健康教育,下列哪项不是预防上呼吸道感染反复发作的措施?( )

A.加强体格锻炼　　　　B.防治佝偻病、营养不良及贫血　　　　C.注射丙种球蛋白

D.鼓励母乳喂养　　　　E.提高耐寒力

2.6 个月患儿,患上呼吸道感染后易发作高热惊厥,给家长进行健康教育,预防上呼吸道感染患儿发生惊厥的主要措施是( )。

A.保持安静、减少刺激　　　　B.密切观察,及时发现惊厥先兆　　　　C.按医嘱使用抗感染药

D.积极控制体温　　　　E.按医嘱应用镇静药物

3.患儿,8 个月,患病毒性肺炎,治疗过程中出现体温持续不降,呼吸困难加重,经吸痰和吸氧后无明显缓解,考虑( )。

A.呼吸性酸中毒　　　　B.合并心力衰竭　　　　C.为高热所致

D.并发脓气胸　　　　E.肺部炎症加重

4.10 个月男婴,因发热、咳嗽、咳痰 2 天入院。查体:体温 39 ℃,呼吸 60 次/分,心率 180 次/分,心音低钝,肝肋下 4 cm。给予患儿何种体位?( )

A.端坐位　　　　B.平卧位　　　　C.半卧位　　　　D.侧卧位　　　　E.头低卧位

5.2 岁患儿,因肺炎收住入院,住院期间出现严重腹胀、肠鸣音消失,考虑是( )。

A.消化功能紊乱　　B.低钠血症　　C.低钾血症　　　　D.中毒性肠麻痹　　E.中毒性脑病

6.6 个月男婴,因发热、咳嗽、气促 2 天入院。查体:体温 39 ℃,呼吸 50 次/分,心率 150 次/分。给该患儿的护理措施,下列哪项不正确?( )

A.有缺氧表现者应及时吸氧　　　　B.加快输液速度,保证液体摄入　　　　C.注意保持呼吸道通畅

D.急性期卧床,恢复期可抱起活动　　　　E.供给易消化、富有营养的饮食

7.肺炎患儿突然出现抽搐、意识不清、瞳孔对光反射迟钝,考虑为( )。

A.化脓性脑膜炎　　　　B.中毒性脑病　　　　C.癫痫

D.维生素缺乏性手足搐搦症　　　　E.低血糖

三、A₃/A₄型题

（1～4题共用题干）

3岁小儿，发热、流涕、干咳3天。查体：体温39℃，咽红，扁桃体肿大，双肺呼吸音粗，未闻及啰音，呼吸30次/分，心率126次/分。

1. 最可能的医疗诊断是（　　）。

A. 上呼吸道感染　　　　　　　B. 支气管炎　　　　　　　C. 支气管肺炎

D. 疱疹性咽峡炎　　　　　　　E. 急性喉炎

2. 目前最主要的护理诊断是（　　）。

A. 咳嗽　　　　B. 活动无耐力　　　C. 疼痛　　　　D. 体温过高　　　E. 心输出量减少

3. 入院第3天，突然出现烦躁不安、呼吸急促、发绀。查体：体温38℃，呼吸60次/分，两肺细湿啰音增多，心率180次/分，心音低钝，肝肋下4 cm。该患儿可能发生了（　　）。

A. 肺炎合并中毒性脑病　　　　B. 支气管炎合并心力衰竭　　　C. 肺炎合并心力衰竭

D. 肺炎合并脓气胸　　　　　　E. 支气管炎合并肺大泡

4. 以下哪项护理措施不正确？（　　）

A. 给予超声雾化吸入　　　　　B. 用面罩法给予吸氧　　　　　C. 减慢输液速度

D. 经常帮助患儿翻身、更换体位，以利于痰液排出　　　　　E. 饮食尽量少量多餐

四、B型题

（1～4题共用备选答案）

A. 以刺激性干咳为主要特点，肺部体征不明显

B. 全身中毒症状明显，易并发肺脓肿

C. 以喘憋为主要特点，肺部体征以喘鸣为主

D. 发热呈稽留热，咳嗽较剧，频咳，肺部体征出现较晚

1. 呼吸道合胞病毒肺炎（　　）。

2. 腺病毒肺炎（　　）。

3. 金黄色葡萄球菌肺炎（　　）。

4. 支原体肺炎（　　）。

（郭小兰）

第十一章 循环系统疾病患儿的护理

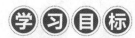

掌握：各年龄段小儿心率、血压的正常值；小儿先天性心脏病的分类、症状、并发症及护理措施。

熟悉：小儿常见先天性心脏病的体征、预防及治疗要点、护理诊断、目标。

了解：正常胎儿血液循环及生后血液循环的改变。小儿常见先天性心脏病的病因、实验室及其他检查，病毒性心肌炎的病因、临床表现、治疗要点及护理措施。

【临床护理思考】

悦悦，3 个月，体格较同龄儿瘦小，平时有剧烈哭闹后出现口唇青紫现象。2 天前因洗澡受凉后咳嗽，近 1 天来咳嗽加重、呼吸急促、口唇发绀、鼻翼扇动。作为悦悦的责任护士，请问：

(1)悦悦出现口唇青紫的原因可能是什么？

(2)请列出悦悦目前主要的护理诊断。

(3)如何向家长进行健康教育？

第一节　小儿循环系统的解剖生理特点

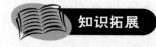

心脏的胚胎发育

原始心脏开始形成于胚胎第 2 周，是一个纵直的管道，由外表收缩环自上而下分为心房、心室、心球三个部分。在遗传基因的作用下，心管逐渐扭曲生长，从上到下构成静脉窦、共同心房、共同心室、心球和动脉总干。静脉窦以后发育成上、下腔静脉及冠状窦，心球以后形成心室的流出道，动脉总干以后分隔为主动脉和肺动脉。心脏约于胚胎第 4 周起有循环作用，至胚胎第 8 周房室中隔已完全形成，即成为具有四腔的心脏。因此心脏胚胎发育的关键时期是在第 2~8 周，在这期间如受到某些物理、化学和生物因素的影响，则易引起先天性心脏畸形。

一、胎儿血液循环和出生后的改变

(一)正常胎儿血液循环

胎儿期的营养代谢与气体交换是通过脐血管和胎盘与母体之间以弥散方式进行的。来自母体含氧量较高的动脉血通过胎盘经脐静脉进入胎儿体内，在肝脏下缘分成两支：一支入肝脏与门静脉吻合后经肝静脉进入下腔静脉；另一支经静脉导管入下腔静脉，与来自下半身的静脉血混合后共同流入右心房。来自下腔静脉的混合血液(以动脉血为主)进入右心房后，由于下腔静脉瓣的阻隔，约 1/3 血量经卵圆孔入左心房，再经左心室流入升主动脉，主要供应心脏、脑部及上肢；约 2/3 血量入右心室。从上腔静脉回流的来自上半身的静脉血，入右心房后，绝大部分流入右心室，与来自下腔静脉的血液一起进入肺动脉。由于胎儿的肺脏无呼吸功能，处于压缩状态，肺血管阻力高，故肺动脉的血液只有少量流入肺，经肺静脉回到左心房;而进入右心室的大部分血液经动脉导管与来自升主动脉的血液汇合后进入降主动脉(以静脉血为主),供应腹腔脏器及下肢,最后血液经过脐动脉回流至胎盘,再次进行营养和气体交换(图 11-1)。

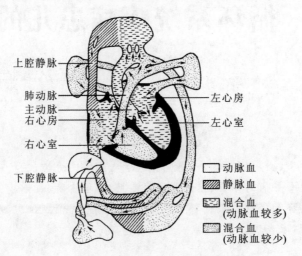

图 11-1　正常胎儿血液循环

（上腔静脉　肺动脉　主动脉　右心房　右心室　下腔静脉　左心房　左心室）

（动脉血　静脉血　混合血(动脉血较多)　混合血(动脉血较少)）

　　综上所述,胎儿血液循环特点如下:①胎儿期的营养代谢与气体交换是通过胎盘和脐血管以弥散方式进行的;②只有体循环,没有有效的肺循环;③胎儿期左、右心室都经主动脉向全身供血;④除脐静脉是氧合血,胎儿体内大部分是混合血,肝脏的血氧含量最丰富,心、脑及上肢次之,而下半身的血氧含量最低;⑤静脉导管、卵圆孔和动脉导管是胎儿血液循环的特殊通路。

　　温馨提示:胎儿血液循环总结:一种循环(体循环),两种血液(大多为混合血液),三条通路,一高(肝是血氧含量最高的脏器),一低(下半身含氧量最低)。

　　(二)出生后血液循环的改变

　　1. 脐血管关闭　出生后脐血管剪断结扎,脐-胎盘血液循环停止,脐血管在血流停止后 6～8 周完全闭锁形成韧带,为肝圆韧带和膀胱脐韧带。

　　2. 卵圆孔关闭　由于呼吸建立,肺泡扩张,肺循环的阻力下降,肺血流量明显增多,肺静脉回流到左心房的血量也增多,因此左心房压力增高,当其高于右心房压力时,卵圆孔的瓣膜即发生功能上的闭合,到生后 5～7 个月时形成解剖上的关闭。

　　3. 动脉导管关闭　由于肺循环的阻力下降,体循环压力升高,流经动脉导管的血流逐渐减少,直至停止;同时由于自主呼吸的建立,血氧含量增高,导致动脉导管壁平滑肌收缩,再加上出生后体内前列腺素 E 浓度下降(前列腺素 E 是维持出生前胎儿动脉导管开放的主要因素),使动脉导管逐渐闭塞,形成功能性关闭,大约 80% 的婴儿于生后 3～4 个月、95% 的婴儿于生后 1 年内形成解剖上的关闭,成为动脉韧带。

　　温馨提示:出生前后血液循环的改变:一种循环变成两种循环;两种血液(混合血)变成一种血液(静脉血和动脉血分开);三条通路逐渐关闭;由于压力差的变化,出生后体循环压力高于肺循环压力;血液气体交换由胎盘转移至肺。

二、正常各年龄小儿心脏、心率、血压的特点

　　(一)心脏的大小与位置

　　小儿的心脏体积相对比成人大。随着年龄的增长,左、右心室增长不平衡,胎儿的右心室负荷较左心室大,新生儿期两侧心室壁厚度几乎相等。出生后随着生长发育,体循环量日趋扩大,左心室负荷明显增大,肺循环阻力在生后明显降低,故左心室壁较右心室壁增厚更快。

　　小儿心脏在胸腔的位置随年龄增长而变化。新生儿和 2 岁以下婴幼儿的心脏多呈横位且位置较高,心尖搏动位于左侧第 4 肋间、锁骨中线外,心尖部主要为右心室;2 岁以后心脏逐渐由横位转成斜位,3～7岁心尖搏动位于左侧第 5 肋间、锁骨中线处,心尖部主要为左心室;7 岁以后心尖搏动的位置逐渐移到锁骨中线内 0.5～1 cm。

（二）心率

小儿新陈代谢旺盛、交感神经兴奋性较高,故年龄越小,心率越快。新生儿平均心率为120～140次/分,1岁以内为110～130次/分,2～3岁为100～120次/分,4～7岁为80～100次/分,8～14岁为70～90次/分。进食、活动、哭闹、发热均可影响小儿心率,故小儿心率和脉搏应在安静或睡眠时测量。一般体温每升高1℃,心率增加10～15次/分。如脉搏显著增快,且睡眠时也不见减慢者,应怀疑有器质性心脏病。

（三）血压

血压的高低主要取决于心搏出量和外周血管阻力。小儿心搏出量较少,动脉管壁弹性较好且血管口径相对较大,故血压偏低,一般年龄越小,血压越低,但随着年龄的增长而逐渐升高。新生儿收缩压平均为8～9.3 kPa(1 kPa＝7.5 mmHg),1岁为9.3～10.7 kPa,2岁以后小儿收缩压可按下列公式计算:收缩压(kPa)＝年龄×0.26＋10.7 kPa(年龄×2＋80 mmHg),舒张压＝收缩压×2/3。收缩压高于此标准2.67 kPa为高血压,低于此标准2.67 kPa为低血压。正常情况下,下肢血压比上肢略高2.67 kPa。测量血压应在小儿安静时。血压计袖带的宽度以小儿上臂长度的2/3为宜,袖带过窄则测得的血压与实际数值相比偏高,过宽则偏低。

第二节　常见先天性心脏病

先天性心脏病(congenital heart disease,CHD)简称先心病,是指胎儿时期心脏和(或)血管发育异常导致的心血管畸形,是小儿最常见的心脏病,也是小儿先天发育异常致死的主要原因。其发病率为活产婴儿的7‰～8‰,而早产儿的发生率为成熟儿的2～3倍,死胎中的发生率为活产儿的10倍。随着超声心动图、心导管检查和心血管造影等新技术的迅速发展,大多数常见的先天性心脏病能及早得到准确的诊断;治疗上,介入性心导管术、低温麻醉和体外循环下心脏直视手术的进一步发展,术后监护技术的提高,使多数患儿获得根治,先天性心脏病的预后大为改观。

【病因】

胚胎期为心脏发育阶段,任何影响心脏发育的因素均可使心脏某一部分发育停顿或异常。先天性心脏病的病因至今尚未完全明确,目前认为主要由遗传因素和环境因素及其相互作用所致。

1. 遗传因素　主要包括染色体的易位与畸变、单基因突变、多基因病变和先天性代谢紊乱。

2. 环境因素　主要为妊娠前3个月内宫内感染,如风疹、流行性感冒、流行性腮腺炎和柯萨奇病毒感染等。

3. 其他　孕妇接触大量放射线和服用抗癌药、甲糖宁等;患糖尿病、高钙血症等代谢紊乱性疾病;宫内慢性缺氧;妊娠早期酗酒、吸食毒品等。

【分类】

根据左、右心腔及大血管间有无分流和分流方向、临床有无青紫,可将先天性心脏病分为左向右分流型、右向左分流型和无分流型三类(表11-1)。

表11-1　先天性心脏病分类

分　类	常见的先天性心脏病
左向右分流型(潜伏青紫型)	室间隔缺损、房间隔缺损、动脉导管未闭
右向左分流型(青紫型)	法洛四联症、大动脉错位
无分流型(无青紫型)	主动脉缩窄、肺动脉狭窄

【临床表现】

（一）左向右分流型

1. 室间隔缺损　室间隔缺损是最常见的先天性心脏病,发病率占我国小儿先天性心脏病的30％～

50%(图 11-2、图 11-3)。

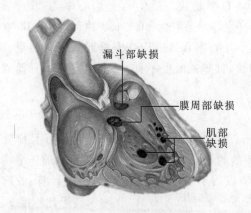

图 11-2　室间隔缺损示意图

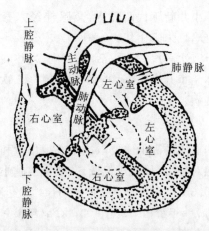

图 11-3　室间隔缺损血液循环示意图

(1)分型:根据缺损位置不同,可分为 3 种类型。①膜周部缺损:最多见。②漏斗部缺损。③肌部缺损:较少见,缺损小,有可能自行闭合。根据缺损大小还可分为 3 型:小型缺损(缺损直径<5 mm);中型缺损(缺损直径为 5~15 mm);大型缺损(缺损直径>15 mm)。

(2)病理生理:室间隔缺损主要是由于左、右心室之间存在一异常通道,左心室压力通常高于右心室,血液自左向右分流,故一般无青紫。分流导致肺循环血量增加,使左心房和左心室的负荷增加,导致左心房、左心室肥大。分流量大时可形成肺动脉高压,出现双向分流或反向分流而表现出青紫。当肺动脉高压显著时,血液自右向左分流,临床呈现持久性青紫,即称艾森曼格综合征。

(3)症状:取决于缺损的大小和肺循环的阻力。小型缺损无明显症状,多于体检时发现心脏杂音。中、大型缺损,体循环血量减少,活动时易出现疲劳、气急,以及面色苍白、多汗、生长发育落后、喂养困难;肺循环血量增加,反复出现肺部感染和心力衰竭。

(4)体征:见表 11-2。

表 11-2　常见先天性心脏病的体征

疾病		室间隔缺损	房间隔缺损	动脉导管未闭	法洛四联症
杂音	部位	胸骨左缘第 3~4 肋间	胸骨左缘第 2~3 肋间	胸骨左缘第 2~3 肋间	胸骨左缘第 2~4 肋间
	性质	响亮粗糙的全收缩期反流性杂音	收缩期喷射性杂音	连续性机器样杂音	收缩期喷射性杂音
	响度	Ⅲ~Ⅴ级	Ⅱ~Ⅲ级	Ⅱ~Ⅳ级	Ⅱ~Ⅲ级
震颤		有	无	有	可有
P_2		亢进	亢进且固定分裂	亢进	减弱或消失
周围血管征		无	无	有	无

(5)辅助检查:见表 11-3。

表 11-3　常见先天性心脏病的辅助检查

疾病	室间隔缺损	房间隔缺损	动脉导管未闭	法洛四联症
心电图	小型缺损基本正常;中型缺损左心室肥大;大型缺损双心室肥大	电轴右偏和不完全右束支传导阻滞,右心室肥大	分流量小者正常,分流量大者左心室、左心房肥大,肺动脉高压者右心室肥大	电轴右偏,右心室肥大,也可出现右心房肥大

续表

疾病		室间隔缺损	房间隔缺损	动脉导管未闭	法洛四联症
X线检查	房室增大	左心房、左右心室大	右心房、右心室大	左心房、左右心室大	右心室大,典型者心影呈靴形,右心房可大
	肺门"舞蹈"征	有	有	有	无
	肺野	充血	充血	充血	清晰
	肺动脉段	凸出	凸出	凸出	凹陷
实验室检查		周围血红细胞增多,血红蛋白及血细胞比容增高			
超声心动图		一种能确定诊断、无创伤性的检查。可显示缺损位置、大小、导管的位置和管径、主动脉骑跨的程度。多普勒彩色血流显像可直接见到分流的位置、方向及分流量			
心血管造影心导管检查		进一步明确诊断的有创伤性检查			

2.房间隔缺损 房间隔缺损占先天性心脏病发病总数的7%～15%,以女性较多见,男女性别比为1∶2(图11-4)。

(1)分型:根据病变部位的不同分为原发孔未闭和继发孔未闭两种,以继发孔未闭较多见。

(2)病理生理:房间隔缺损主要是由于左、右心房之间存在异常通道。出生后左心房压力高于右心房,血液分流自左向右。分流造成体循环血量减少、肺循环血量增多,肺动脉压力升高,右心房、右心室负荷过重,导致右心房和右心室增大。当右心房压力高于左心房时,血液自右向左分流,出现持续性青紫。

(3)症状:随缺损的大小而不同。缺损小时可无症状,只在体检时发现心脏杂音。缺损大时与室间隔缺损相似,表现为体循环血量减少、肺循环血量增加。

(4)体征:见表11-2。

(5)辅助检查:见表11-3。

3.动脉导管未闭 动脉导管未闭约占先天性心脏病发病总数的15%,以女性多见。出生后动脉导管若持续开放,并出现自左向右分流者即为动脉导管未闭(图11-5)。

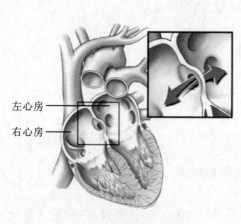

图 11-4 房间隔缺损示意图

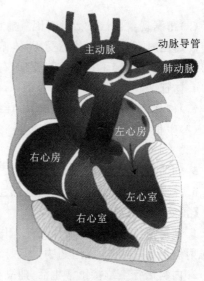

图 11-5 动脉导管未闭示意图

(1)分型:根据未闭的动脉导管大小、长短、形态不同分为管型、漏斗型及窗型三型。

(2)病理生理:由于体循环的压力高于肺循环,故整个收缩期和舒张期血液均自主动脉向肺动脉分流,使肺循环血量增加,回流到左心房,左心室的血量增加,左心房和左心室肥大。长期的自左向右分流,使肺小动脉痉挛,肺动脉压力增高,右心室肥大。当肺动脉压力超过主动脉时,即产生自右向左分流,出现差异性发绀,表现为下半身明显青紫,左上肢轻度青紫,右上肢正常。

(3)症状:取决于动脉导管的粗细和肺动脉压力的大小。导管口径较细者可无症状,只在体检时发现心脏杂音。导管粗者与室间隔缺损相似,表现为体循环血量减少,肺循环血量增加。

(4)体征:见表11-2。

(5)辅助检查:见表11-3。

以上3种先天性心脏病并发症相似,均易并发支气管炎、支气管肺炎、充血性心力衰竭、感染性心内膜炎等。

(二)右向左分流型

右向左分流型主要有法洛四联症(图11-6),法洛四联症是存活婴儿中最常见的青紫型先天性心脏病。其发病率占先天性心脏病总数的10%～15%,无性别差异。

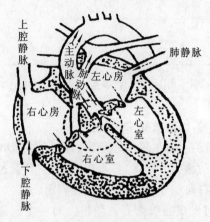

图11-6 法洛四联症血液循环示意图

1.组成 ①肺动脉狭窄,以漏斗部狭窄较多见;②室间隔缺损;③主动脉骑跨;④右心室肥厚。4种畸形中以肺动脉狭窄最重要。

2.病理生理 由于肺动脉狭窄,右心室血液进入肺循环受阻,右心室压力增高,出现代偿性肥厚。当右心室压力增高超过左心室时,血液自右心室向左心室及骑跨的主动脉分流,主动脉同时接受来自左心室的动脉血和右心室的静脉血,故出现青紫。另外,由于肺动脉狭窄,肺循环血量明显减少,肺内进行气体交换减少,更加重了青紫的程度。

3.症状

(1)青紫:为主要表现,严重程度及出现早晚取决于肺动脉狭窄程度,青紫一般于出生3～6个月后逐渐明显,并随着年龄的增长而加重,常见于毛细血管丰富的部位,如唇、指(趾)、球结合膜、耳垂等。

(2)缺氧发作:常在哭闹、吃奶时或大便后出现呼吸急促、烦躁不安、青紫加重,严重者出现昏厥、抽搐。这是由于在肺动脉漏斗部狭窄的基础上,突然发生该处肌肉痉挛,引起一过性肺动脉梗阻,脑缺氧加重所致。

(3)蹲踞现象:行走、活动时因气急而主动下蹲片刻后再行走,是一种无意识的自我缓解缺氧的保护性姿势。蹲踞时下肢屈曲,动脉受压,体循环阻力增加,右向左分流减少,肺血流量增加;同时下肢静脉受压,回心血量减少,减轻了右心室前负荷,右向左分流减少,缺氧症状得以暂时缓解。

4.体征

(1)杵状指(趾):由于长期缺氧,导致指(趾)末端组织增生,膨大如鼓槌状。

(2)生长发育迟缓:体格和智能发育落后于正常同龄儿。

(3)心脏体征:见表11-2。

5.辅助检查 见表11-3。

6.并发症 脑血栓、脑脓肿、亚急性细菌性心内膜炎等。

【预防及治疗要点】

1.预防措施 对孕妇加强保健工作,特别是妊娠早期积极预防风疹、流行性感冒等病毒性疾病,避免接触射线等高危因素,慎用药物,加强产检。

2.内科治疗 维持正常生活,建立合理生活制度,加强营养,防止感染,防治并发症,使患儿安全达到手术年龄。早产儿动脉导管未闭者可于生后1周内用吲哚美辛或阿司匹林口服,抑制前列腺素合成,促进导管关闭,但对足月儿无效。法洛四联症患儿一旦出现缺氧发作,应立即置于膝胸卧位,给予吸氧,必要时根据医嘱注射吗啡、普萘洛尔等抢救药物。

3.介入性心导管术 大多数左向右分流型的患儿可进行介入治疗,装置有蚌状伞、蘑菇伞等。

4.外科治疗 先天性心脏病目前均可施行根治术,手术适宜年龄为4～6岁,必要时任何年龄均可手术。

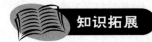知识拓展 ●●

先天性心脏病的心导管介入治疗

介入性心导管术是在X线透视引导下,经皮股静脉或股动脉穿刺,将特种的导管及装置插入到达需要治疗的心脏或血管腔内以替代外科手术治疗的方法。该法无需开胸、不需要全身麻醉、手术时间短、并发症少。房间隔缺损、部分室间隔缺损、动脉导管未闭患儿可行介入封堵治疗。

【主要护理诊断/问题】

(1)活动无耐力 与体循环血量减少或动脉血氧饱和度下降有关。

(2)营养失调:低于机体需要量 与食欲低下、喂养困难有关。

(3)生长发育改变 与体循环血量减少或组织缺氧影响生长发育有关。

(4)潜在并发症:感染、亚急性细菌性心内膜炎、心力衰竭、脑血栓。

(5)焦虑 与疾病的威胁、预后和家长对手术的担忧有关。

【护理目标】

(1)患儿活动量适当,能满足生活所需,无心悸、气促、乏力等表现。

(2)患儿能获得充足的营养,满足生长发育的需求。

(3)患儿生长发育状况得到改善。

(4)患儿住院期间不发生并发症或发生后能及时发现、及时处理。

(5)患儿及家长能获得本病的相关知识和心理支持,焦虑减轻,积极配合检查、治疗和护理。

【护理措施】

1.休息 休息可减少组织耗氧量、减轻心脏负担,使症状缓解,故是恢复心脏功能的重要条件。根据先天性心脏病的不同类型,制定合理的生活制度,保证患儿充足的休息和睡眠时间。根据病情安排适当活动,以活动后无明显乏力、气促为宜;重症患儿绝对卧床休息,集中护理,减少不必要的刺激,避免情绪激动和剧烈哭闹。法洛四联症患儿在行走或游戏时常有蹲踞现象,这是一种为缓解缺氧所采取的保护性动作,不要强行拉起。

2.供给充足的营养 供给患儿充足的能量、蛋白质和维生素,保证营养需要,增强患儿体质。对因缺氧而喂养困难的小儿要有耐心,应少量多餐,避免呛咳和呼吸困难,必要时喂奶前后给予间歇吸氧以缓解症状;对食欲差者,注意调配食物的色、香、味及食谱;心功能不全有水肿者,根据病情适当限盐;多食蔬菜、水果等粗纤维食品,保持大便通畅。

3.促进生长发育 提供良好的生活环境,保持室内空气新鲜,温、湿度适宜,新生儿注意保暖,儿童穿着适中。定期监测生命体征、心脏杂音的变化,积极治疗,纠正缺氧,保持情绪稳定,保证营养供给,促进生长发育。

4.观察病情,防止并发症发生

(1)预防感染:注意气候变化,根据气温改变及时增减衣物,避免引起呼吸道感染;对易患呼吸道感染的患儿,应避免到人多拥挤的公共场所,避免交叉感染,注意保护性隔离;拔牙、做扁桃体或其他咽部手术时给予抗生素预防感染,防止感染性心内膜炎的发生;按时进行预防接种。

(2)预防心力衰竭:严密观察患儿呼吸、心率情况,一旦出现心率增快、呼吸困难、烦躁不安、肺底部湿啰音、肝脏肿大等心力衰竭的表现,立即置患儿于半卧位,给予吸氧,保持安静,及时报告医生,按心力衰竭护理操作护理。

(3)预防脑血栓:法洛四联症患儿因代偿性红细胞增多,血液黏稠度高,易形成脑血栓,故应注意供给充足液体,防止血栓形成,必要时给予静脉补液,尤其对发热、多汗、吐泻的患儿更应注意多饮水。

5.心理护理 关心爱护患儿、态度和蔼,消除患儿的紧张情绪,建立良好的护患关系。向家长和患儿解释病情,介绍检查、治疗经过、心脏外科手术的进展及同类疾病治愈的病例,以增强患儿及家长战胜疾病的信心,积极配合检查与治疗。

6.健康教育 指导家长掌握本病患儿的日常护理,建立合理的生活制度,保证休息与睡眠,适当活动,保证营养供给。合理用药,按时进行预防接种,避免交叉感染。学会观察病情,定期复查,调整心功能至最佳状态,使患儿能安全到达适宜的手术年龄。

【护理评价】

(1)患儿活动耐力是否增加,能否满足生活所需。

(2)患儿能否获得充足的营养,满足生长发育的需求。

(3)患儿生长发育是否逐渐达到正常水平。

(4)患儿有无发生并发症或发生后能否及时发现、及时处理。

(5)患儿及家长对疾病的相关知识是否了解,焦虑是否减轻,是否积极配合检查、治疗和护理。

第三节　病毒性心肌炎

病毒性心肌炎是指由病毒感染引起的心肌细胞变性、坏死和间质炎症。病毒感染除侵犯心肌外,还可累及心包或心内膜。本病表现轻重不一,大多数病情较轻,预后良好,少数重者可发生心力衰竭、严重心律失常、心源性休克,甚至猝死。近年统计资料表明,小儿病毒性心肌炎的发病率呈上升趋势,但重症患儿只占少数。

【病因】

引起病毒性心肌炎的常见病毒有柯萨奇病毒(B组和A组)、埃可病毒、腺病毒、脊髓灰质炎病毒、流感和副流感病毒、单纯疱疹病毒、麻疹病毒、风疹病毒、腮腺炎病毒、水痘-带状疱疹病毒及肝炎病毒等。其中以柯萨奇病毒$B_{1\sim 6}$型最常见,占半数以上,其次是埃可病毒。

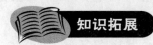

知识拓展

病毒性心肌炎的发病机制

本病的发病机制目前尚不完全清楚。发病可能与以下因素有关:①病毒感染后,在病毒血症时,病毒进入心肌并在心肌细胞中复制,引起细胞水肿、溶解、坏死等,导致急性症状。②病毒感染后,导致机体过敏或自身免疫反应,造成心肌损害,引起慢性阶段的临床表现。③发热、受寒、情绪激动、营养不良、劳累、接受糖皮质激素治疗或放射线治疗等均可诱发本病。

【临床表现】

约半数病例在起病前数日或1～3周有上呼吸道感染或肠道感染前驱症状,如发热、咽痛、肌痛、全身不适、腹痛、腹泻等,随后出现心悸、心前区不适、胸闷、乏力、头晕等心脏受累表现。重症患儿则出现烦躁不安、呼吸困难、面色苍白、四肢湿冷、血压下降等心力衰竭及心源性休克的表现,如抢救不及时,可在数小时或数日内死亡。

体格检查可发现心脏正常或轻度扩大,伴心动过速、第一心音低钝、奔马律;伴心包炎者可闻及心包摩擦音。

【实验室及其他检查】

1.实验室检查

(1)血液检查:急性期白细胞总数增高,以中性粒细胞增多为主,部分病例血沉增快。

(2)心肌损伤标志物检查:疾病早期血清肌酸激酶(CK)及其同工酶(CK-MB)、乳酸脱氢酶(LDH)及其同工酶(LDH_1)、血清谷草转氨酶(SGOT)均增高。心肌肌钙蛋白(cTnI或cTnT)病程早期即可升高,对心肌炎的诊断特异性更强。

(3)病原学检查：疾病早期可从咽拭子、血液、心包液、粪便中分离出病毒，要结合血清抗体测定才更有意义。恢复期可从血清中检测相应抗体。

2. 心电图检查 缺乏特异性，常表现为心动过速、ST-T 段改变、QRS 波群低电压、QT 间期延长等。心律失常以期前收缩为多见，其次为房室传导阻滞等。

3. X 线检查 病情轻者心影正常，合并心力衰竭时双肺呈淤血表现，合并大量心包积液时心影明显增大、心脏搏动减弱。

【治疗要点】

1. 休息 急性期应卧床休息，减轻心脏负担。

2. 保护心肌 给予大量维生素 C、极化液、能量合剂、1,6-二磷酸果糖（FDP）、辅酶 Q_{10} 等以改善心肌代谢和心功能，促进心肌细胞修复。

3. 对症治疗 抗病毒、控制心力衰竭、纠正心律失常和心源性休克。

【护理诊断/问题】

(1)活动无耐力 与心肌收缩力下降、组织供氧不足有关。

(2)潜在并发症：心力衰竭、心律失常、心源性休克。

(3)知识缺乏：患儿及家长缺乏有关本病的护理知识。

【护理措施】

1. 注意休息，减轻心脏负担 急性期卧床休息至热退后 3～4 周，恢复期仍应限制活动量，总休息时间为 3～6 个月，病情稳定后逐渐增加活动量，以活动时不出现心悸、胸闷为宜。有心脏扩大、心力衰竭者，更应绝对卧床休息并延长卧床时间，待心脏功能改善、心脏大小恢复正常后逐渐开始活动。

2. 严密观察病情变化，及时发现和处理并发症

(1)观察心力衰竭的表现：避免诱发心力衰竭的因素，如感染、剧烈运动、用力排便、情绪激动等。严密观察病情变化，胸闷、心悸、气促时应注意休息，必要时给予吸氧；烦躁不安者根据医嘱给予镇静处理；一旦发生呼吸困难、心率加快、肝脏肿大等心力衰竭表现，应置患儿于半卧位，给予吸氧，保持安静，立即报告医生，静脉输液时应注意控制滴速，以免滴速过快，加重心脏负担。使用洋地黄时应小剂量，注意观察心率、心律及其毒性反应，避免发生洋地黄中毒。

(2)观察心律失常的表现：严密观察、记录患儿的精神状态、面色、心律和生命体征变化。对明显心律失常的患儿应连续进行心电监护，若发现多源性期前收缩、频发室性早搏、心动过速、心动过缓、完全性房室传导阻滞，应立即报告医生，并准备好抢救药物和器械，以便及时抢救。

(3)观察心源性休克的表现：严密监测血压，一旦发生心源性休克应积极抢救，遵医嘱使用血管活性药物时，要准确控制滴速，使用静脉输液泵，避免血压波动过大。

3. 健康教育

(1)对患儿及家长介绍本病的相关知识，以减轻患儿和家长的焦虑和恐惧心理。

(2)强调患儿休息的重要性，保持环境安静，避免一切可使心脏负担加重的因素。

(3)指导患儿进清淡、易消化、高营养、低盐饮食，避免暴饮暴食、进食刺激性食物。

(4)告知患儿及家长预防呼吸道和消化道感染的常识，疾病流行期间尽量避免去公共场所。

(5)告知患儿及家长所用药物的名称、剂量、用药方法和不良反应。

(6)指导患儿出院后定期到门诊复查。

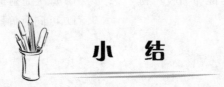

小 结

心脏胚胎发育的关键时期是第 2～8 周，小儿循环系统的解剖生理特点与成人不同。先天性心脏病是小儿最常见的心脏病，病因不明确，主要是孕早期宫内感染。小儿先天性心脏病中最常见的是室间隔缺损，其临床特点、护理措施和房间隔缺损、动脉导管未闭相似，均属于左向右分流型；法洛四联症属右向左分流型,由4种畸形组成,其中最主要的是肺动脉狭窄,临床表现为青紫、缺氧发作、蹲踞现象、杵状指(趾)。护理重点是合理安排患儿生活,减轻心脏负担,预防感染,防止并发症发生,使患儿安全到达手术年龄。根治本病需进行外科手术治疗。

病毒性心肌炎是指由病毒感染引起的心肌细胞变性、坏死和间质炎症,以柯萨奇病毒 $B_{1\sim6}$ 型最常见。目前无特效治疗,护理重点是急性期注意休息,减轻心脏负担。

 模拟试题

一、A_1 型题

1. 心脏胚胎发育的关键时期是( )。

A. 第2～4周　　B. 第2～6周　　C. 第2～8周　　D. 第2～8个月　　E. 第1～2个月

2. 5岁小儿的正常血压为( )。

A. 110/80 mmHg　　　　B. 100/70 mmHg　　　　C. 90/60 mmHg

D. 80/50 mmHg　　　　E. 70/40 mmHg

3. 右向左分流型先天性心脏病最突出的症状是( )。

A. 青紫　　B. 晕厥　　C. 生长迟缓　　D. 蹲踞现象　　E. 气促

4. 左向右分流型先天性心脏病最常见的并发症是( )。

A. 脑血栓　　　　B. 感染性心内膜炎　　　　C. 脑膜炎

D. 支气管肺炎　　　　E. 脑脓肿

5. 肺动脉瓣区第二心音亢进且固定分裂见于( )。

A. 室间隔缺损　　B. 房间隔缺损　　C. 法洛四联症　　D. 肺动脉狭窄　　E. 动脉导管未闭

6. 引起病毒性心肌炎最常见的病毒是( )。

A. 埃可病毒　　　　B. 脊髓灰质炎病毒　　　　C. 流感病毒

D. 柯萨奇病毒　　　　E. 腺病毒

二、A_2 型题

1. 患儿,2岁,生后4个月出现青紫,哭闹、活动后青紫明显加重,喜蹲踞,有杵状指,心前区有明显杂音。患儿可能患( )。

A. 室间隔缺损　　B. 房间隔缺损　　C. 法洛四联症　　D. 肺动脉狭窄　　E. 动脉导管未闭

2. 3岁小儿,消瘦,在其胸骨左缘第2肋间可闻及粗糙响亮的连续性机械样杂音,同时在其股动脉处可听到枪击音,小儿可能患有( )。

A. 室间隔缺损　　B. 房间隔缺损　　C. 法洛四联症　　D. 肺动脉狭窄　　E. 动脉导管未闭

3. 4岁女孩,活动后出现心慌、气促、嘴唇发绀,发育落后于同龄儿,胸骨左缘第3、4肋间可闻及全收缩期杂音,P_2 亢进。考虑患有( )。

A. 室间隔缺损　　B. 房间隔缺损　　C. 法洛四联症　　D. 肺动脉狭窄　　E. 动脉导管未闭

4. 心力衰竭患儿应用强心苷时下列哪项护理措施不妥?( )

A. 配药时必须用1 mL注射器准确抽吸药物　　　　B. 每次注射前测患儿心率(脉搏)1 min

C. 不与其他药物混合注射　　　　D. 可同时静脉补钙

E. 用药后密切观察病情变化

三、A_3/A_4 型题

(1～2题共用题干)

患儿,男,5岁,活动后气促、发绀2年余,入院后被诊断为"法洛四联症"。今晨护士为其抽血后哭闹不止,约10 min后出现呼吸困难,随即昏厥、抽搐。

1. 请问患儿昏厥的原因可能是( )。

A.脑栓塞   B.肺栓塞   C.脑脓肿   D.缺氧发作   E.急性心力衰竭

2.此时护士应帮助患儿采取（   ）。

A.仰卧位   B.俯卧位   C.膝胸卧位   D.左侧卧位   E.右侧卧位

（3～5题共用题干）

7个月患儿，平素体质较差，曾多次患肺炎，平时无发绀。体格瘦小，心前区隆起，胸骨左缘第2肋间可闻及Ⅲ级连续性杂音，伴有水冲脉。

3.该患儿最可能的医疗诊断为（   ）。

A.房间隔缺损   B.室间隔缺损   C.法洛四联症   D.动脉导管未闭   E.肺动脉瓣狭窄

4.该患儿最恰当的处理是（   ）。

A.口服消炎痛治疗   B.必要时择期手术治疗   C.立即手术治疗

D.心导管介入治疗   E.不需特殊处理

5.护士应告诉小儿家长何时带小儿来院手术治疗？（   ）

A.新生儿期   B.婴儿期   C.幼儿期   D.学龄前期   E.学龄期

四、B型题

（1～4题共用备选答案）

A.房间隔缺损   B.室间隔缺损   C.主动脉缩窄   D.法洛四联症   E.动脉导管未闭

1.体循环血量增多见于（   ）。

2.肺循环血量减少见于（   ）。

3.临床上最常见的先天性心脏病是（   ）。

4.属于右向左分流型的先天性心脏病是（   ）。

（郝亚辉）

造血系统疾病患儿的护理

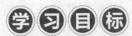

掌握：小儿血液特点及小儿贫血分度。两种营养性贫血及血友病的临床表现、护理措施。

熟悉：小儿贫血分类。两种营养性贫血及血友病的病因、发病机制、实验室及其他检查、治疗要点及护理诊断。

了解：小儿造血特点。

第一节　小儿造血和血液特点

一、小儿造血特点

小儿时期的造血分胚胎期造血和生后造血两个阶段。

（一）胚胎期造血

胚胎期造血具有造血中心迁移的特点，最早在卵黄囊，继之在肝、脾、骨髓造血，共分为3个阶段。

1.中胚叶造血期　从胚胎第3周开始，在卵黄囊上形成许多血岛（中胚层间质细胞分化聚集成细胞团），血岛中含原始血细胞，主要为原始有核红细胞。第6周后中胚叶造血开始减退，至胚胎第12～15周消失。

2.肝（脾）造血期　自胚胎第6～8周开始，肝脏出现活动的造血组织，并成为胎儿中期的主要造血部位。4～5个月时达到顶峰，6个月后逐渐减退，约于出生时停止。肝脏造血主要产生有核红细胞，并进一步分化为无核红细胞；也产生少量的粒细胞和巨核细胞。脾脏在胚胎第8周开始造血，主要产生红细胞、粒细胞、淋巴细胞和单核细胞，至胎儿第5个月后，脾脏造红细胞和粒细胞功能减退直至消失，而造淋巴细胞功能可维持终生。胸腺是中枢淋巴器官，胚胎第6～7周出现胸腺，开始生成淋巴细胞，并维持终生。

3.骨髓造血期　胚胎第6周开始出现骨髓，至胎儿4个月才开始造血，直至出生2～5周后成为唯一的造血场所。胚胎期造血见图12-1。

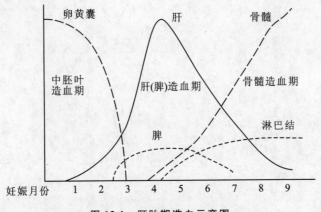

图12-1　胚胎期造血示意图

（二）生后造血

生后造血为胚胎造血的延续，可分为骨髓造血和髓外造血。

1. 骨髓造血 出生后主要是骨髓造血，产生各种血细胞。5 岁以内的小儿，全身骨髓均为红骨髓，全部参与造血，以满足生长发育的需要。5～7 岁开始，长骨中的红髓逐渐被脂肪组织（黄髓）所替代，至 18 岁时，红髓仅存于短骨、扁骨、不规则骨及长骨近端。黄骨髓不参与造血，但具有潜在造血功能，当需要增加造血时，黄骨髓可重新转变为红骨髓而恢复造血功能。

2. 髓外造血 在正常情况下，髓外造血极少。当严重感染或溶血性贫血等需要增加造血时，肝、脾、淋巴结恢复到胎儿时期的造血状态。出现肝、脾、淋巴结肿大，同时外周血中可出现有核红细胞和（或）幼稚粒细胞。这是小儿造血器官的一种特殊反应，称为"髓外造血"。当感染和贫血纠正后可恢复正常。骨髓的演变见表 12-1。

表 12-1　骨髓的演变

年龄	红骨髓	黄骨髓（脂肪组织替代造血组织）
婴幼儿	全身均为红骨髓	无
5～7 岁	除长骨的中央部分外，其余为红骨髓	长骨的中央部分出现黄骨髓
18 岁以后	红骨髓仅限于扁骨部分	除扁骨外其余为黄骨髓

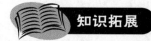

造血干细胞移植的分类

根据造血干细胞的基因来源分为如下几类。

1. 同基因造血干细胞移植　①供者和受体之间的基因完全相同；②因同卵孪生儿间的基因完全相同，故容易植入且很少发生排斥反应。

2. 异基因造血干细胞移植　供者和受体的基因不完全相同，又分为血缘相关供者（如同胞、父母及其他亲属）和非血缘相关供者两类，因供者来源相对较易，是目前研究和应用最多的一种。

3. 自体干细胞移植　造血干细胞取自患者本身，具有容易植入和不产生排斥反应等优点，但恶性疾病移植后容易发生原恶性病复发，这是因为此类移植有可能存在残留恶性肿瘤细胞及缺乏异基因移植的抗恶性肿瘤作用。

二、小儿血液特点

（一）红细胞数与血红蛋白量

由于胎儿期血液循环中绝大部分是混合血，处于相对缺氧状态，红细胞数和血红蛋白量均较高，出生时红细胞数为 $(5.0～7.0)×10^{12}/L$，血红蛋白量为 150～230 g/L。生后随着自主呼吸建立，血氧分压升高，胎儿红细胞寿命较短等，过多的红细胞自行破坏（生理性溶血），于生后 10 天左右减少 20%。以后由于婴儿生长发育迅速、循环血量增加、促红细胞生成素不足、骨髓造血功能低下等，至生后 2～3 个月，红细胞数降至 $3.0×10^{12}/L$，血红蛋白量降至 110 g/L，出现轻度贫血，称为"生理性贫血"。此贫血在早产儿发生较早，程度较重。生理性贫血一般无临床症状，呈自限性经过，3 个月后，红细胞数和血红蛋白量又逐渐上升，12 岁时达成人水平（图 12-2）。

（二）白细胞数与分类

（1）出生时白细胞总数为 $(15～20)×10^9/L$，生后 6～12 h 可达 $(21～28)×10^9/L$，以后逐渐下降，1 周后平均为 $12×10^9/L$，婴儿期维持在 $10×10^9/L$ 左右，8 岁后接近成人水平（图 12-3）。

（2）白细胞分类：小儿时期白细胞分类（中性粒细胞和淋巴细胞），呈现 2 次交叉（图 12-4 和表 12-2）。

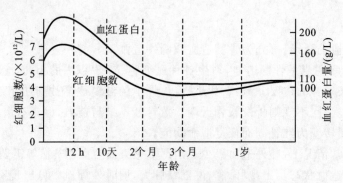

图 12-2　儿童红细胞和血红细胞

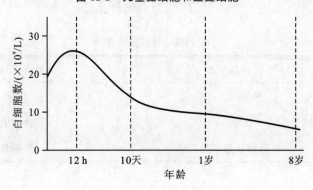

图 12-3　白细胞数变化

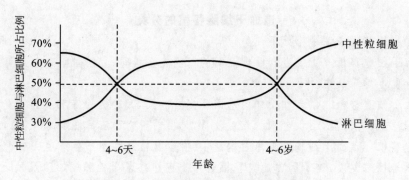

图 12-4　中性粒细胞与淋巴细胞的变化

表 12-2　不同年龄白细胞比例变化

年　龄	中性粒细胞	淋巴细胞
出生时	65%	30%
生后 4～6 天	接近 50%	接近 50%
4～6 天 至 4～6 岁	35%	60%
4～6 岁	50%	50%
7 岁以后与成人相同	50%～70%	20%～40%

（三）血小板数

与成人差别不大，为(150～250)×10⁹/L。

与成人差别不大，为$(150\sim250)\times10^9/L$。

（四）血红蛋白种类

正常情况下可有 6 种不同的血红蛋白分子，包括胚胎期的血红蛋白(Gower1、Gower2、Portland)、胎儿期的胎儿血红蛋白(HbF)、成人血红蛋白(HbA、HbA₂)。胚胎期的血红蛋白在胚胎第 12 周时消失，并被 HbF 替代。出生时，血红蛋白以 HbF 为主，约占 70%。生后 HbF 迅速被成人血红蛋白(HbA)取代，至 4 月龄时 HbF<20%，1 岁时 HbF<5%，2 岁时达成人水平，HbF<2%。

（五）血容量

小儿血容量相对较成人多，血容量占体重的比例新生儿约为 10%，平均 300 mL；儿童为 8%～10%，成人为 6%~8%。

三、小儿贫血分度及分类

贫血是指单位容积末梢血中红细胞数和血红蛋白量低于正常,或其中一项低于正常,是小儿时期常见的一种症状。婴儿和儿童的红细胞数和血红蛋白量随年龄不同而有差异。小儿贫血的国内诊断标准如下:新生儿期血红蛋白(Hb)<145 g/L,1~4 个月时 Hb<90 g/L,4~6 个月时 Hb<100 g/L;6 个月以上则按 WHO 标准,即 6 个月~6 岁者 Hb<110 g/L,6~14 岁者 Hb<120 g/L 为贫血。海拔每升高 1000 m,Hb 上升 4%。

(一)小儿贫血分度

根据外周血血红蛋白含量可将贫血分为 4 度,见表 12-3。

表 12-3　贫血的分度

分类	轻度	中度	重度	极重度
新生儿	144~120	120~90	90~60	<60
儿童	120~90	90~60	60~30	<30

注:表中数值代表血红蛋白量(g/L)。

(二)小儿贫血分类

贫血的病因和发病机制多种多样,目前一般采用病因学分类和形态学分类。

1.病因学分类 临床最常用,根据造成贫血的原因不同将其分为红细胞或血红蛋白生成不足、溶血性贫血和失血性贫血三类。

1)红细胞或血红蛋白生成不足

(1)造血物质缺乏:如铁缺乏所致的缺铁性贫血,维生素 B_{12} 叶酸缺乏所致的营养性巨幼细胞贫血,以及维生素 B_6 缺乏、维生素 C 缺乏所致的贫血等。

(2)骨髓造血功能障碍:如再生障碍性贫血(原发性及继发性)、单纯红细胞再生障碍性贫血。

(3)其他:如慢性感染、炎症、肾脏疾病、铅中毒、恶性肿瘤等伴发的贫血。

2)溶血性贫血

(1)红细胞内在因素:①红细胞膜缺陷:如遗传性球形红细胞增多症、遗传性椭圆形红细胞增多症、阵发性睡眠性血红蛋白尿等。②红细胞酶缺陷:如葡萄糖-6-磷酸脱氢酶缺乏、丙酮酸激酶缺陷症等。③血红蛋白合成与结构异常:如地中海贫血、异常血红蛋白病等。

(2)红细胞外在因素:①免疫因素:存在破坏红细胞的抗体,如新生儿溶血症、自身免疫性溶血性贫血、药物所致的免疫性溶血性贫血等。②非免疫因素:如感染、物理化学因素、毒素、脾功能亢进、弥散性血管内凝血等。

3)失血性贫血

(1)急性失血:如创伤大出血、出血性疾病等。

(2)慢性失血:如消化性溃疡、钩虫病等。

2.形态学分类 根据红细胞平均容积(MCV)、红细胞平均血红蛋白量(MCH)、红细胞平均血红蛋白浓度(MCHC)将贫血分为 4 类,见表 12-4。

表 12-4　贫血的细胞形态学分类

项　目	MCV/fL	MCH/pg	MCHC/(%)
正常值	80~94	28~32	32~38
正细胞正色素性	80~94	28~32	32~38
大细胞性	>94	>32	32~38
单纯小细胞性	<80	<28	32~38
小细胞低色素性	<80	<28	<32

第二节　营养性缺铁性贫血

【临床护理思考】

珂珂,8个月,足月顺产,母乳喂养,未添加辅食。父母因珂珂"近1个月来面色渐渐苍白,食欲下降,精神较差"而来医院就诊。小王是珂珂的责任护士。

请问:

(1)珂珂出现面色苍白的原因可能是什么?需要做哪些检查?

(2)请列出珂珂目前主要的护理诊断。

(3)应如何向家长进行健康教育?

缺铁性贫血(iron deficiency anemia,IDA)是由于体内铁缺乏致血红蛋白合成减少而引起的一种小细胞低色素性贫血。此种贫血遍及全球,以婴幼儿发病率最高,尤以6个月~2岁的小儿为甚,严重危害小儿健康,影响儿童生长发育,是我国重点防治的小儿"四病"之一。

【病因与发病机制】

(一)病因

铁是构成血红蛋白所必需的原料。任何引起体内铁缺乏的原因均可导致贫血。

1.先天储铁不足　胎儿在妊娠最后3个月从母体获得的铁最多,足月儿从母体所获得的铁量足以满足其生后4~5个月的造血需要,而早产、双胎、多胎、胎儿失血、孕母患严重缺铁性贫血等可致胎儿储存铁减少。

2.铁摄入不足　食物铁供应不足是导致小儿缺铁性贫血的主要原因。婴儿单纯人乳、牛乳、谷物等低铁食品喂养而未及时添加含铁丰富的换乳期食物及年长儿偏食、挑食等饮食习惯都可以导致缺铁,发生缺铁性贫血。

3.生长发育快　婴儿期和青春期生长发育迅速,尤其是早产儿及低出生体重儿发育更快,铁的需要量增加,若未及时添加含铁丰富的辅食,易发生缺铁。

4.铁吸收障碍　食物搭配不合理、胃肠炎、慢性腹泻、消化道畸形、反复感染等可影响铁的吸收。

5.铁丢失过多　①长期慢性失血如钩虫病、肠息肉、溃疡病可导致铁丢失过多;②用未经加热处理的鲜牛乳喂养婴儿,可因对蛋白过敏出现少量肠出血(每日失血约0.7 mL,而1 mL血约含0.5 mg铁)而致铁丢失。

(二)发病机制

铁缺乏可对机体多系统造成影响。

1.缺铁对血液系统的影响　经小肠吸收的食物铁或衰老红细胞破坏释放的铁经运铁蛋白转运到幼红细胞及储铁组织中。幼红细胞摄取的铁在线粒体内与原卟啉结合,形成血红素,再与珠蛋白结合形成血红蛋白。因此铁是合成血红蛋白的原料。铁缺乏时,血红素生成不足,使血红蛋白合成减少,新生的红细胞内血红蛋白含量不足,细胞质较少,细胞变小;而缺铁对细胞的分裂、增殖影响较小,故红细胞数量减少的程度不如血红蛋白量减少明显,从而形成小细胞低色素性贫血。缺铁通常经过以下3个阶段才发生贫血,故缺铁性贫血是缺铁的晚期表现。缺铁性贫血3个阶段见表12-5。

表 12-5　缺铁贫血的分期

缺铁性贫血阶段	特　　点
铁减少期(ID)	储存铁已减少,但供红细胞合成血红蛋白的铁尚未减少
红细胞生成缺铁期(IDE)	储存铁进一步耗竭,红细胞生成所需的铁亦不足,但循环中血红蛋白的量尚未减少
缺铁性贫血期(IDA)	出现小细胞低色素性贫血和非造血系统表现

2.缺铁对其他系统的影响　铁缺乏可影响肌红蛋白的合成。体内有许多含铁酶和铁依赖酶,如细胞

色素酶、过氧化氢酶、单胺氧化酶、核糖核苷酸还原酶、琥珀酸脱氢酶、腺苷脱氨酶等,这些酶调控着体内重要代谢过程(生物氧化、组织呼吸、胶原合成、卟啉代谢、淋巴细胞和粒细胞功能、神经介质合成与分解、神经组织发育),其活性依赖铁的水平。因此,当铁缺乏时,这些酶活性下降,细胞功能发生紊乱而出现一系列非血液系统的表现,如体力减弱、易疲劳、表情淡漠、注意力减退、智能减低、口腔黏膜异常角化、舌炎、胃酸缺乏、小肠黏膜变薄致消化吸收功能减退、反甲等;神经功能紊乱而出现精神神经行为;T_4 分泌减少,细胞免疫功能及中性粒细胞功能下降,机体抗感染能力降低。

【临床表现】

任何年龄均可发病,以 6 个月～2 岁多见。起病缓慢,临床表现随病情轻重而不同。

1. 一般表现 皮肤黏膜逐渐苍白,以唇、口腔黏膜和甲床最明显。倦怠乏力、不爱活动。体重不增或增长缓慢。年长儿可诉头晕、耳鸣、眼前发黑等。

2. 髓外造血表现 肝、脾轻度肿大;年龄越小、病程越长、贫血越严重,肝、脾肿大越明显。淋巴结肿大较轻。

3. 非造血系统表现

(1)消化系统表现:食欲减退,可有呕吐、腹泻,少数有异食癖(如喜食泥土、煤渣、墙皮),可出现口腔炎、舌炎或舌乳头萎缩。重者可出现萎缩性胃炎或吸收不良综合征等。

(2)神经系统表现:烦躁不安、易激惹或精神不振,注意力不集中,记忆力减退,学习成绩下降,智能多较同龄儿低,语言、思维活动能力受影响以致影响心理的正常发育,产生焦虑、抑郁、自卑心理。

(3)心血管系统表现:明显贫血时心率加快、心脏扩大,严重者可发生心力衰竭。

(4)其他表现:皮肤干燥、毛发枯黄易脱落、上皮组织异常,出现反甲,细胞免疫功能低下,常合并感染等。

【实验室及其他检查】

1. 血常规 血红蛋白量降低比红细胞数减少明显,呈小细胞低色素性贫血。外周血涂片显示红细胞大小不等,以小细胞为多,中央淡染区扩大。网织红细胞正常或轻度减少。白细胞、血小板一般无特殊变化。

2. 骨髓象 增生活跃,以中、晚幼红细胞增生为主。各期红细胞均较小,胞质含量少,染色偏蓝,胞质成熟落后于胞核。粒细胞系和巨核细胞系多无明显异常。

3. 铁代谢的相关检查 血清铁蛋白(SF)减少,血清铁(SI)和转铁蛋白饱和度(TS)降低;红细胞游离原卟啉(FEP)、总铁结合力(TIBC)均增高。

【治疗要点】

治疗原则是祛除病因,补充铁剂,必要时给予输血。

1. 祛除病因 合理喂养,及时添加含铁丰富的食物,纠正偏食,积极治疗慢性失血性疾病,如钩虫感染、溃疡病等。

2. 铁剂治疗 铁剂是治疗缺铁性贫血的特效药,选择易吸收的硫酸亚铁、富马酸亚铁、葡萄糖酸亚铁等二价铁。以元素铁计算,每天 4～6 mg/kg,分 2～3 次口服。疗程至血红蛋白正常后 2 个月左右停药。

3. 输血治疗 一般不需输血。严重贫血并发心力衰竭或重症感染者可给予输血。

【护理诊断/问题】

(1)营养失调:低于机体需要量 与铁供应不足、吸收不良、丢失过多或消耗增加有关。

(2)活动无耐力 与贫血致组织器官缺氧有关。

(3)口腔黏膜改变 与口腔炎、舌炎有关。

(4)潜在并发症:感染、心功能不全。

(5)知识缺乏:家长及年长患儿缺乏营养知识和对本病的防护知识。

【护理目标】

(1)患儿倦怠、乏力有所减轻,活动耐力逐渐增强。

(2)患儿缺铁因素消除,食欲恢复正常,保证铁的摄入。

(3)患儿口腔黏膜损伤得到修复。

(4)患儿病情得到及时控制,不发生潜在并发症。

(5)家长及年长患儿能叙述缺铁的原因,积极主动配合治疗,纠正不良饮食习惯,合理搭配饮食。

【护理措施】

1. 合理安排休息与活动 患儿一般不需卧床休息,可根据活动耐力下降程度制订活动强度、活动持续时间及休息方式,以不感到疲乏为度。

(1)轻、中度贫血者,不必严格限制日常活动,生活要有规律,做适合自身的运动,以不感到疲惫为度,保证患儿足够休息和睡眠。

(2)严重贫血者,应根据其活动耐力下降情况制订活动计划,合理安排活动与休息时间,若活动中出现心悸、气短、体力不支应停止活动,卧床休息。

2. 合理安排饮食

(1)提倡母乳喂养,及时添加含铁丰富的辅食或补充铁强化食品。婴儿若以鲜牛奶喂养,必须加热煮沸,以减少因蛋白过敏而引起的肠道出血。

(2)创造良好的进食环境;指导家长合理搭配膳食,补充高蛋白、高维生素、含铁丰富(如黑木耳、紫菜、海带、肝、瘦肉等)及富含维生素C的食物,注意饮食色、香、味、形的调配。纠正患儿的不良饮食习惯,避免挑食、偏食。

(3)遵医嘱给予多酶片、山楂、鸡内金等增进食欲和助消化的药物。

3. 补充铁剂的护理 补充铁剂为最主要的护理措施。遵医嘱应用铁剂时应注意:①首选经济、安全、副作用小、易吸收的二价铁;②口服铁剂应从小剂量开始,于两餐之间服用,以减轻对胃肠道的刺激;③可与维生素C、果汁同服,以帮助铁吸收,忌与牛奶、茶水、钙片、咖啡等同服;④液体铁剂可使牙齿染黑,应使用吸管服药;⑤告知家长服铁剂后大便变黑,停药后可恢复正常,以消除患儿及家长的紧张心理;⑥注射铁剂(如右旋糖酐铁)易出现不良反应,应慎用。注射时应分次于深部肌内注射,每次更换注射部位,可采用"Z"字形注射,注射前更换针头或注射器内留微量(0.1 mL)气体,以防药液渗入皮下组织致局部坏死,并严密观察有无过敏等不良反应;⑦铁剂治疗有效者在用药3~4天后网织红细胞升高,7~10天达高峰,2~3周下降至正常。治疗约2周后血红蛋白逐渐上升,临床症状好转。如服药3~4周仍无效,应查找原因。

4. 预防感染 注意保护性隔离,少去人群密集的场所,避免交叉感染;注意口腔护理,保持皮肤清洁,勤沐浴、勤换衣;多晒太阳,呼吸新鲜空气,以增强抵抗力。

5. 防止心力衰竭 重症贫血患儿应注意休息,减轻心脏负担,必要时给予吸氧;控制输液速度和输液量,密切观察心率、呼吸、血压、尿量变化,一旦出现心力衰竭,及时通知医生,协助抢救和护理。

6. 健康教育

(1)做好孕期保健工作,指导孕妇及哺乳期母亲增加含铁丰富的食物的摄入量。

(2)向家长及年长患儿介绍本病的相关知识,提倡母乳喂养,指导合理喂养,及时添加含铁丰富且吸收率高的辅食。

(3)教会家长正确服用铁剂的方法、注意事项及疗效观察指标;强调贫血纠正后,仍要坚持合理安排小儿饮食,培养良好的饮食习惯,加强护理,预防交叉感染。

【护理评价】

(1)患儿倦怠、乏力症状有无减轻,活动耐力是否增强。

(2)患儿缺铁因素有无祛除、食物搭配是否合理、食欲是否增加。

(3)患儿是否发生感染。

(4)患儿是否发生心力衰竭等并发症或发生后是否得到及时抢救。

(5)家长及年长患儿能否说出本病的发病原因、临床表现等,能否主动配合治疗与护理。

第三节 营养性巨幼红细胞性贫血

营养性巨幼细胞性贫血(nutritional megaloblastic anemia,NMA)是由于缺乏维生素 B_{12} 和(或)叶酸所引起的一种大细胞性贫血,主要临床特点为贫血、红细胞数较血红蛋白量减少更明显,红细胞胞体大于正常,粒细胞和血小板减少,粒细胞核右移,骨髓中出现巨幼红细胞,有神经精神症状,经维生素 B_{12} 和(或)叶酸治疗有效。以 6 个月～2 岁小儿多见。

【病因与发病机制】

(一)病因

1. 维生素 B_{12} 缺乏的原因

(1)储存不足:胎儿可从母体获得维生素 B_{12},并储存于肝内供生后利用。如孕母缺乏维生素 B_{12},可致婴儿维生素 B_{12} 储存不足。

(2)摄入量不足:在动物性食物如动物肝、肉类中含有较多的维生素 B_{12},而奶类中含量甚少。单纯母乳喂养而未及时添加换乳期食物的婴儿,可致维生素 B_{12} 摄入不足。年长儿偏食、素食者易致维生素 B_{12} 缺乏。

(3)吸收和运输障碍:食物中的维生素 B_{12} 必须与胃底部壁细胞分泌的糖蛋白结合成复合物后才能被回肠末端黏膜吸收入血,再与转铁蛋白结合运送至肝脏储存。以上过程有异常均可致维生素 B_{12} 缺乏。

(4)需要量增加:早产儿、新生儿及婴儿期生长发育迅速,造血物质需要量增加;严重感染使维生素 B_{12} 的消耗增加,若摄取不足,易致维生素 B_{12} 缺乏。

2. 叶酸缺乏的原因

(1)摄入量不足:叶酸主要存在于新鲜的绿叶蔬菜中,单纯牛奶或羊奶喂养而未及时添加换乳食物的婴儿可致叶酸缺乏。

(2)吸收不良:慢性腹泻、小肠疾病、小肠切除均会影响叶酸吸收。

(3)药物作用:长期或大量应用广谱抗生素可抑制肠道细菌合成叶酸,抗叶酸制剂(甲氨蝶呤、嘌呤等)及某些抗癫痫药(苯妥英钠、扑米酮、苯巴比妥等)可致叶酸缺乏。

(4)代谢障碍:先天性叶酸代谢障碍(小肠吸收叶酸缺陷、叶酸转运功能障碍)可致叶酸缺乏。

(二)发病机制

维生素 B_{12} 和叶酸是 DNA 合成过程中的重要辅酶物质,其缺乏时可造成红细胞中 DNA 合成不足,细胞核成熟障碍,细胞分裂延迟,而胞质中 RNA 的合成不受影响,血红蛋白的合成正常进行,使得红细胞体积变大而形成巨幼红细胞。此外,维生素 B_{12} 还参与神经髓鞘脂蛋白的合成,能保持有髓鞘的神经纤维的完整功能,缺乏时可引起神经精神症状。叶酸缺乏主要引起情感改变,偶见深感觉障碍,其机制不清。

【临床表现】

发病年龄以 6 个月～2 岁多见,起病缓慢。

1. 一般表现　多呈虚胖,或伴颜面轻度水肿,毛发纤细、稀疏、色黄。

2. 贫血表现　面色蜡黄,结膜、口唇、指甲苍白,疲乏无力,因贫血而引起肝、脾肿大等髓外造血表现。

3. 神经精神症状　维生素 B_{12} 缺乏者神经精神症状显著,可出现表情呆滞、嗜睡、对外界反应迟钝、少哭不笑、智力及动作发育落后,甚至倒退现象,如原来已会爬及认人,病后则都不会;严重者可见肢体、躯干、头部或全身不规则震颤,甚至抽搐、感觉异常、共济失调、踝阵挛、巴宾斯基征阳性。叶酸缺乏者不发生神经系统症状,但可导致神经精神异常。

4. 消化道症状　出现较早,有厌食、恶心、呕吐、腹泻、舌炎、口腔及舌下溃疡等。

5. 其他　易发生感染,可有出血点或淤斑。重症者可出现心脏扩大或心力衰竭。

两种营养性贫血临床特点的比较见表 12-6。

表 12-6　两种营养性贫血临床特点的比较

项目	营养性缺铁性贫血	营养性巨幼红细胞性贫血
病因	铁剂缺乏	维生素 B_{12} 或叶酸缺乏
神经系统症状	无	维生素 B_{12} 缺乏者有,叶酸缺乏者无
血常规	血红蛋白量减少较红细胞减少更明显,呈小细胞低色素性贫血,网织红细胞、白细胞、血小板大致正常	红细胞减少较血红蛋白减少更明显,呈大细胞性贫血,网织红细胞、白细胞、血小板常减少
骨髓象	以中、晚幼红细胞增生活跃为主,各期红细胞均较小,胞质发育落后于胞核。粒细胞系和巨核细胞系大致正常	以原红细胞、早幼红细胞增生为主,各期红细胞巨幼变,胞核发育落后于胞质。粒细胞系和巨核细胞系也可出现巨幼变
实验室检查	血清铁和铁蛋白下降,总铁结合力增高	血清维生素 B_{12} 或叶酸下降
主要治疗	补充铁剂	补充维生素 B_{12} 或叶酸

【实验室及其他检查】

1. 血常规　红细胞减少较血红蛋白降低更明显;血涂片可见红细胞大小不等,以大细胞为多,中心淡染区不明显,可见巨幼变的有核红细胞,还可见巨大幼稚粒细胞和中性粒细胞分叶过多现象。网织红细胞、白细胞、血小板计数常减少。

2. 骨髓象　见表 12-6。

3. 血清维生素 B_{12} 和叶酸测定　血清维生素 B_{12} 正常值为 $200\sim800$ ng/L,<100 ng/L 提示有缺乏;叶酸正常值为 $5\sim6$ μg/L,<3 μg/L 提示有缺乏。

【治疗要点】

祛除病因,补充维生素 B_{12} 和(或)叶酸;注意营养,及时添加辅食;加强护理,防止感染;对症治疗,如肌肉震颤者给予镇静剂,重度贫血者可输血。

【护理诊断/问题】

(1)活动无耐力　与贫血致组织缺氧有关。

(2)营养失调:低于机体需要量　与维生素 B_{12} 和(或)叶酸摄入不足、吸收不良等有关。

(3)生长发育迟缓　与营养不足、贫血及维生素 B_{12} 缺乏影响生长发育有关。

(4)有受伤的危险　与肢体或全身震颤甚至抽搐有关。

(5)知识缺乏:家长缺乏必要的喂养知识。

【护理措施】

1. 一般护理　根据患儿的活动耐受情况安排其休息与活动,一般不需卧床休息,严重贫血者适当限制活动,协助满足其日常生活需要。烦躁、震颤、抽搐者遵医嘱使用镇静剂,防止外伤。

2. 调整饮食　加强哺乳期母亲的营养,指导家长合理喂养,婴儿及时添加动物肝、肉类、蛋类、绿色蔬菜、水果、谷类等富含维生素 B_{12} 和叶酸的食物,年长儿防止偏食、挑食,养成良好的饮食习惯;震颤严重不能吞咽者可用鼻饲喂养。

3. 用药护理　遵医嘱使用维生素 B_{12} 和叶酸,加服维生素 C 以提高疗效;单纯维生素 B_{12} 缺乏者,不宜加用叶酸,以免加重神经精神症状;恢复期加服铁剂,防止红细胞增加时出现缺铁;观察疗效,为医生提供治疗依据。

4. 防止外伤　烦躁、震颤、抽搐者按医嘱给予镇静剂,限制患儿活动,防止发生外伤。

5. 健康教育　①向家长介绍本病的相关知识,强调科学喂养的重要性,指导喂养,养成良好的饮食习惯;②积极治疗原发病,指导合理用药;③做好生长发育监测,对智力和运动发育落后者,指导家长耐心教育,为患儿提供进行感觉、运动功能训练的机会,促进患儿智能和体能发育。

第四节 血 友 病

血友病(hemophilia)是一组遗传性凝血功能障碍的出血性疾病,包括:①血友病甲,即因子Ⅷ(抗血友病球蛋白,AHG)缺乏症;②血友病乙,即因子Ⅸ(血浆凝血活酶成分,PTC)缺乏症;③血友病丙,即因子Ⅺ(血浆凝血活酶前质,PTA)缺乏症。发病率为(5~10)/10万,以血友病甲最常见(占75%~85%)。其共同特点为终身轻微损伤后发生长时间的出血。

【病因与发病机制】

血友病甲、乙为 X-连锁隐性遗传,由女性传递,男性发病。血友病丙为常染色体不完全性隐性遗传,两性均可发病或传递。因子Ⅷ、Ⅸ、Ⅺ缺乏可使凝血过程第一阶段中的凝血活酶生成减少,引起血液凝固障碍,导致发生出血倾向。

【临床表现】

1. 出血 出血为主要症状,于轻微损伤或小手术后长时间终身出血。出血症状的轻重及发病的早晚与凝血因子活性水平有关。常有皮肤、黏膜(皮下组织、口腔、齿龈黏膜)出血,皮下及肌肉血肿,关节腔(膝、踝、髋、肘、肩关节)出血、积血。也可见消化道、泌尿道等内脏出血。颅内出血少见,但常危及生命。

2. 关节积血 关节积血是血友病最常见的临床表现之一,以膝、踝关节最多见。关节出血可以分为3期:①急性期:关节腔内积血,关节周围组织出血,出现关节红、肿、疼痛、活动受限。②关节炎期:因反复出血、血液吸收不全,刺激关节组织,形成慢性关节炎,滑膜增厚。③后期:关节纤维化、强硬、畸形,肌肉萎缩,骨质破坏,功能丧失。

【实验室及其他检查】

1. 初筛试验 凝血时间延长,部分凝血活酶时间延长,凝血酶原消耗不良,凝血活酶生成试验异常。出血时间、凝血酶原时间和血小板计数正常。

2. 凝血因子活性测定 免疫学方法测定血浆因子Ⅷ:C、因子Ⅸ,活性降低。

3. 基因诊断 有助于诊断和产前诊断。

【治疗要点】

目前无根治疗法。治疗的关键是预防出血、局部止血和替代疗法。

1. 预防出血 减少和避免外伤出血,尽可能避免肌内注射,尽量避免手术。

2. 止血 局部止血和应用止血药物。

1)局部止血 可采用压迫止血、加压包扎等。

2)应用止血药物

(1)1-去氨基-8-右旋-精氨酸加压素(dDAVP):可提高血浆因子Ⅷ的活性和增强抗利尿作用,用于治疗轻型血友病甲出血。剂量 0.2~0.3 μg/kg,以 20~30 mL 生理盐水稀释后缓慢静脉注射。此药因能激活纤溶系统,故需与6-氨基己酸或氨甲环酸联用。

(2)雄激素达那唑和复方炔诺酮能减少血友病甲患儿出血。

3. 替代疗法 通过输血、新鲜血浆补充患儿所缺乏的因子,以治疗、预防出血。血友病甲应用因子Ⅷ浓缩制剂。无该制剂时可酌情用冷沉淀物、新鲜或新鲜冰冻血浆。血友病乙应用因子Ⅸ制剂、凝血酶原复合物,或酌情用新鲜冰冻血浆。一般按1 mL正常人血浆中含1 U凝血因子计算,每输入1 U/kg的因子Ⅷ、Ⅸ可分别提高其水平2%和1%。血友病甲、乙分别每12 h和24 h输注一次,次数、剂量依出血程度而定。

4. 基因治疗 正在研究中。

【护理诊断/问题】

(1)潜在并发症:出血。

(2)组织完整性受损 与凝血因子缺乏有关。

(3)疼痛 与关节腔出血、积血,以及皮下、肌肉血肿有关。

(4)躯体活动障碍　与关节腔积血、肿痛、活动受限及关节畸形、功能丧失有关。

(5)长期性低自尊　与疾病终身性有关。

【护理措施】

1.防治出血

(1)预防出血：①禁食坚硬的食物；②养成安静的生活习惯，避免外伤；③尽量避免肌内注射、深部组织穿刺。必须穿刺时，须选用小针头，拔针后延长按压时间，以免出血和形成深部血肿；④尽量避免手术。必须手术时，应在术前、术中、术后补充所缺乏的凝血因子。

(2)遵医嘱输注凝血因子：认真阅读说明书，按要求稀释后输注；输注时严密观察有无不良反应(过敏、发热、溶血反应)，有反应者酌情减慢输注速度。出现严重不良反应者，停止输注，并将制品和输液器保留送检。

(3)局部止血：对表面创伤，皮肤、口、鼻黏膜出血者可局部压迫止血。肌肉、关节出血早期可以弹力绷带加压包扎，冷敷，抬高患肢、制动并保持其功能位。

2.病情观察　观察生命体征，神志，皮肤黏膜淤斑、淤点及血肿消退情况，记录出血量，及时发现内脏及颅内出血，并组织抢救。

3.减轻疼痛　对出血的关节和肌肉，可用冰袋冷敷，并抬高患肢、制动，保持其功能位。

4.预防致残　关节出血停止和肿痛消失后，逐渐增加活动量，预防关节畸形。已有慢性关节损害者，应进行康复指导与训练。严重关节畸形者行手术矫正。

5.心理支持　维护患儿自尊，鼓励年长患儿日常生活自理，增强其自信心和自我控制感。鼓励年长患儿表达想法，减轻焦虑和挫折感等不良情绪。提供适龄的游戏活动，安排同学、同伴探望，可减轻其孤独感。

6.健康教育

(1)指导家长采取必要的防护措施，以减少或避免损伤出血；培养患儿养成安静的生活习惯，加强患儿自我保护意识，为患儿提供安全的家庭环境；告知患儿的老师和学校卫生员患儿的病情及应限制的活动。

(2)教会家长及年长患儿了解出血征象，掌握应急止血方法。

(3)鼓励患儿进行规律、适度的体格锻炼和运动，增强关节周围肌肉的力量和强度，延缓出血或使出血局限化。

(4)对家长进行遗传咨询，使其了解本病的遗传规律和筛查基因携带者的重要性。通过基因诊断，如确定为血友病胎儿，应及时终止妊娠。

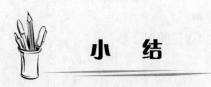

小　结

小儿造血分胚胎期造血和生后造血。胚胎期造血最早在卵黄囊，胎儿中期主要造血细胞器官是肝脏，胎儿后期和生后造血主要在骨髓，存在造血中心转移的特点。发生严重感染或贫血时可出现髓外造血。小儿血象与成人不同，生后2~3个月时会出现生理性贫血，白细胞分类在生后4~6天和4~6岁发生两次交叉。

贫血根据红细胞数及血红蛋白量分为轻度、中度、重度和极重度。儿童贫血标准：新生儿期血红蛋白<145 g/L；1~4个月，<90 g/L；4~6个月，<100 g/L；6个月~6岁，<110 g/L；6~14岁，<120 g/L。

营养性缺铁性贫血是小儿时期最常见的贫血，好发于6个月~2岁，主要原因是铁摄入不足。缺铁导致血红蛋白合成量减少，比红细胞下降更明显，呈小细胞低色素性贫血。治疗原则是祛除病因和补充铁剂，应用铁剂是最主要的护理措施。

营养性巨幼红细胞性贫血由维生素 B_{12} 和(或)叶酸缺乏所致，其红细胞数较血红蛋白量减少更明显，呈大细胞性贫血，应补充维生素 B_{12} 和(或)叶酸，同时服用维生素 C 可提高疗效。

血友病是一组遗传性凝血因子缺乏引起的出血性疾病，分甲、乙、丙三型。主要表现为自幼年发病、自发出血不止；关节、肌肉出血可导致关节畸形及肌肉萎缩，目前无根治疗法。治疗的关键是预防出血。

模拟试题

一、A₁ 型题

1. 胎儿后期主要的造血器官是（　　）。

A. 卵黄囊　　　　B. 肝脏　　　　C. 脾脏　　　　D. 骨髓　　　　E. 胸腺

2. 小儿淋巴细胞与中性粒细胞比例第一次交叉出现在（　　）。

A. 1 岁　　　　B. 4～6 天　　　　C. 8～10 天　　　　D. 4～6 个月　　　　E. 4～6 岁

3. 一小儿血红细胞 2.5×10^{12}/L,血红蛋白 70 g/L,该小儿可能是（　　）。

A. 正常血象　　　B. 轻度贫血　　　C. 中度贫血　　　D. 重度贫血　　　E. 极重度贫血

4. 缺铁性贫血的血象特点是（　　）。

A. 红细胞比血红蛋白减少明显　　　　　　　　B. 血红蛋白比红细胞减少明显

C. 红细胞体积正常,中心淡染区缩小　　　　　D. 网织红细胞增高

E. 白细胞体积小

5. 用铁剂治疗营养性缺铁性贫血时,观察疗效正确的方法是（　　）。

A. 用药 7～10 天后网织红细胞数上升　　　　　B. 用药 1～2 天后网织红细胞数下降

C. 用药 7～10 周后血红蛋白逐渐上升　　　　　D. 用药 3～4 周后血红蛋白逐渐上升

E. 用药 1～2 周后血红蛋白逐渐上升

6. 患儿面色蜡黄,手有震颤,血红细胞 3×10^{12}/L,血红蛋白 80 g/L,血涂片中红细胞形态大小不等,以大红细胞为多,首先考虑（　　）。

A. 营养性缺铁性贫血　　　B. 营养性巨幼红细胞性贫血　　　C. 营养性混合性贫血
D. 生理性贫血　　　　　　　E. 溶血性贫血

二、A₂ 型题

1. 8 个月患儿,牛乳喂养,未添加辅食。近 2 个月面色苍白,食欲低下,经检查诊断为营养性缺铁性贫血,拟用铁剂治疗,正确的方法是（　　）。

A. 首选二价铁　　　　B. 不宜在两餐之间服用　　　　C. 铁剂与牛奶同服

D. 忌与维生素 C 同服　　　E. 贫血纠正后即停铁剂

2. 女孩,13 个月,纯母乳喂养,一直未添加辅食,智力发育呈倒退现象,四肢轻度颤抖,查:血红蛋白 89 g/L,为明确诊断病因,应做哪项辅助检查?（　　）

A. 血常规　　　　　　　B. 骨髓象　　　　　　　C. 血清叶酸、维生素 B₁₂ 测定

D. 血涂片　　　　　　　E. 以上均不是

三、A₃/A₄ 型题

（1～10 共用题干）

女孩,8 个月,单纯母乳喂养,近 2 个月面色、精神差。以"贫血待诊"收住院。查体:面色、口唇苍白,精神萎靡,T 37.8 ℃,P 140 次/分,R 46 次/分。血常规:Hb 76 g/L,RBC 3.1×10^{12}/L,红细胞大小不等,中央淡染区扩大,WBC 和 PLT 正常。

1. 该患儿最可能的诊断是（　　）。

A. 营养性缺铁性贫血　　　B. 营养性巨幼红细胞性贫血　　　C. 营养性混合性贫血
D. 生理性贫血　　　　　　　E. 溶血性贫血

2. 该患儿目前最主要的护理措施（　　）。

A. 补铁　　　　　　　　B. 补充维生素 B₁₂ 和叶酸　　　　C. 激素治疗

D. 严格限制活动　　　　E. 积极控制感染

（吴文婷）

第
十
三
章

泌尿系统疾病患儿的护理

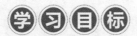

学习目标

掌握：小儿正常尿量、少尿及无尿的正常值；急性肾小球肾炎、肾病综合征、尿路感染的临床表现、治疗要点、护理措施。

熟悉：小儿泌尿系统解剖生理特点，肾病综合征的病理生理特点，急性肾小球肾炎、肾病综合征、尿路感染的护理诊断，尿常规检查及常用实验室检查指标的临床意义。

了解：急性肾小球肾炎、肾病综合征、尿路感染的病因与发病机制。

第一节　小儿泌尿系统的解剖生理特点

一、解剖特点

1. 肾脏　小儿年龄越小，肾脏相对越大、越重。婴儿肾脏位置较低，肾下极位于髂嵴以下第 4 腰椎水平，2 岁以后始达髂嵴以上，故 2 岁以内的健康小儿常可在腹部扪及肾脏，尤其是右肾。

2. 输尿管　婴幼儿输尿管长而弯曲，管壁肌肉、弹性纤维发育不良，故易受压及扭曲而导致梗阻，发生尿潴留而诱发尿路感染。

3. 膀胱　婴儿膀胱位置相对较高，尿液充盈时其顶部常在耻骨联合之上，腹部触诊时可扪及，随年龄增长逐渐降至骨盆内。膀胱排尿受脊髓和大脑控制，至 1.5 岁左右可自主排尿。

4. 尿道　新生女婴尿道仅长 1 cm（性成熟期 3～5 cm），外口暴露又邻近肛门，易被粪便污染而发生上行感染。男婴尿道虽较长，但常有包茎，污垢集聚时易致上行感染。

二、生理特点

1. 肾功能　新生儿及婴幼儿的稀释功能虽与成人相似，但肾小球滤过率低，肾小管的重吸收、排泄、浓缩功能不成熟，对水和电解质的调节能力较差，故易发生水肿、脱水、电解质紊乱和酸中毒。1～1.5 岁时肾功能接近成人水平。

2. 排尿特点

（1）排尿次数：93％的新生儿在生后 24 h 内排尿，99％在生后 48 h 内排尿。生后头几天因摄入量少，排尿仅每天 4～5 次；1 周后因摄入量增加，增至每天 20～25 次；1 岁时每天 15～16 次；至学龄前和学龄期达每天 6～7 次。

（2）尿量：小儿尿量个体差异很大，与饮食、入水量、活动量、温度、湿度等因素有关。不同年龄的小儿正常尿量、少尿和无尿标准比较见表 13-1。

表 13-1　不同年龄的小儿正常尿量、少尿和无尿标准比较

年龄	正常尿量/(mL/d)	少尿/(mL/d)	无尿/(mL/d)
婴儿期	400～500	<200	<30～50
幼儿期	500～600	<200	<30～50
学龄前期	600～800	<300	<30～50
学龄期	800～1400	<400	<30～50

154

温馨提示:将小儿异常尿量与成人进行对比。对成人而言,<400 mL/d 为少尿,<100 mL/d 为无尿,>2500 mL/d 为多尿。

(3)排尿控制:正常排尿机制在婴儿期由脊髓反射完成,以后建立脑干-大脑皮质控制,一般至 3 岁已能控制排尿。

3.尿液特点

(1)尿色:生后头 2～3 天尿色深,稍混浊,放置后可有红褐色沉淀,此为尿酸盐结晶。数日后尿色变淡,正常小儿尿液呈淡黄色,透明,寒冷季节尿液放置后可有乳白色沉淀,为尿液中盐类结晶析出所致,尿酸盐加热或磷酸盐加酸后可溶解,可与脓尿或乳糜尿相鉴别。

(2)尿液检查:①酸碱度:pH 值为 5～7。②尿渗透压和尿比重:新生儿尿渗透压平均为 240 mmol/L,尿比重为 1.006～1.008,1 岁后接近成人水平,渗透压为 500～800 mmol/L,尿比重为 1.011～1.025。③尿蛋白:正常小儿尿蛋白定性试验为阴性,定量不超过 100 mg/d,超过 150～200 mg/d,定性阳性为异常。④尿沉渣镜检:红细胞< 3 个/HP,白细胞< 5 个/HP,无管型。⑤12 h 尿细胞计数(Addis 计数):蛋白质< 50 mg,红细胞< 50 万,白细胞< 100 万,管型< 5000。

第二节 急性肾小球肾炎

【临床护理思考】

蛋蛋,6 岁,1 个月前曾患化脓性扁桃体炎,经治疗后痊愈。3 天前无明显诱因出现眼睑水肿,并逐渐加重,伴头晕、尿少,由父母带其来医院就诊。作为蛋蛋的责任护士,请问:

(1)蛋蛋出现水肿的原因可能是什么? 需要做哪些检查以明确诊断?

(2)请列出蛋蛋目前主要的护理诊断。

(3)应向家长宣教哪些护理措施?

急性肾小球肾炎(acute glomerulonephritis,AGN)简称急性肾炎,是一组由不同病因所致的感染后免疫反应性肾小球疾病,主要临床表现为水肿、少尿、血尿和高血压。本病是儿科的一种常见病,占小儿泌尿系统疾病的第一位,多见于 5～14 岁儿童,2 岁以下者少见,男女比例为 2∶1。本病多发生于溶血性链球菌感染后,故又称急性链球菌感染后肾炎。

【病因与发病机制】

1.病因 常继发于 A 组 β 型溶血性链球菌的"致肾炎菌株"感染之后,以呼吸道和皮肤感染常见。

2.发病机制 主要发病机制见图 13-1。

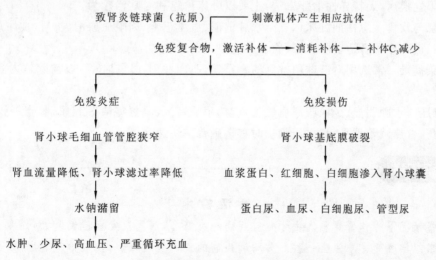

图 13-1 急性肾小球肾炎的发病机制

【临床表现】

1.前驱感染 发病前1～3周多有呼吸道或皮肤感染史,以扁桃体炎、皮肤脓疱疮、猩红热常见。

2.典型表现

(1)水肿、少尿:为最早出现和最常见的症状。70%的患儿有水肿,晨起明显,呈非凹陷性,一般为轻、中度水肿。起初仅累及眼睑及颜面部,逐渐波及躯干、四肢,重者遍及全身。同时出现尿量减少,一般于2～3周后尿量随之增多,水肿随之消退。

(2)血尿:几乎所有病例起病时都有血尿,轻者仅有镜下血尿,50%～70%的患儿有肉眼血尿,浓茶色或烟灰水样为酸性尿,洗肉水样为中性或弱碱性尿。肉眼血尿持续1～2周后消失,转为镜下血尿,镜下血尿可持续数月,并发感染或运动后血尿可暂时加剧。

(3)高血压:30%～80%的病例有高血压,呈轻或中度增高,学龄前儿童＞16/10.7 kPa,学龄期儿童＞17/12 kPa。一般在病程1～2周内随尿量增多而降至正常。

3.严重表现 少数患儿在起病2周之内可出现下列严重表现,应尽早发现,及时治疗。

(1)严重循环充血:由于水钠潴留、血容量增加所致。轻者仅有呼吸增快、肝肿大,重者出现明显气促、端坐呼吸、咳嗽、咳粉红色泡沫痰,双肺布满湿啰音,颈静脉怒张,心率增快、心脏扩大,有时可出现奔马律等症状。危重病例可因急性肺水肿于数小时内死亡。

(2)高血压脑病:血压(尤其是舒张压)急剧增高,引起脑血管痉挛或脑组织血液灌注过多而导致脑水肿,表现为剧烈头痛、恶心呕吐、一过性失明,严重者突然发生惊厥、昏迷。

(3)急性肾功能衰竭:常见于疾病初期,尿量减少引起暂时性氮质血症、电解质紊乱(主要是高钾血症)和代谢性酸中毒。一般持续3～5天,尿量逐渐增多后病情好转。若持续数周仍不恢复,则预后严重。

【实验室及其他检查】

1.尿液检查 尿蛋白(＋)～(＋＋＋),镜检除大量红细胞外,可见透明、颗粒或红细胞管型。尿常规一般于4～8周恢复正常,12 h尿细胞计数于4～8个月恢复正常。

2.血液检查

(1)血常规:有轻至中度贫血,与血容量增加、血液稀释有关,待利尿消肿后即可恢复正常。白细胞一般轻度升高或正常。

(2)血沉:增快,2～3个月内恢复正常。

(3)免疫学检查:抗链球菌溶血素O(ASO)升高,提示新近有链球菌感染,是诊断链球菌感染后肾炎的依据;早期血清总补体(CH_{50})及C_3明显下降,6～8周可恢复正常。

(4)肾功能:少尿期有轻度氮质血症,血尿素氮、肌酐可暂时增高。

【治疗要点】

本病为自限性疾病,无特异性治疗方法,主要以卧床休息和对症治疗为主。

1.卧床休息与饮食 急性期卧床休息至水肿消退、血压正常、肉眼血尿消失。饮食注意:有水肿、高血压者限盐;少尿、循环充血者适度限水;氮质血症者限蛋白质(<0.5 g/kg)。

2.清除感染病灶 常选用对链球菌敏感的青霉素,肌内注射10～14天,以清除体内残存的链球菌感染病灶。

3.利尿、降压 水肿明显、少尿或高血压者,应选用呋塞米、氢氯噻嗪等利尿剂;当舒张压高于12 kPa时应给予降压药,首选硝苯地平;高血压脑病时首选硝普钠快速降压。

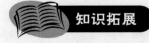 **知识拓展**

肾 活 检 术

肾活检通常情况下称作肾穿刺。由于肾脏疾病种类繁多,病因及发病机制复杂,许多肾脏疾病的临床表现与肾脏的组织学改变并不完全一致。为明确疾病的病因病理,进一步确诊患者所患的具体病种,需要做肾活检术。近年来,随着科学技术的发展,影像学设备的更新及操作技能的提高,经皮肾活检技术开展得较为广泛,它能直接观察肾脏的形态学改变,并能进行一系列的观察。由于穿刺技术的改进,免疫组化技术和电镜的应用,其诊断的质量也大为提高。该法已成为肾脏疾病诊断、指导治疗和预后判断的一种重要手段。

【护理诊断/问题】

(1)体液过多　与肾小球滤过率下降有关。

(2)活动无耐力　与水肿、血压升高有关。

(3)潜在并发症:严重循环充血、高血压脑病、急性肾功能衰竭。

(4)知识缺乏　与患儿及家长缺乏本病的相关知识有关。

【护理目标】

(1)患儿水肿消退、尿量增加、体液恢复正常。

(2)患儿血压正常,活动耐力增加。

(3)患儿住院期间未发生并发症或发生后能及时处理。

(4)患儿及家长了解到卧床休息的重要性及饮食调整方法,能积极配合治疗和护理。

【护理措施】

1. 体液过多的护理

(1)休息:可减轻心脏负担、减少水钠潴留、降低并发症的发生率。①一般起病 2 周内应卧床休息,待水肿消退、血压正常、肉眼血尿消失后方可下床轻微活动或户外散步;②1～2 个月内活动量应加以限制,3 个月内应避免剧烈活动;③尿内红细胞减少,血沉正常者可以上学,但应避免体育活动;④Addis 计数正常后可恢复正常生活。

温馨提示: 急性肾炎患儿下床活动、上学、恢复正常生活的指征,是护士执业资格考试的考查重点。

(2)饮食管理:少尿水肿期,应限制水、钠摄入,给予高糖、高维生素、适量蛋白质和脂肪的低盐饮食,食盐量为 1～2 g/d,严重病例限制在 60 mg/(kg·d);有氮质血症时限制蛋白质的摄入,给予优质蛋白质 0.5 g/(kg·d);待尿量增加、水肿消退、血压正常后,可逐渐恢复正常饮食。

2. 观察病情

(1)观察水肿进展、尿量变化情况:注意水肿程度及部位,准确记录 24 h 出入量,每日或隔日测体重一次,每周做尿常规检查 2 次。若尿量增加,水肿减轻,预示病情好转;若尿量持续减少,出现恶心、呕吐、头痛等,应及时通知医生,并做好透析的准备工作。

(2)观察血压变化:每日测血压 2 次。若突然出现血压升高、剧烈头痛、呕吐、眼花等,提示高血压脑病发生,应立即通知医生,并遵医嘱用硝普钠降压,同时给予止惊剂及脱水剂。

(3)观察呼吸、心率、脉搏等的变化:若出现呼吸困难、青紫、颈静脉怒张、心率加快等,须考虑并发严重循环充血,应遵医嘱给予利尿剂、吸氧,置患儿于半卧位或端坐位,必要时加用洋地黄制剂。

(4)观察用药疗效:①使用利尿药,除注意尿量、水肿、血压变化外,还需观察有无水、电解质紊乱的症状;②应用降压药,需定时监测血压,观察降压效果,避免患儿突然起立而发生直立性低血压;③使用硝普钠时应新鲜配制,放置 4 h 后即不能再用,注意避光,严密监测血压,并根据血压调整滴速。

3. 健康教育

(1)向患儿及家长宣传本病是自限性疾病,预后良好,使他们树立战胜疾病的信心,积极配合治疗及护理。

(2)介绍本病的相关知识,强调起病前 2 周限制活动是控制病情进展的重要措施,告知患儿及家长下床活动、上学、恢复正常生活的指征;强调饮食调整的重要性,指导家长饮食烹调的方法,增强患儿食欲,保证患者营养需求。

(3)说明预防本病的关键是防止链球菌感染。锻炼身体、增强体质,避免上呼吸道感染,彻底清除感染灶是预防的主要措施,一旦发生链球菌感染,应及时治疗;出院后适当限制活动,定期门诊随访是彻底痊愈的重要保证。

【护理评价】

(1)患儿水肿是否消退、尿量是否增加。

(2)患儿血压是否维持在正常范围,活动耐力是否增加。

(3)患儿住院期间是否发生并发症或发生后能否及时处理。

(4)患儿及家长是否掌握休息、饮食的重要性及调整方法,能否配合治疗和护理。

第三节　肾病综合征

肾病综合征(nephrotic syndrome,NS)简称肾病,是多种病因所致的以肾小球基底膜通透性增高,导致大量血浆蛋白从尿丢失而引起的一种临床症候群,以"三高一低"为其临床特点,即大量蛋白尿、低蛋白血症、高脂血症、高度水肿,以大量蛋白尿、低蛋白血症为必备条件。

肾病发病率仅次于急性肾炎,发病年龄多为学龄前儿童,3~5岁是发病高峰,男女比为(2~4):1。按病因可分为先天性肾病、原发性肾病和继发性肾病3大类。小儿时期以原发性肾病多见,故本节重点介绍原发性肾病综合征。

【病因及病理生理】

1.病因　尚不十分清楚。单纯性肾病的发病可能与T细胞免疫功能紊乱有关,肾炎性肾病与免疫病理损伤有关,先天性肾病与常染色体的隐性遗传有关。

2.病理生理

(1)大量蛋白尿:为最根本的病理生理变化,也是导致其他三大特征的根本原因。由于肾小球滤过膜的通透性增加,大量的血浆蛋白滤出,形成大量的蛋白尿,主要丢失的是白蛋白。

(2)低蛋白血症:大量的血浆蛋白从尿中丢失,出现低蛋白血症(为主要原因)。

(3)高度水肿:低蛋白血症导致血浆胶体渗透压下降,水分外渗。

(4)高脂血症:低蛋白血症使肝脏合成脂蛋白增加,导致血清总胆固醇、甘油三酯、低密度脂蛋白和极低密度脂蛋白均增高,形成高脂血症。

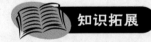 **知识拓展**

肾病综合征的病理生理

肾小球滤过膜通透性增加

↓

大量蛋白尿(最根本和最重要的病理生理改变)

↓

低蛋白血症

↓　　　　　　　↓

血浆胶体渗透压下降　　　肝脏代偿合成脂蛋白增加

↓　　　　　　　↓

水肿　　　　　　　高脂血症

【临床表现】

原发性肾病分为单纯性肾病和肾炎性肾病,其中以单纯性肾病多见。

1.单纯性肾病与肾炎性肾病的临床特点　见表13-2。

表 13-2 单纯性肾病与肾炎性肾病的临床特点比较

项目	单纯性肾病	肾炎性肾病
好发年龄	2~7 岁	>7 岁
临床表现	(1)"三高一低":全身高度水肿、大量蛋白尿、高脂血症、低蛋白血症。 (2)水肿呈凹陷性,以颜面、下肢、阴囊明显,皮肤发亮,出现白纹,重者可伴有胸水、腹水、少尿。 (3)一般无血尿和高血压	(1)"三高一低":水肿一般不严重。 (2)具有以下 4 项中的 1 项或多项:①血尿;②反复或持续高血压(除外糖皮质激素所致,学龄儿童≥130/90 mmHg,学龄前儿童≥120/80 mmHg,);③不同程度氮质血症(排除血容量不足所致者);④持续低补体血症
尿液检查	尿蛋白定性(＋＋＋)~(＋＋＋＋),定量 24 h >0.05~0.1 g/kg,可见透明管型和颗粒管型	除"同左"外,还可有:2 周内分别 3 次以上离心尿检查 RBC≥10 个/HP,并证实为肾小球源性血尿者
血液检查	血浆总蛋白及白蛋白升高,总蛋白浓度<45~50 g/L,白蛋白<25 g/L,白、球比例(A/G)倒置;血胆固醇>5.7 mmol/L;血沉加快	除"同左"外,还可有血清补体 C_3 降低,血肌酐和尿素氮升高
预后	良好	较差

2. 并发症

(1)感染:为最常见的并发症,也是病情反复和加重的诱因,可影响激素的疗效。常发生呼吸道、泌尿道、皮肤感染和原发性腹膜炎等,以上呼吸道感染最常见。

(2)电解质紊乱和低血容量性休克:常见的电解质紊乱有低钠、低钾、低钙血症。长期禁盐、过多使用利尿剂、感染、呕吐、腹泻等均可导致低钠、低钾血症;在血液中与白蛋白结合的钙随白蛋白从尿中丢失,维生素 D 水平降低,肠道钙吸收减少及使用激素的影响导致低钙血症,出现低钙惊厥和骨质疏松。低蛋白血症使血浆胶体渗透压降低,有效循环血量不足,导致易出现低血容量性休克。

(3)血栓形成:由于肝脏合成凝血因子增加,高脂血症时血液黏稠度增加、血流缓慢、利尿剂的使用等,患儿血液呈高凝状态,易发生血栓。临床上以肾静脉栓塞最为常见,表现为突发腰痛或腹痛,肉眼血尿或发生急性肾功能衰竭。

(4)急性肾功能衰竭:多数为起病或复发时低血容量所致的肾前性急性肾功能衰竭。

(5)生长延迟:主要见于频繁复发和长期接受大剂量皮质激素治疗的患儿。

【实验室及其他检查】

见表 13-2。

温馨提示:水肿为肾病综合征最常见的症状,呈凹陷性且较重,呈体位性改变。晨起眼睑、头枕部及腰骶部水肿较显著,起床后逐渐以下肢为主。

【治疗要点】

1. 一般治疗 ①严重水肿和高血压患者需卧床休息;②保证足够的热量,给予优质蛋白(富含必需氨基酸的动物蛋白),水肿患儿要限制盐的摄入(食盐<3 g/d)。

2. 对症治疗

(1)利尿消肿:激素敏感者用药 7~10 天后可出现利尿效应,一般无需给予利尿药,水肿较重患儿可给予利尿药,如氢氯噻嗪或螺内酯、呋塞米等;严重低蛋白血症患儿可先静脉输注白蛋白或血浆,以提高血浆胶体渗透压,再给予呋塞米以提高利尿效果。

(2)减少尿蛋白:血管紧张素转换酶抑制剂能直接降低肾小球内高压,从而减少尿蛋白排出,并延缓肾功能损害。

(3)抗凝:应用潘生丁、肝素等可防止高凝状态以及血栓形成。

3. 抑制免疫与炎症反应 为本病的主要治疗方法。

(1)肾上腺皮质激素:为治疗肾病综合征的首选药物,有利尿、消除尿蛋白作用。激素使用应遵循起始足量、缓慢减量、长期维持的原则。目前国内常用泼尼松中、长程疗法。①诱导缓解阶段:泼尼松 2 mg/(kg·d),最大剂量不超过 60 mg/d,分次口服或晨起顿服,共 4 周。②巩固维持阶段:如 4 周内尿蛋白转阴,巩固 2 周后改为 2 mg/kg,隔日早餐后顿服,持续 4 周后每 2~4 周减量一次,每次减 2.5~5 mg,直至停药。总疗程:中程疗法 6 个月,长程疗法 9 个月。

知识拓展

糖皮质激素治疗肾病综合征的疗效评价

1. 使用方法　泼尼松 2 mg/(kg·d),治疗 8 周后进行评价。

2. 评价结果　①激素敏感:治疗 8 周内尿蛋白转阴,水肿消退。②激素部分敏感:治疗 8 周内水肿消退,但尿蛋白仍为(＋)~(＋＋)。③激素耐药:治疗满 8 周,尿蛋白仍在(＋＋)以上。④激素依赖:对激素敏感,但停药或减量 2 周内复发,再次用药或恢复用量后尿蛋白又转阴,并重复 2 次以上者,排除感染及其他因素。⑤复发或反复:尿蛋白已转阴,停用激素 4 周以上,尿蛋白又超过(＋＋)即为复发。如在激素使用过程中,尿蛋白由阴性转为(＋＋)以上即为反复。⑥频繁复发或反复:半年内复发或反复 2 次以上或 1 年内 3 次以上。

(2)细胞毒药物:首选环磷酰胺(CTX),适用于激素耐药、激素依赖、频繁复发或反复的病例,可协同激素治疗。

【护理诊断/问题】

(1)体液过多　与低蛋白血症导致水钠潴留有关。

(2)营养失调:低于机体需要量　与大量蛋白自尿中丢失有关。

(3)潜在并发症:感染、药物副作用、电解质紊乱、血栓形成。

(4)焦虑　与病情反复、病程长、学习中断、形象改变及知识缺乏有关。

【护理措施】

1. 一般护理

(1)适当休息:一般不需严格限制活动,但要避免过度劳累;严重水肿和高血压时需卧床休息,合并胸水、腹水,出现呼吸困难者绝对卧床休息,取半卧位以减轻呼吸困难,经常更换体位以防血管栓塞;病情缓解后可逐渐增加活动量。学龄儿童肾病活动期应休学。

(2)饮食护理:一般患儿不需要特别限制饮食,应给予高热量、高维生素、优质蛋白(鱼、蛋、乳类、家禽等)、低脂肪且易消化的食物;大量蛋白尿期间,蛋白质摄入量控制在每日 2 g/kg 为宜;明显水肿或高血压时应短期限盐,盐摄入量不超过 3 g/d,勿食腌制食品,待水肿消退、尿量正常后即应恢复,同时控制入量小于 1000 mL/d。

(3)利尿:严重水肿和高血压者除限制水、钠摄入量外,还应遵医嘱应用利尿剂。

(4)观察水肿进展情况:准确记录 24 h 液体出入量,每日测体重、腹围并记录,每周做尿常规检查 2~3 次,了解水肿消长情况。

2. 用药护理

(1)严格遵医嘱使用肾上腺皮质激素,注意观察每日血压、尿量、尿蛋白的变化情况;密切观察是否出现高血压、消化性溃疡、骨质疏松、继发感染等不良反应。遵医嘱及时补充维生素 D 及钙剂,以免发生手足搐搦症。

(2)应用利尿剂时,密切观察尿量,监测血钠、血钾变化,及时补充电解质;大量利尿可使血容量不足,注意防止低血容量性休克和静脉血栓形成。

(3)使用免疫抑制剂治疗时,注意白细胞数下降、脱发、胃肠道反应及出血性膀胱炎等。用药期间要多饮水,监测血象变化。一旦发现出血性膀胱炎应立即停药。

3. 预防感染

(1)保护性隔离:患儿应与感染性疾病患儿分室收治,注意病室的空气消毒,减少探视人数;避免到人多的公共场所,预防交叉感染。

(2)皮肤护理:加强全身皮肤、口腔黏膜和会阴部护理,防止皮肤和黏膜损伤;经常变换体位,避免皮肤长时间受压;水肿明显部位,可用棉圈或气垫支托;阴囊水肿者可用丁字带托起,局部保持干燥,避免医源性皮肤损伤,皮肤破损处可涂碘伏预防感染。

4.心理支持与健康教育

(1)关爱患儿,与患儿及其家长多交谈,鼓励他们说出内心的感受,指导家长多给患儿心理支持,使患儿保持良好的情绪。恢复期可组织一些轻松的娱乐活动,适当安排学习时间,以增强患儿信心,积极配合治疗,争取早日康复。

(2)向患儿及家长介绍本病的特点,强调激素治疗对本病的重要性,使患儿及家长能主动配合,坚持按计划用药,避免突然停药;对激素导致的副作用要及时进行心理疏导,向患儿说明自我形象改变是暂时的,停药后可恢复,以消除其自卑、焦虑等心理。

(3)向患儿及家长强调预防感染的重要性及预防措施,指导家长做好出院护理,定期随访、复查;嘱患儿及家长在使用激素和免疫抑制剂治疗期间,避免使用活疫苗进行预防接种,以免肾病复发。

第四节　泌尿道感染

泌尿道感染(urinary tract infection,UTI)是指病原体直接侵入尿道,在尿液中生长繁殖,并侵犯尿道黏膜或组织引起的损伤。根据感染发生部位不同分为上尿路感染和下尿路感染,前者指肾盂肾炎,后者指膀胱炎和尿道炎。由于小儿时期感染很少局限于尿路某一部位,故统称为泌尿道感染。临床以细菌尿和(或)白细胞尿为特征,为小儿泌尿系统常见病之一,女孩发病率高于男孩。

【病因与发病机制】

1.致病菌　　主要为细菌感染,以革兰阴性杆菌为主,大肠埃希菌最常见,占 60%~80%,其次为变形杆菌、克雷伯杆菌、副大肠杆菌等。少数为葡萄球菌和肠球菌,偶见病毒、支原体、真菌。

2.感染途径

(1)上行感染:最常见,致病菌经尿道口上行至膀胱、输尿管、肾盂、肾盏和肾实质而发生感染。

(2)血行感染:主要见于新生儿和小婴儿,由致病菌(金黄色葡萄球菌)引起败血症或菌血症,经血液循环,引起泌尿道感染。

(3)直接蔓延:肾周围邻近器官、组织的感染可直接蔓延,引起泌尿道感染。

(4)淋巴道感染:盆腔感染和结肠内的细菌可经过淋巴管感染肾脏。

3.易感因素

(1)与小儿解剖生理特点有关:①小儿输尿管长而弯曲,管壁弹性纤维发育不良,易受压及扭曲,发生尿潴留而诱发尿路感染;②女孩尿道短、邻近肛门,易被粪便污染而发生感染;③男孩包皮长且常有包茎,污垢易集聚而出现上行感染。

(2)泌尿道先天畸形、尿路梗阻、膀胱输尿管反流者易发生反复感染。

(3)留置导尿管、泌尿道器械检查、尿路损伤、蛲虫症、不及时更换尿布、机体防御能力降低等均易引起泌尿道感染。

二、临床表现

1.急性感染　　急性感染的病程为 6 个月以内,不同年龄组临床表现不同。

(1)新生儿:多由血行感染引起。症状极不典型,以全身症状为主。可有发热或体温不升、体重不增、拒奶、腹泻、黄疸、嗜睡和惊厥等表现。

(2)婴幼儿:全身症状明显,主要表现为发热、呕吐、腹痛、腹泻等。部分患儿可有排尿中断、排尿时哭闹、夜间遗尿等尿路刺激症状。

(3)儿童:表现与成人相似,下尿路感染以尿频、尿急、尿痛等尿路刺激症状为主,全身症状轻微;上尿路感染以发热、寒战、腰痛、肾区叩击痛等症状明显。

2. 慢性感染　慢性感染的病程为 6 个月以上。轻者可无明显症状，也可间断出现发热、脓尿或菌尿；反复发作者可有贫血、乏力、生长发育迟缓、肾功能减退及高血压等。

温馨提示：上或下尿路感染的鉴别：在年幼儿常较困难，一般上尿路感染时全身症状(如发热)、炎症反应(如 C-反应蛋白阳性、血沉增快)明显，常有尿浓缩功能减退、脲酶及尿 β_2-微球蛋白增高。

【实验室及其他检查】

1. 尿液检查

(1)尿常规：取清洁中段尿，行尿沉渣镜检，白细胞＞5 个/HP，如出现白细胞管型则为肾盂肾炎的有力证据；膀胱炎及肾盏乳头处炎症时可出现血尿。

(2)尿细菌培养：尿细菌培养及菌落计数是确诊尿路感染的主要依据。清洁中段尿培养菌落计数≥10^5/mL 为真性菌尿，可确诊；$10^4 \sim 10^5$/mL 为可疑；＜10^4/mL 为污染。

(3)尿涂片找细菌：油镜下观察，如每个视野下可找到 1 个细菌，表明尿中细菌数＞10^5/mL，有诊断意义。

2. 血常规　急性感染者白细胞和中性粒细胞增多；慢性感染者白细胞改变不明显，红细胞减少。

3. 影像学检查　确诊泌尿系统有无先天畸形、梗阻或膀胱输尿管反流，肾脏有无瘢痕性损伤，可行 B 超、CT 扫描、肾核素造影、排泄性膀胱尿路造影、静脉肾盂造影(IVP)。

【治疗要点】

治疗目的是祛除诱因，积极抗感染，控制症状，预防再发，保护肾功能。

(1)急性期需卧床休息，多饮水，勤排尿，少憋尿。

(2)抗感染：选用有效抗生素是最关键的治疗，应遵循以下原则：①根据尿细菌培养和药物敏感试验结果选择，同时注意选用广谱、强效杀菌且对肾功能损害小的药物；②上尿路感染选择血浓度高的氨苄青霉素、阿莫西林、头孢噻肟钠、头孢曲松钠等药物，下尿路感染选尿液浓度高的复方新诺明(复方磺胺甲噁唑)、呋喃妥因等药物；③一般病例可口服给药，重症患儿、新生儿、小婴儿多采取静脉给药，10~14 天为 1 个疗程。

(3)对症治疗：对高热、头痛、腰痛者给予解热镇痛药以缓解症状；尿路刺激症状明显者可用阿托品、654-2 等抗胆碱药或口服碳酸氢钠，以碱化尿液，减轻尿路刺激症状。

(4)祛除诱因：及时处理男孩包茎、包皮垢、包皮粘连，积极矫治尿路畸形。

【护理诊断/问题】

(1)体温过高　与细菌感染有关。

(2)排尿异常　与泌尿道炎症有关。

(3)知识缺乏：患儿及家长缺乏有关本病的护理知识。

【护理措施】

1. 一般护理　急性期要注意休息，鼓励患儿多饮水，以增加尿量，促进细菌和毒素排出；给予易消化、高热量、富含蛋白质和维生素的食物，以增强机体抵抗力。

2. 维持体温正常　密切监测体温变化，每 4 h 测体温 1 次，高热患儿要给予物理或药物降温。

3. 减轻排尿异常，促进患儿舒适

(1)保持会阴部清洁：便后从前往后清洗外阴，避免污染尿道口；勤换尿布，尿布要用开水烫洗晒干或煮沸消毒。

(2)减轻尿路刺激症状：婴幼儿哭闹、尿路刺激症状明显时，可用抗胆碱药或口服碳酸氢钠。

(3)用药护理：遵医嘱使用抗菌药物，注意药物的副作用。饭后服用抗菌药物可减轻胃肠道症状；服用磺胺类药物时应多饮水，并注意有无血尿、尿少、尿闭等。

(4)观察患儿排尿次数、尿量、尿液性状及排尿时的表情，并做好记录，定期复查尿常规、尿培养，以了解病情变化和治疗效果。

4. 健康教育

(1)向患儿及家长讲解本病的预防知识和护理要点：① 强调多饮水对疾病恢复的重要性；②婴儿要勤

换尿布,便后清洗臀部,保持会阴部清洁,幼儿不宜穿开裆裤;③女孩清洗外阴时应从前向后擦洗,单独使用洁具,防止肠道细菌污染尿道,引起上行感染;④及时发现和处理男孩包茎、女孩处女膜伞、蛲虫前行尿道等。

(2)强调严格遵医嘱服用抗生素是预防复发的关键,指导按时服药,定期复查,防止复发与再感染。一般急性感染于疗程结束后每月复查尿常规和尿培养1次,连续3个月,如无复发可认为治愈;反复发作者每3~6个月复查1次,持续2年或更长时间。

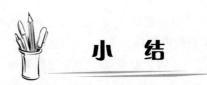

小 结

小儿尿量易受多种因素影响而变化,个体差异较大。正常婴儿尿量为400~500 mL/d,幼儿为500~600 mL/d,学龄前期为600~800 mL/d,学龄期为800~1400 mL/d;婴幼儿<200 mL/d,学龄前期<300 mL/d,学龄期<400 mL/d 为少尿;<30~50 mL/d 为无尿。

急性肾小球肾炎是小儿泌尿系统的常见疾病,发病前1~3周有上呼吸道或皮肤感染史(A组β型溶血性链球菌感染)。典型表现为水肿、少尿、血尿、高血压,严重表现为严重循环充血、高血压脑病、急性肾功能衰竭。本病无特异性治疗方法,主要采取休息、调控饮食和对症治疗。肾病综合征分单纯性肾病和肾炎性肾病,"三高一低"四大主征为其共同临床特点。肾炎性肾病还具有血尿、高血压、补体下降及氮质血症4项中的1项或多项。常见的并发症为感染、电解质紊乱、低血容量性休克、血栓形成及急性肾功能衰竭。治疗首选泼尼松,要遵循使用原则,并注意观察其副作用,勿擅自减量或停药。

泌尿道感染的致病菌以大肠埃希菌最常见,上行感染为最主要途径。新生儿和婴幼儿以全身症状为主,儿童以尿急、尿频、尿痛等尿路刺激症状为主。确诊依据是尿细菌培养,菌落计数≥10^5/mL 有诊断意义。选用有效抗生素控制感染是治疗的关键。护理重点是急性期卧床休息,多饮水和保持会阴部清洁。

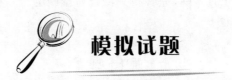

模拟试题

一、A₁型题

1.关于小儿泌尿系统解剖特点中,错误的是(   )。

A.年龄越小,肾脏相对越重

B.婴儿期肾脏位置相对较高

C.婴儿膀胱位置较高

D.婴幼儿输尿管长而弯曲,易受压扭曲而导致尿潴留

E.女婴尿道较短,外口暴露,易受细菌感染

2.与小儿急性肾小球肾炎发病密切相关的病原体是(   )。

A.A组β型溶血性链球菌   B.大肠杆菌   C.乙肝病毒

D.金黄色葡萄球菌   E.衣原体

3.急性肾炎患儿卧床休息必须持续至(   )。

A.全部症状消失   B.水肿消退,血压正常   C.尿蛋白消失

D.血沉正常   E.Addis 计数正常

4.关于肾病综合征患儿大量蛋白尿期间的饮食,错误的是(   )。

A.高蛋白   B.高热量   C.低盐

D.低动物性脂肪   E.高可溶性纤维

5.治疗肾病综合征的首选药物是(　　)。

A.糖皮质激素　　B.抗生素　　　　C.利尿剂　　　D.冻干人血浆　　E.免疫调节剂

6.关于小儿泌尿道感染的特点,下列错误的是(　　)。

A.女婴发生率高于男婴　　　　　　　　　B.年长儿以膀胱刺激症状为主

C.婴幼儿无明显膀胱刺激症状　　　　　　D.新生儿无特异性表现

E.主要病原菌是金黄色葡萄球菌

二、A₂型题

1.7岁患儿,女,2周前患扁桃体炎,2日来眼睑水肿、尿少,尿呈洗肉水样。入院查尿常规:蛋白(+),大量红细胞。血常规:红细胞和血红蛋白轻度下降。ASO升高,C_3下降。患儿最可能的诊断是(　　)。

A.急性肾炎　　B.急进性肾炎　　C.肾炎性肾病　　D.慢性肾炎　　E.肾功能不全

2.8岁男孩,因水肿入院,尿蛋白(++),血压16/11 kPa,头痛头晕,初诊为急性肾小球肾炎,下述哪一项处理最重要?(　　)

A.给予无盐饮食　　　　　　B.给予低蛋白饮食　　　　　　C.休息、利尿、消肿

D.记录液体出入量　　　　　E.肌内注射青霉素

3.患儿,男,7岁。因面部水肿2周,以肾病综合征收入住院,现患儿阴囊皮肤薄而透明,水肿明显。对其处理应是(　　)。

A.绝对卧床休息　　　　　　B.给予高蛋白饮食　　　　　　C.严格限制水的入量

D.保持床铺清洁、柔软　　　E.用丁字带托起阴囊,并保持干燥

4.8岁女孩,因反复发热、尿频、尿急、尿痛2个月余入院,入院后查尿常规:尿蛋白(+)、脓细胞(++)、红细胞(+++);尿培养(+)。下列处理错误的是(　　)。

A.口服碳酸氢钠　　　　　　B.用1:5000PP粉清洗外阴部　　C.遵医嘱使用抗生素

D.指导患儿多饮水　　　　　E.给予无盐饮食

三、A₃/A₄型题

(1~3题题干)

5岁患儿,因晨起眼睑水肿1个月入院,完善相关检查后诊断为“急性肾炎”,患儿半小时前突然出现头痛、呕吐、烦躁不安,现已昏迷不醒。

1.患儿可能发生了(　　)。

A.急性肾功能衰竭　　　　　B.严重循环充血　　　　　　　C.高血压脑病

D.脑疝　　　　　　　　　　E.心力衰竭

2.此时应立即遵医嘱给予(　　)。

A.速尿　　B.硝苯地平　　C.地塞米松　　D.硝普钠　　E.20%甘露醇

3.上述药物护理中,不妥的是(　　)。

A.现配现用　　　　　　　　B.放置4 h后不可使用　　　　C.严密监测血压、心率

D.半小时内滴完　　　　　　E.避光滴注

(4~6题题干)

患儿,男,4岁。因全身水肿,拟诊为肾病综合征收入院。体检:面部、腹壁及双下肢明显浮肿,阴囊水肿明显、囊壁变薄、透亮。实验室检查:血浆白蛋白降低,尿蛋白(+++),胆固醇升高。

4.该患儿目前最主要的护理诊断是(　　)。

A.焦虑　　　　　　　　　　B.排尿异常　　　　　　　　　C.体液过多

D.有继发感染的可能　　　　E.有皮肤完整性受损的可能

5.目前应给予的最主要的护理措施是(　　)。

A.卧床休息　　　　　　　　B.给予低盐或无盐饮食　　　　C.给予高蛋白饮食

D.给予高脂肪饮食　　　　　E.肌内注射给药

6.若病情好转,出院时健康指导应强调(　　)。

A.介绍本病病因　　　　　　　　　　　　B.说明本病的治疗反应

C. 遵医嘱服药,不能随便停药
D. 说明不能剧烈活动的重要性

E. 讲解预防复发的注意事项

四、B 型题

A. <30～50 mL   B. <100 mL   C. <200 mL   D. <300 mL   E. <400 mL

1. 婴幼儿少尿的诊断标准为每日尿量( )。

2. 小儿无尿的诊断标准为每日尿量( )。

(郝亚辉)

第十四章

神经系统疾病患儿的护理

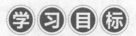

掌握：化脓性脑膜炎的病因、临床特点及护理措施。

熟悉：小儿神经系统的解剖生理特点，各种原始反射的临床意义；化脓性脑膜炎的护理诊断、护理目标及护理评价。

了解：小儿腰椎穿刺的部位、脑脊液的特点；病毒性脑膜炎、脑炎的病因、临床表现、实验室及其他检查、治疗要点、护理诊断及护理措施。

第一节　小儿神经系统的解剖生理特点

神经系统的发育是小儿神经精神心理发育的基础，是在儿童生长发育过程中逐渐完善的。由于小儿神经系统发育尚未成熟，不同年龄小儿有其不同的解剖生理特点，神经系统检查的正常标准和异常表现也不同。

一、脑

脑是中枢神经系统的核心，小儿脑发育的最快时期是妊娠最后 3 个月至生后 1.5～2 岁。小儿出生时脑平均重量约为 370 g，占体重的 10%～12%。初生儿大脑外观与成人相似，有主要的沟回，出生后大脑皮质细胞数不再增多，主要是脑细胞体积增大和脑细胞分化。3 岁时脑细胞的分化基本完成，8 岁时已接近成人水平。

婴幼儿因神经活动不稳定，对外界刺激的反应较慢且易泛化，不易在大脑皮层内形成稳定兴奋灶，当遇到外界强刺激时易发生昏睡或惊厥。

二、脊髓

脊髓是脑部神经冲动上传下递的通道。出生时结构已较完善，功能基本成熟，2 岁时其结构接近成人。新生儿脊髓下端位于第 2 腰椎下缘，4 岁时达到第 1～2 腰椎之间。故婴幼儿行腰椎穿刺时常以第 4～5 腰椎间隙为宜，4 岁后以第 3～4 腰椎间隙为宜。

三、脑脊液

新生儿脑脊液的量少、压力低，故抽取脑脊液较困难。随着年龄的增长和脑室的发育正常，小儿脑脊液的量和压力逐渐增加（表 14-1）。

表 14-1　正常小儿脑脊液特点

名类	外观	压力/kPa	白细胞/($\times 10^6$/L)	蛋白/(g/L)	糖/(mmol/L)	氯化物/(mmol/L)
正常	清亮	0.69～1.69	0～10	0.2～0.4	2.8～4.5	117～127
新生儿		0.29～0.78		0.2～1.2		
婴儿			0～20		3.9～5.0	110～122

四、神经反射

(一)原始反射

1.出生时已存在的永久反射 如角膜反射、瞳孔对光反射、吞咽反射等。若发生神经系统病变,这些反射会减弱或消失。

2.出生时已存在,以后逐渐消失的反射 如觅食反射、拥抱反射、吸吮反射、握持反射、颈肢反射等出生时存在,生后3~6个月消失。这些反射在新生儿时期减弱或到该消失时仍存在,应视为病理状态。

3.出生后不存在,以后逐渐出现的永久反射 如腹壁反射、提睾反射及各种腱反射等。这些反射婴儿时期不明显,1岁后可引出并较稳定。在某些病理情况下这些反射会减弱或消失。

(二)病理反射

1.病理反射 有巴宾斯基(Babinski)征、戈登(Gordon)征、奥本海姆(Oppenheim)征等。2岁以内的婴幼儿,出现踝阵挛、双侧巴宾斯基征阳性可为生理现象;2岁后或单侧阳性可为病理现象。

2.脑膜刺激征 当患脑膜炎、出现蛛网膜下腔出血和颅内压增高时,可出现脑膜刺激征,即颈项强直、克尼格(Kerning)征(简称布氏征)、布鲁津斯基(Brudzinski)征(简称布氏征)。因小婴儿屈肌张力较高,故生后3~4个月阳性无病理意义。前囟未闭的婴幼儿脑膜刺激征可以不明显或出现较晚。

第二节 化脓性脑膜炎

【临床护理思考】

军军,2岁,5天前因为感冒引发中耳炎,家长给予抗生素口服未见好转,近3天来出现发热、呕吐2次,为胃内容物。因今晨突然出现抽搐,家长急抱军军来院就诊。作为急诊科的接诊护士,请问:

(1)军军出现头痛和抽搐的原因可能是什么?需进一步做哪些检查?

(2)请列出军军目前主要的护理诊断。

(3)如何对军军进行护理?

化脓性脑膜炎(purulent meningitis)简称化脑,是由各种化脓菌引起的以脑膜炎症为主的中枢神经系统感染性疾病。临床以发热、头痛、呕吐、惊厥、意识障碍、颅内压增高、脑膜刺激征和脑脊液改变为特征。多见于婴幼儿,病死率较高,神经系统后遗症较多。如能早期诊断和及时治疗,对改善预后至关重要。

【病因与发病机制】

1.病因 引起本病的细菌种类因年龄不同而异,见表14-2。

表 14-2 不同年龄化脓性脑膜炎的常见致病菌

年龄	常见致病菌
0~2个月	革兰阴性杆菌(大肠杆菌、变形杆菌、绿脓杆菌)、B组溶血性链球菌、金黄色葡萄球菌
2个月~12岁	流感嗜血杆菌、肺炎链球菌、脑膜炎双球菌
12岁以后	肺炎链球菌、脑膜炎双球菌

2.发病机制

1)感染途径

(1)血行播散:最常见。致病菌多来自上呼吸道,也可由皮肤、黏膜或新生儿脐部侵入,经血液循环,穿过血脑屏障至脑膜。

(2)直接蔓延:较少见。致病菌由邻近组织感染扩散引起,如中耳炎、乳突炎、鼻窦炎、头面部软组织感染、颅脑外伤等。

2)病理生理 致病菌侵入脑膜后,在细菌毒素和多种炎症相关细胞因子作用下,形成软脑膜、蛛网膜和表层脑组织为主的炎症反应,出现广泛性血管充血、大量中性粒细胞浸润和纤维蛋白渗出,伴弥漫性血管源性和细胞毒性脑水肿,严重者可出现血管壁坏死和灶性出血、脑梗死。

【临床表现】

1.发病季节及年龄 肺炎链球菌及脑膜炎双球菌脑膜炎好发于冬春季节,流感嗜血杆菌脑膜炎好发于春秋季节。多发生于5岁以下小儿,特别是婴幼儿。

2.典型表现 大多起病急,发病数日前常有上呼吸道或胃肠道感染病史。

(1)全身性中毒症状:突起高热,年长儿可诉头痛、关节和肌肉酸痛、食欲不振、烦躁不安或精神萎靡、嗜睡;可出现皮疹、皮肤出血点、淤斑等。婴幼儿表现为易激惹、凝视、面色发灰、喂养困难、呼吸节律异常等。

(2)颅内压增高:年长儿表现为持续性剧烈头痛、喷射性呕吐、畏光等,婴幼儿表现为前囟饱满、张力增高、颅缝增宽、头围增大等。严重者可合并脑疝,出现双瞳不等大、对光反射减弱或消失、意识障碍加重、呼吸不规则,甚至呼吸衰竭等。

(3)脑膜刺激征:为脑膜炎的特征性体征,表现为颈项强直、克氏征和布氏征阳性,其中以颈项强直最常见。

3.非典型表现 3个月以下患儿起病隐匿,常缺乏典型的症状和体征,主要表现为少动、嗜睡、目光呆滞、哭声弱或高尖、拒乳、呕吐、黄疸、呼吸不规则、惊厥、休克、昏迷等,查体可见前囟紧张或饱满,脑膜刺激征不明显,体温升高或降低,甚至出现体温不升,应特别注意,可通过脑脊液检查确诊。

4.并发症 部分患儿在病程中可并发硬膜下积液、脑积水(图14-1)、脑性低钠血症、脑室管膜炎、继发性癫痫、耳聋、失明、智能低下、眼球运动障碍、面瘫(图14-2)等。

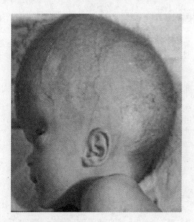

图 14-1 脑积水

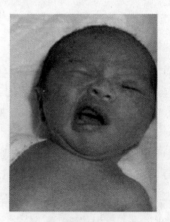

图 14-2 面瘫

 知识拓展

脑 积 水

脑积水是脑脊液生成或循环吸收过程发生障碍致脑脊液量过多、颅内压增高、脑室扩大的总称。

1.发生情况 胎儿先天性脑积水多致死胎,出生以后脑积水可发生在任何年龄,多数于生后6个月出现。

2原因 ①颅内感染;②颅内出血后引起的纤维增生、吸收不良等;③颅内肿瘤阻塞第四脑室附近,或脉络丛乳头状瘤等。

3.表现 婴儿出生后数周或数月后头颅呈快速、进行性增大。精神萎靡,头部不能抬起,严重者可伴有大脑功能障碍,出现癫痫、视力及嗅觉障碍、眼球震颤、肢体瘫痪及智能障碍等。由于婴儿头颅呈代偿性增大,头痛、呕吐及视乳头水肿均不明显。

4.辅助检查 头颅B超、CT或MRI扫描检查示:颅腔增大,颅骨变薄,颅缝分离和前囟增大,可见脑室扩大。

【实验室及其他检查】

1.脑脊液(CSF)检查 这为本病确诊的重要依据。表现为压力增高,外观混浊或呈脓性;白细胞计数

达 $1000 \times 10^6/L$ 以上,分类以中性粒细胞为主,糖和氯化物含量明显减低,蛋白质明显增多。脑脊液常规涂片找菌,有助于早期诊断,细菌培养可进一步明确病因。不同病原菌感染所致脑膜炎的脑脊液鉴别见表14-3。

表 14-3 几种常见脑膜炎脑脊液改变

分类	外观	压力	白细胞	蛋白	糖	氯化物	其他
化脓性脑膜炎	混浊、脓性	增高	数百至数千,以中性粒细胞为主	明显增高	明显降低	降低	培养可见致病菌
结核性脑膜炎	微混、毛玻璃样	增高	数十至数百,以淋巴细胞为主	明显增高	明显降低	降低	培养找结核杆菌
病毒性脑膜炎	清亮或微混	增高	正常至数百	正常或稍高	正常	正常	病毒抗体阳性

2.血常规　白细胞总数明显增高,可达 $(20\sim40)\times10^9/L$,分类以中性粒细胞为主,占80%以上。

3.血培养和局部病灶分泌物培养　病程早期、未用抗生素前做血培养、咽拭子培养、皮肤脓液或新生儿脐炎分泌物培养等,有助于确定致病菌。

4.头颅 CT　可确定脑水肿、脑膜炎、脑室扩大、硬膜下积液等病理改变。

5.皮肤淤点、淤斑找菌　这是发现脑膜炎双球菌最重要、最简单的方法。

【治疗要点】

治疗包括抗生素治疗、对症及支持疗法。

1.抗生素治疗　由于本病病情严重,发展迅速,应及早选用对病原菌敏感、易于透过血脑屏障、毒性低的抗生素,力求早期、足量、足疗程、静脉给药。注意配伍禁忌。对确诊但病原菌尚未明确的患儿,目前主张选用第三代头孢菌素,如头孢曲松钠每日 100 mg/kg,或头孢噻肟钠每日 200 mg/kg,治疗 10~14 天。有并发症的患儿应适当延长治疗时间。病原菌明确后,可根据不同致病菌选取敏感的抗生素,见表14-4。

表 14-4 化脓性脑膜炎治疗的抗生素选择

病原菌	推荐的抗生素	疗程
流感嗜血杆菌	氨苄青霉素、氯霉素、头孢呋辛钠、头孢曲松钠	10~14 天
肺炎链球菌	青霉素 G、头孢噻肟钠	10~14 天
脑膜炎球菌	青霉素 G	17 天
金黄色葡萄球菌	乙氧萘青霉素、氨基糖苷类、头孢呋辛钠、头孢噻肟钠、万古霉素等	21 天以上
革兰阴性菌	头孢噻肟钠、丁胺卡那霉素	21 天以上

2.肾上腺皮质激素治疗　肾上腺皮质激素可以抑制多种炎症因子的产生,降低血管的通透性,减轻脑水肿及颅内高压症状。临床常用地塞米松每日 0.6 mg/kg,分 4 次静脉给药,持续 2~3 天。

3.对症和支持治疗　①维持水、电解质平衡;②处理高热,控制惊厥和感染性休克,可给予地西泮、苯巴比妥等镇静止惊剂;③降低颅内高压,可快速静脉滴入 20%甘露醇。

4.并发症治疗　①硬膜下积液:积液量多时行硬膜下穿刺(每次放出积液量为每侧 15 mL 以内),可根据病原菌注入相应抗生素,必要时行外科处理。②脑室管膜炎:可采用侧脑室穿刺引流术,并注入抗生素进行治疗。③脑积水:可行正中孔粘连松解、导水管扩张及脑脊液分流术治疗。④脑性低钠血症:适当限制液体入量,酌情补充钠盐,纠正低钠血症。

【常见护理诊断/问题】

(1)体温过高　与细菌感染有关。

(2)营养失调:低于机体需要量　与摄入不足、机体消耗增多有关。

(3)有受伤的危险　与抽搐有关。

(4)潜在并发症:颅内高压症。

(5)焦虑(家长)　与担心患儿预后不良有关。

【护理目标】

(1)患儿体温恢复正常。

(2)患儿能得到充足的营养,以满足机体的需求。

(3)患儿在住院期间得到及时护理,无受伤情况发生。

(4)患儿不发生并发症或发生后能得到及时救治。

(5)患儿家长能用正确的态度对待疾病,主动配合各项治疗和护理。

【护理措施】

1. 维持正常体温

(1)保持病室安静、清洁、空气新鲜,病室温度维持在18～22 ℃,湿度50%～60%。

(2)绝对卧床休息,头肩抬高15°～30°,以利于静脉回流;治疗和护理尽可能集中进行,减少干扰。

(3)监测体温:每4 h测体温1次,观察热型及伴随症状,如体温超过38.5 ℃,应及时给予物理降温或药物降温,以减少大脑氧的消耗,防止惊厥,降温后30 min复测体温1次,并记录降温效果;鼓励患儿多饮水,必要时给予静脉补液;出汗后及时更衣,注意保暖。

(4)遵医嘱应用抗生素治疗,护士必须了解各种药物的使用及配伍要求、适应证、禁忌证及副作用。严格掌握配药的精准性、静脉输液的速度和时间以及遵守无菌操作原则。

2. 保证充足的营养

(1)根据患儿的体重及营养状况评估营养的需要量,给予高热量、高蛋白、高维生素、易消化的清淡流质或半流质饮食,如鸡蛋、牛奶、鱼类、水果、蔬菜等。

(2)根据病情选择恰当的营养补充方式。对于频繁呕吐者应注意观察呕吐情况,给予耐心喂养,少量多餐,防止呕吐发生,必要时给予鼻饲或静脉输液,维持水、电解质平衡;对于意识清醒者,鼓励患儿多饮水;对于意识障碍者,给予鼻饲或经静脉补液,维持水、电解质平衡。

3. 防止外伤、意外 保持环境安静,注意患儿安全。呕吐频繁患儿应使其头偏向一侧,及时清理呕吐物;惊厥发作时注意安全管理,防止舌咬伤;拉好床挡或适当应用约束带,避免坠床。

4. 密切观察病情

(1)严密观察颅内压:加强巡视,注意患儿意识状况、瞳孔、囟门及生命体征等的变化,详细记录观察结果。若患儿出烦躁不安、频繁呕吐、惊厥、意识障碍、前囟紧张或饱满,提示颅内压增高;若呼吸节律不规则、两侧瞳孔大小不等、对光反应迟钝、血压升高,表明有脑疝,应及时通知医生,协助抢救,遵医嘱立即用20%甘露醇降低颅内压。

(2)及时处理并发症:病程中患儿高热不退或退而复升、前囟饱满、颅缝裂开、呕吐不止、频繁惊厥,应考虑硬膜下积液可能,协助医生做颅骨透照或头颅CT检查,以便早期确诊、及时治疗。

5. 心理护理 向家长介绍患儿的病情及治疗进展,安慰、关心、爱护患儿,及时解除患儿不适,减轻家长的焦虑情绪;向家长宣传本病的相关知识,取得患儿及家长的信任,树立其战胜疾病的信心,使其积极配合医院的各项检查、治疗和护理。

6. 健康教育

(1)大力宣传化脓性脑膜炎的预防知识,积极防治上呼吸道、消化道等感染性疾病。实施预防接种,增强机体抵抗力,减少本病的发生。

(2)向家长介绍本病的相关知识,指导家长学会观察病情、帮助患儿翻身、清洁口腔及皮肤等护理方法。

(3)嘱患儿出院后应定期随访。对恢复期或有后遗症的患儿,进行功能训练指导,帮助患儿尽快康复。

【护理评价】

(1)患儿体温是否恢复正常。

(2)患儿所需能量、水分及其他营养成分是否得到满足。

(3)患儿有无外伤、误吸等意外事件发生或发生时是否得到及时处理。

(4)患儿是否发生并发症。

(5)患儿及家长能否正确对待疾病,并对预后充满信心,主动配合治疗和护理。

第三节 病毒性脑膜炎、脑炎

病毒性脑膜炎(viral encephalitis)是由多种病毒感染引起的颅内脑组织急性炎症,主要表现为发热、头痛、呕吐、精神异常、意识障碍、颈项强直等。若病变部位主要累及脑实质则称为病毒性脑炎,主要累及脑膜则称为病毒性脑膜炎。本病多呈良性,病程多在 2 周以内,一般不超过 3 周,有自限性,轻者能自行缓解,多无并发症。严重者引起脑疝,甚至呼吸、循环衰竭而死亡。

【病因与发病机制】

1. 病因 80％的患儿是由肠道病毒引起的,如柯萨奇病毒、埃可病毒。其次为乙脑病毒、单纯疱疹病毒、腺病毒、腮腺炎病毒等。

2. 发病机制 病毒通过以下途径侵犯中枢神经系统。

(1)直接入侵或破坏:经呼吸道、胃肠道或经昆虫叮咬感染人体,在淋巴系统内繁殖,随血液循环进入各脏器(病毒血症期),出现发热等全身症状,同时病毒进一步繁殖,通过血脑屏障到达脑实质及脑膜,出现神经系统症状。

(2)感染后过敏性改变:病毒亦可经嗅神经或其他周围神经传播至中枢神经系统。

故中枢神经系统的病变可能是病毒直接损伤的结果,也可以是"感染后"的"过敏性"脑炎改变,导致神经脱髓鞘病变、血管及血管周围的损伤。

【临床表现】

病前 1～3 周多有上呼吸道、胃肠道感染或腮腺炎、水痘、麻疹等病史,接触动物或昆虫叮咬史。多呈急性或亚急性起病。

1. 病毒性脑膜炎 主要表现为发热、恶心、呕吐,年长儿可诉头痛、颈背疼痛;婴儿表现为烦躁不安、易激惹。意识多不受累,较少发生惊厥,可有颈项强直,但无局限性神经系统体征。病程多为 1～2 周。

2. 病毒性脑炎 起病急,脑实质受损部位的病理改变、范围和严重程度存在差异,主要表现如下。

(1)一般表现:同病毒性脑膜炎。

(2)中枢神经症状:①意识障碍,轻者表情淡漠、嗜睡,重者神志不清、谵妄、昏迷;②惊厥,多为全身性发作,严重者可呈惊厥持续状态;③颅内压增高,头痛、呕吐,婴儿前囟饱满,严重者出现脑疝;④运动功能障碍,可出现偏瘫、不自主运动、面瘫、吞咽困难等;⑤精神障碍,可出现幻觉、失语、定向力障碍等。

(3)病程:一般 2～3 周。多数患儿能完全恢复,少数患儿可遗留癫痫、肢体瘫痪、智力倒退等后遗症。

【实验室及其他检查】

1. 脑脊液 外观清亮,压力正常或增高。白细胞正常或轻度增高,分类以淋巴细胞为主。蛋白质正常或轻度增高,糖和氯化物含量正常。涂片和培养均无细菌发现。

2. 病毒学检查 部分患儿脑脊液病毒培养及特异性抗体检测阳性。恢复期血清特异性抗体滴度高于急性期 4 倍以上有诊断价值。

3. 脑电图 以弥漫性或局限性异常慢波背景活动为特征,少数伴棘波或棘慢综合波。

【治疗要点】

无特异性治疗措施,以支持、对症治疗为主,如卧床休息、供给充足的营养、控制惊厥、降低颅内压、改善脑微循环、抢救呼吸和循环衰竭。抗病毒治疗给予阿昔洛韦,每次 5～10 mg/kg,于 1 h 内静脉滴注,每 8 h 1 次,疗程为 10～14 天。也可酌情用干扰素、中药或静脉注射免疫球蛋白等。

【常见护理诊断/问题】

(1)体温过高 与病毒血症有关。

(2)急性意识障碍 与脑实质炎症有关。

(3)躯体活动障碍 与昏迷、瘫痪有关。

(4)营养失调:低于机体需要量 与摄入不足、机体消耗增多有关。

(5)有受伤的危险 与惊厥有关。

(6)潜在并发症:颅内压增高。

【护理措施】

1.体温过高的护理　详见本章第二节。

2.促进脑功能的恢复

(1)生活护理:祛除影响患儿情绪的不良因素,创造良好的生活环境,减少刺激,为患儿提供保护性看护和日常生活护理,如昏迷患儿侧卧,定时翻身、拍背、按摩全身皮肤,以促进排痰和血液循环,预防坠积性肺炎、压疮等。

(2)遵医嘱进行高压氧治疗,给予能量合剂,促进脑功能恢复。

3.恢复肢体功能　做好心理护理,增强患儿自我照顾能力和信心。急性期肢体做被动锻炼,保持肢体呈功能位置,病情稳定后,及早督促患儿进行肢体的主动功能锻炼,如抬腿、走路等。注意循序渐进,加强保护,以免碰伤,并给予正确的指导、帮助和鼓励。

4.饮食　供给充足的热量及营养,维持水、电解质平衡。详见本章第二节。

5.密切观察病情,防止并发症　详见本章第二节。

6.健康教育

(1)主动向患儿和家长介绍病情和预后,减轻其焦虑情绪,给予患儿和家长心理支持,增强其战胜疾病的信心。

(2)向家长介绍保护性看护和日常生活护理的有关知识,指导并鼓励家长坚持对患儿进行智力训练和瘫痪肢体功能训练。

(3)嘱家长患儿出院后定期随访,有继发癫痫者应指导其长期正规服用抗癫痫药物。

第四节　脑性瘫痪(选学)

脑性瘫痪(cerebral palsy,CP)简称脑瘫,是指小儿从出生前到生后 1 个月内,由多种原因引起的非进行性脑损伤,主要表现为中枢性运动障碍和姿势异常,可伴有癫痫,智力低下,视觉、听觉或语言功能障碍等。

【病因与发病机制】

引起脑瘫的危险因素有很多,一般可将致病因素分为三类。

1.出生前因素　各种因素导致的胚胎早期发育异常,胎儿期的感染、缺氧缺血、发育畸形;孕母患糖尿病、妊娠高血压综合征、营养不良、接触放射线等。

2.出生时因素　围生期异常和难产增加了儿童患脑瘫的危险,如缺氧窒息和机械损伤;早产儿和颅内出血也是导致脑瘫的重要原因。

3.出生后因素　婴儿期的创伤和感染,如婴儿脑部感染、长期缺氧可导致脑部循环障碍。

【分型】

按照运动障碍的性质,临床可分为 6 型。

1.痉挛性　最常见,主要损伤部位是锥体系,占脑瘫患儿的 60%～70%(图 14-3)。低出生体重儿和窒息儿易患本病。表现为肌张力增高、肌力差、肢体活动障碍。

(1)上肢内收,手指关节屈曲,手握拳,拇指内收,肘腕关节屈曲,前臂旋前。

(2)双下肢伸直,大腿内收,膝关节屈曲或过伸展,髋关节屈曲、内收、内旋,行走时足尖着地,呈剪刀步态。

(3)腱反射亢进,锥体束征阳性,踝阵挛阳性。

2.强直性　很少见,由锥体外系损伤所致,主要表现为全身肌张力显著增高、肢体僵硬、活动减少(图14-4)。常伴有智力落后、情绪异常、语言障碍、斜视、流涎等。无腱反射亢进。此型一般临床症状较重,护理较难。

3.手足徐动型　损伤部位以锥体外系为主,约占脑瘫的 20%(图 14-5)。主要表现为难以用意志控制

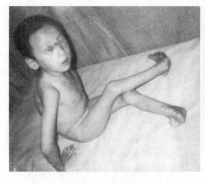

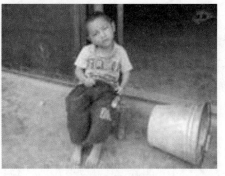

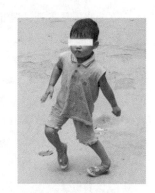

图 14-3　痉挛性脑瘫　　　　　　　　图 14-4　强直性脑瘫　　　　　　　图 14-5　手足徐动型脑瘫

的全身不自主运动,如手足徐动、舞蹈样动作、扭转痉挛等,入睡后消失。常伴有流涎、咀嚼吞咽困难、语言障碍。多数患儿无惊厥、无锥体束征,智力影响不严重。

4. 肌张力低下型　主要表现为肌张力低下、肌力降低(图 14-6)。四肢呈软瘫状,自主运动少。本型多为婴幼儿脑瘫的暂时阶段,以后大多数转为痉挛性或手足徐动型。

5. 共济失调型　不多见(图 14-7)。主要损伤部位为小脑,主要表现为平衡障碍、肌张力低下、无不自主运动。本体感觉及平衡感觉丧失,步态不稳,不能调节步伐,醉酒步态,容易跌倒。指鼻试验、对指试验、跟膝胫试验都难以完成。

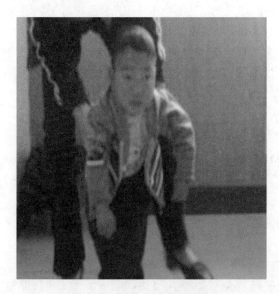

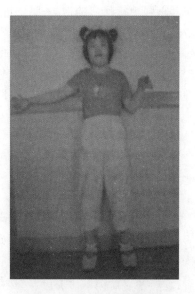

图 14-6　肌张力低下型脑瘫　　　　　　　　　　　　　　图 14-7　共济失调型脑瘫

6. 混合型　脑瘫的两种类型或某几种类型的症状同时存在于一个患儿的身上时称为混合型。

【临床表现】

无论哪种类型的脑瘫,均具有非进行性脑损伤或发育障碍的特点。临床表现因受损部位不同而异。共有症状为:①运动发育落后,主动运动减少;②姿势异常,与肌张力异常及原始反射延缓、消失有关;③肌张力异常,大多数肌张力增高;④原始反射迟消失、立直反射(矫正反射)及平衡反射延迟出现;⑤其他功能障碍,常有智力低下、癫痫、听力及发音障碍、头小畸形等。

【实验室及辅助检查】

(1)进行有关生长发育迟缓筛查。

(2)脑 CT 及 MRI 检查:1/2～2/3 的患儿可有异常。

【治疗要点】

目的是促进各系统功能的恢复和正常发育,纠正异常姿势,减轻其伤残程度。①早发现、早干预,按小儿发育规律实施综合性治疗和康复训练,包括躯体、技能、语言训练等功能训练;②采用针灸、按摩、推拿、理疗等物理学方法治疗;③使用辅助矫形器或支具,帮助完成训练和矫正异常姿势;④采用手术治疗以矫正肢体畸形,保持肢体功能。

【护理诊断/问题】

(1)生长发育延迟　与脑损伤有关。

(2)营养失调:低于机体需要量　与脑瘫造成的进食困难有关。

(3)有皮肤完整性受损的危险　与躯体不能活动有关。

(4)有废用性综合征的危险　与肢体痉挛性瘫痪有关。

【护理措施】

1.注意安全　因患儿发育迟缓、行动不便,故应有专人守护,注意安全,以免造成意外伤害。

2.饮食护理　①供给高热量、高蛋白及富含维生素、易消化的食物;②对独立进食困难儿应进行饮食训练;③喂食时,切勿损伤牙齿,保持患儿头处于中线位,以免食物进入气道;④经口喂养困难者,可进行鼻饲。

3.日常护理　①保持病室安静清洁,定期进行空气、地面消毒,日常护理需细心、耐心,加强巡视,防止小儿坠床、烫伤、自伤、他伤等意外事故发生;②根据患儿年龄进行卫生梳洗训练,养成定时大小便的习惯。

4.加强功能训练　①技能训练,重点训练上肢和手的精细运动,提高患儿独立生活能力;②语言训练,包括听力、发音、语言和咀嚼、吞咽功能的协同矫正;③体能运动训练,针对各种运动障碍及异常姿势进行物理学手段治疗。

5.心理护理　因患儿病程长,见效慢,家属易出现焦虑情绪及悲观心理,应进行积极有效的心理疏导,使其增强治疗疾病的信心;耐心讲解脑瘫是可以通过物理治疗、康复治疗、药物治疗、手术治疗等适当的措施达到康复目的的。

6.健康教育　告知家长本病的康复是个长期过程,家庭训练占有一定的地位,教会家长功能训练手法,与医生共同制订训练计划,合理、适度、坚持对患儿进行技能、语言、体能运动等训练;指导家长对患儿进行日常护理,定期进行预防接种,适当增加户外活动,增强体质。

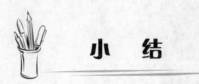

小　结

小儿脑发育的最快时期是妊娠最后3个月至生后1.5～2岁。小儿脑组织的生长发育非常迅速,3岁时脑细胞的分化基本完成,8岁时已接近成人水平。

婴幼儿脑神经髓鞘发育尚不完善,当外来刺激作用于神经而传入大脑时,兴奋可以传入邻近的神经纤维,在大脑皮质内不能形成一个明确兴奋灶,易泛化而发生嗜睡或惊厥。婴儿出生时就有觅食反射、拥抱反射、吸吮反射、握持反射、颈肢反射等原始反射,生后3～6个月消失。

化脓性脑膜炎是儿童最常见的中枢神经系统感染性疾病,由各种化脓菌引起,以流感嗜血杆菌、肺炎链球菌、脑膜炎双球菌最多见。临床以急性发热、头痛、呕吐、惊厥、意识障碍、脑膜刺激征和脑脊液改变为主要特征。易发生硬膜下积液、脑积水等并发症,治疗应选择敏感性高、易透过血脑屏障、毒性低的抗生素。护理重点是维持机体正常体温,协助降低颅内压,进行安全和康复护理。

病毒性脑膜炎是中枢神经系统的急性炎症,多数由病毒引起,临床表现和护理重点与化脓性脑膜炎相似,主要靠脑脊液检查进行鉴别。

脑瘫是由多种原因引起的非进行性脑损伤。临床分6型,主要表现为中枢性运动障碍和姿势异常。可按小儿发育规律实施综合性治疗和康复训练,以达到促进各系统功能的恢复和正常发育,纠正异常姿势,减轻其伤残程度的目的。

模拟试题

一、A₁型题

1.出生时存在的永久反射是(   )。

A.提睾反射　　B.觅食反射　　C.吞咽反射　　D.吸吮反射　　E.颈肢反射

2.婴幼儿腰穿最适宜部位是(   )。

A.第1～2腰椎　B.第2～3腰椎　C.第3～4腰椎　D.第4～5腰椎　E.第2～4腰椎

3.婴儿化脓性脑膜炎最常见的细菌是(   )。

A.葡萄球菌　　B.大肠杆菌　　C.溶血性链球菌　D.绿脓杆菌　　E.肺炎链球菌

4.诊断化脓性脑膜炎的主要依据是(   )。

A.头颅CT　　　　　　　　B.病史　　　　　　　　C.临床表现

D.脑超声波检查　　　　　E.脑脊液病原学检查

5.小儿化脓性脑膜炎的脑脊液表现为(   )。

A.外观透亮,压力增高,中性粒细胞增多　　　　B.外观呈脓性,压力降低,淋巴细胞增多

C.外观呈毛玻璃样,压力降低,中性粒细胞增多　　D.外观混浊,压力增高,白细胞增多

E.外观微混,压力增高,白细胞正常

6.化脓性脑膜炎患儿出现颅内高压时首选的脱水剂是(   )。

A.地塞米松　　B.50%甘油　　C.20%甘露醇　　D.呋塞米　　E.50%葡萄糖

7.对于惊厥发作患儿下列哪项护理不妥?(   )

A.立即送抢救室　　　　B.解开衣领,头侧位平卧　　　　C.轻轻将舌向外牵拉

D.手心和腋下放纱布　　E.将用手绢包裹的筷子或压舌板置于上、下牙间

二、A₂型题

1.患儿,男,2岁。因化脓性脑膜炎入院,护士在病房中发现患儿出现喷射性呕吐、烦躁不安,有颅内压增高的情况。此时应给予的护理措施是(   )。

A.立即行腰穿放出脑脊液　　　　　　B.加快输液,防止休克

C.输液速度要慢、输液量要少　　　　D.保持安静,平卧

E.各项操作分开进行

2.患儿,女,1岁,确诊为化脓性脑膜炎。入院后出现意识不清、呼吸不规则、双侧瞳孔不等大、对光反射减弱。该患儿可能出现的并发症是(   )。

A.脑疝　　　B.脑水肿　　　C.脑积水　　　D.硬脑膜下出血　E.脑室管膜炎

3.患儿,1岁,发热、呕吐3天,入院时精神反应差,伴阵发性尖叫,体温39.8℃,心率144次/分,呼吸45次/分,颈项强直,突然惊厥,喷射性呕吐。该患儿的常见护理诊断不包括(   )。

A.体温过高　　B.营养失调　　C.颅内压增高　　D.生长发育改变　E.有受伤的危险

三、A₃型题

1.4个月患儿,因发热、抽搐2天,神志不清1天住院。查体:体温38.7℃,脉搏132次/分,呼吸42次/分,表情呆滞,两眼凝视,时有上翻,口角抽动,前囟隆起,颈抵抗不明显,布氏征可疑,心、肺未见异常。血常规:白细胞13×10⁹/L,中性粒细胞0.61,淋巴细胞0.39。经过评估,该患儿的初步诊断为(   )。

A.婴儿手足搐搦症　　　　B.病毒性脑炎和脑膜炎　　　　C.结核性脑膜炎

D.化脓性脑膜炎　　　　　E.败血症

2.本病最可靠的诊断依据是(   )。

A.发热　　　　　　　　　B.惊厥　　　　　　　　　C.前囟隆起

D.脑脊液压力增高　　　　E.脑脊液中检出化脓菌

3.患儿感染化脓性脑膜炎的途径最多见于(　　　)。

A. 皮肤　　　　　B. 黏膜　　　　　C. 消化道　　　　　D. 脐部伤口　　　　　E. 上呼吸道

四、B型题

A. 腹壁反射　　　B. 踝阵挛　　　　C. 拥抱反射　　　　D. 角膜反射　　　　E. 克尼格征

1.出生时就存在,终身不消失的反射为(　　　)。

2.出生时存在,以后逐渐消失的反射为(　　　)。

3.出生时不存在,以后逐渐出现并终身存在的反射为(　　　)。

4.病理反射(　　　)。

A. 正常脑脊液　　　　　　　B. 病毒性脑炎和脑膜炎　　　　　　C. 结核性脑膜炎

D. 化脓性脑膜炎　　　　　　E. 新型隐球菌性脑膜炎

5.脑脊液糖和氯化物含量明显降低,蛋白质含量增多的是(　　　)。

6.脑脊液糖和氯化物含量正常,蛋白质含量稍增多的是(　　　)。

7.脑脊液白细胞数增多,分类以中性粒细胞为主的是(　　　)。

8.墨汁染色阳性的是(　　　)。

9.抗酸染色阳性的是(　　　)。

(王　静)

第十五章 传染病患儿的护理

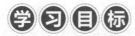

掌握：小儿传染病的护理管理；麻疹、水痘、流行性腮腺炎、中毒性细菌性痢疾、猩红热的流行特点、临床表现及护理措施。

熟悉：上述5种传染病的病因、常见并发症、实验室及其他检查、治疗要点、护理诊断及护理评价。

了解：上述5种传染病的发病情况。

【临床护理思考】

苗苗，5岁，10天前随家长于假日外出游玩。回家后约1周出现发热，体温39℃，伴流涕、畏光、流泪、全身不适。当地医院诊断为"上呼吸道感染"，予以利巴韦林、青霉素等治疗，但高热不退。昨日上午家长发现患儿耳后发际处出现淡红色丘疹，迅速发展到躯干、四肢，今天上午由其父母带来医院就诊。作为儿科诊室护士，请问：

(1)苗苗出现的皮疹可能是什么？

(2)请列出苗苗目前主要的护理诊断。

(3)如何向家长进行健康教育？

第一节　小儿传染病的护理管理

一、传染病基本知识

传染病是由病原微生物和寄生虫感染人体后产生的具有传染性的疾病。传染病流行过程的三个基本条件(或三个环节)是传染源、传播途径、人群易感性，流行过程本身又受社会因素和自然因素的影响。

(一)传染病流行的三个基本条件

1.传染源　传染源是指病原体已在体内生长繁殖并能将其排出体外的人和动物，如正在生病的患者、隐性感染者、病原携带者、受感染的动物。

2.传播途径　传播途径是指病原体从传染源体内排出后，侵入另一个易感者体内所经历的途径。如空气、飞沫、尘埃是呼吸道传染病的主要传播途径；水、食物、苍蝇是消化道传染病的主要传播途径。日常生活接触，既可传播消化道传染病(如痢疾)，也可传播呼吸道传染病(如白喉)，主要通过接触被传染源的分泌物和排泄物污染的手或玩具、餐具等日常生活用品而感染；吸血节肢动物如蚊子、恙虫是虫媒传播；含有病原体的血液、体液、血制品通过血管进入人体而感染，称为体液传播；接触病原体污染的土壤时，土壤就成为传染病的传播途径。

3.人群易感性　人群易感性是指某一特定人群中对某种传染病的易感程度。对某一传染病缺乏特异性免疫力的人称为易感者。易感性越高，越容易造成传染病流行。可以通过预防接种等措施提高人群易感性，控制传染病的流行。

(二)传染病流行过程的影响因素

1.自然因素　自然因素包括地理、气候、生态环境等，对传染病流行过程的发生和发展有重要影响。

2.社会因素 社会因素包括社会制度、经济和生活条件以及文化水平等,对传染病的流行过程有决定性的影响,其中尤以社会制度最为重要。

(三)传染病流行的基本特征

1.有病原体 每一种传染病都是由特异性的病原体感染所引起的,包括微生物与寄生虫,如病毒性肝炎由肝炎病毒引起,白喉由白喉杆菌引起。其中,以病毒和细菌感染最常见。从患者体内检出病原体是确诊依据。

2.有传染性 病原体从宿主体内排出,经过一定的途径传给另一个宿主,这种特性称为传染性。这是传染病与其他感染性疾病的主要区别。传染病患者具有传染性的整个时期称为传染期,在每一种传染病中传染期都相对固定,可作为隔离患者的依据。各种传染病其传染性强弱不一,具有传染性的时间也长短不同。

3.有流行病学特征 传染病流行过程受多因素的影响,传染病流行具有地方性、季节性、流行性特征。流行性是指传染病在人群中传播蔓延的特性。根据流行过程的强度和广度分为散发、流行、大流行、暴发。

4.有感染后免疫 人体感染某种病原体后,能产生针对病原体及其产物(如毒素)的特异性免疫,在一定时间内对同一病原体不再易感,称为免疫性,或称感染后免疫。感染后免疫的持续时间在不同传染病中常有所不同,一般而言,病毒性传染病如麻疹、天花、水痘、脊髓灰质炎、流行性乙型脑炎等的持续时间最长,往往保持终生。但细菌、原虫性传染病如阿米巴病、细菌性痢疾等感染后免疫持续时间较短,仅为数月至数年;蠕虫感染后通常不产生保护性免疫,如血吸虫病、蛔虫病等。

二、儿科传染病护理管理

小儿由于机体免疫力低,传染病发病率较成人高,且具有起病急、症状重、病情复杂多变、易发生并发症和具有传染性等特点,故小儿时期做好传染病的护理管理尤其重要。

(一)建立预诊制度

在小儿门诊设立预诊处,可及早发现传染病患儿。为防止交叉感染,传染病门诊应与普通门诊分开,从预诊处直接经通道通向传染病门诊。传染病门诊应设有消化道及各种呼吸道传染病的诊疗室、治疗室、观察室、药房、化验室、厕所等。患儿预诊后按不同病种分别在指定的诊室进行诊治。医护人员应严格遵守传染病消毒隔离制度,接触传染病患儿必须穿隔离衣,做好疾病护理、健康指导及疫情登记。患儿诊治完后,由指定出入口离院或入院。

(二)严格执行消毒隔离制度

护理管理应围绕控制传染源、切断传播途径、保护易感人群三个环节,重点做好消毒隔离措施。严格执行各种传染病的隔离制度,将传染病患儿隔离到指定场所,从而将其与其他非传染病人群分开,防止传染病传播。采用物理或化学消毒方法,清除或杀灭人体表面或环境中的病原体,包括对工作人员的手、患儿的排泄物、生活用具及医疗器械的消毒,切断传播途径,并严格按隔离消毒制度进行各项护理操作。

(三)及时报告疫情

护理人员是法定传染病疫情报告人,发现传染病应及时填写《传染病疫情报告卡》,并按传染病疫情报告时间向卫生防疫部门报告,同时采取相应的隔离措施。对传染病接触者特别是托幼机构幼儿,应立即报告防疫机构进行筛查,及时控制传染源。

(四)密切观察病情

传染病患儿病情变化快、并发症多,常合并有感染、出血、脏器功能衰竭等,加上小儿患者,特别是婴幼儿不会或不能准确述说病情,故护理人员应仔细观察患儿的生命体征、精神、面色、哭声、食欲、大小便等病情变化,随时做好抢救准备。

(五)疾病护理

小儿生活自理能力差,患急性传染病后更是如此,需要切实做好日常生活护理。

1.活动与休息 休息可减少机体消耗,减轻病损器官的负担,防止并发症的发生。传染病的急性期应绝对卧床休息,症状减轻后方可逐渐起床活动。

2.病室环境 病室内应保持空气新鲜,保持适宜的温度和湿度,定时通风换气,保持安静,以利于患儿休息。

3.饮食护理 传染病患儿多有高热、机体消耗增加而食欲减退,故饮食调配十分重要。可根据患儿的饮食习惯及病情给予易消化、能量充足的高热能食物,做到少量多餐。鼓励患儿多饮水,促进体内毒素的排泄。昏迷患儿可采取鼻饲或静脉补液。

4.对症护理 传染病患儿的症状以高热、皮疹、恶心、呕吐、腹泻等多见,应做好降温护理,加强皮肤黏膜和口腔的护理,防止口腔炎和压疮的发生。①皮疹护理:许多传染病发生时都伴有皮疹,不同传染病皮疹的形态、分布部位、出疹顺序、皮疹消退及伴随症状方面各有其特点,对传染病的诊断及鉴别有重要参考价值。应加强对皮疹的观察和护理,保持皮肤清洁,防止抓伤和继发感染,皮疹瘙痒时可遵医嘱用止痒药。②高热护理:急性传染病常有体温、脉搏、呼吸、血压等生命体征的变化。高热时增加氧耗量,还可致高热惊厥,因此做好高热护理极为重要。高热时应及时采取适宜的降温措施,高热伴循环不良时,禁用冰水或乙醇擦浴,以免加重循环障碍,出现虚脱。降温伴大汗时应注意防止虚脱的发生。

5.心理护理 小儿患传染病后,需要住院隔离,家长不能陪护,患儿易产生孤独、恐惧、焦虑、紧张等复杂情绪,从而使病情加重,表现出大哭大闹、拒食、抗拒治疗,甚至逃跑等。护理人员对此应加倍关注,以亲切的语言耐心劝导,使患儿安心休息、配合治疗。对恢复期患儿应鼓励其适量活动,如做游戏、保健操、看电视,复习功课等,保持良好情绪,促进疾病康复。

6.预防和控制院内感染 护士在院内感染控制中起着至关重要的作用。勤洗手、正确洗手是防止微生物传播、预防院内感染最重要的措施。当接触血液、体液、分泌物或排泄物时,应戴手套或采取其他防护措施,防止受污染。传染病区医疗污物应进行严格消毒、焚烧等处置。

7.健康教育 早期对社区或媒体进行传染病预防知识教育,使家长及患儿理解传染病的传染过程,重视并配合完成各项计划免疫接种,达到早预防的目的。指导患儿及家长认真配合消毒隔离,防止院内交叉感染,切断传播途径,可以促进传染病患儿早期康复。

第二节 常见传染病

一、麻疹患儿的护理

麻疹是由麻疹病毒感染引起的急性呼吸道传染病,以发热、咳嗽、流涕、结膜炎、口腔麻疹黏膜斑、全身皮肤斑丘疹为特征。本病是儿童最常见的传染病之一,传染性强,病后大多可终身免疫,且易并发肺炎。

【病因与发病机制】

麻疹病毒属副黏液病毒科,只有一种血清型,抗原性稳定,人是唯一宿主。病毒在外界生存力弱,不耐热,对日光和消毒剂均敏感,但在低温中能长期存活。

麻疹病毒侵入上呼吸道和眼结合膜上皮细胞,在其内复制,通过局部淋巴结组织进入血流,形成第一次病毒血症。病毒被单核-巨噬细胞系统吞噬,并在此广泛增殖,大量复制后的病毒再次侵入血流,形成第二次病毒血症,侵犯肺、肝、肾、消化道、黏膜和皮肤等,出现高热和皮疹等一系列临床表现。目前认为麻疹是全身性迟发型超敏性细胞免疫反应所致。

【流行病学】

麻疹患者是唯一的传染源,出疹前5天到出疹后5天内均有传染性,有并发症的患者传染性可延长至出疹后10天。病毒通过说话、咳嗽、打喷嚏产生的飞沫经呼吸道进行传播。密切接触者90%以上可发病,以6个月~5岁小儿患病率最高。四季均可发病,以冬春季发病为多。

【临床表现】

1.典型麻疹 可分为四期。

(1)潜伏期:大多为6~18天(平均10天左右)。潜伏期末可有低热、全身不适。

(2)前驱期:也称出疹前期,从发热到出疹,常持续3~4天。主要表现为:①发热,为首发症状,多为中度以上,热型不一。②咳嗽、打喷嚏、咽部充血等上呼吸道感染症状,特别是流涕、结膜充血、眼睑水肿、畏光、流泪等明显的眼、鼻卡他症状是本病特点。③麻疹黏膜斑(Koplik 斑)是麻疹早期具有特征性的体征,一般在出疹前1~2天出现,在下磨牙相对的颊黏膜上,为直径约1.0 mm的灰白色小点,周围有红晕,常在1~2天内迅速增多,于出疹后逐渐消失,可留有暗红色小点。④部分病例可有全身不适、食欲减退、精神不振等。

📖 **知识拓展** ••

　　许多传染病在发热的同时伴有发疹,发疹包括皮疹(外疹)和黏膜疹(内疹)两大类。疹子的出现时间、形态、分布部位,对诊断和鉴别诊断具有重要价值。如水痘、风疹的疹子多发于病程的第1日,猩红热多发于第2日,天花多发于第3日,麻疹多发于第4日,斑疹伤寒多发于第5日,伤寒多发于第6日。水痘的疹子主要分布于躯干;天花的疹子多见于四肢及头面部;麻疹的疹子先出现于耳后、面部,然后向躯干、四肢蔓延,同时出现麻疹黏膜斑。

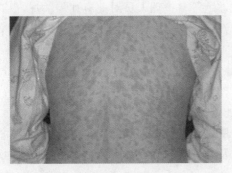

图 15-1　麻疹

　　(3)出疹期:多于发热3~4天后出皮疹,此时全身中毒症状加重,体温可突然高达40~40.5 ℃,咳嗽加剧,伴嗜睡或烦躁不安,重者有谵妄、抽搐。皮疹先出现于耳后、发际,渐及额、面、颈部,自上而下蔓延至躯干、四肢(图15-1),最后达手掌与足底。皮疹初为红色斑丘疹,呈充血性,疹间可见正常皮肤,不伴痒感。以后部分融合成片,色加深,呈暗红色。

　　(4)恢复期:一般3~4天。若无并发症发生,出疹3~4天后发热开始减退,食欲、精神等全身症状逐渐好转,皮疹按出疹的先后顺序开始消退,疹退后皮肤有棕色色素沉着伴糠麸样脱屑,一般7~10天痊愈。

2.非典型麻疹

(1)轻型麻疹:多见于有一定免疫力者,症状轻,可有一过性低热,轻度眼、鼻卡他症状,可无麻疹黏膜斑,皮疹稀疏,消失快,疹退后无色素沉着或脱屑,无并发症。

(2)重型麻疹:主要见于营养不良、免疫力低下继发严重感染者。体温持续40 ℃以上,中毒症状重,伴惊厥、昏迷。皮疹密集融合,呈紫蓝色出血性皮疹者常伴有黏膜和消化道出血,或咯血、血尿、血小板减少等,称为黑麻疹,可能是弥散性血管内凝血的一种形式。部分患者皮疹骤退、四肢冰冷、血压下降,出现循环衰竭表现。常有并发症,死亡率高。

(3)无皮疹型麻疹:见于注射过麻疹减毒活疫苗者,可无麻疹黏膜斑和皮疹。故不易诊断,只有通过血清麻疹抗体确诊。

(4)异型麻疹:主要见于接种过麻疹灭活疫苗而再次感染麻疹野病毒株者。典型症状是持续高热、乏力、肌痛、头痛或伴四肢水肿,皮疹不典型,呈多样性,出疹顺序可从四肢远端开始延及躯干、面部。本型少见,易发生肺炎。

3.并发症　　最常见的并发症为肺炎,其次为喉炎、心肌炎、脑炎、营养不良等,或原有结核病恶化。

【辅助检查】

1.血常规　　白细胞总数减少,淋巴细胞相对增多。继发细菌感染者可有白细胞计数升高。

2.多核巨细胞检查　　于出疹前2天至出疹后1天,取患者鼻、咽分泌物或尿沉渣涂片,瑞氏染色后直接镜检,可见多核巨细胞或包涵体细胞,阳性率较高。

3.血清学检查　　多采用酶联免疫吸附试验进行麻疹病毒特异性 IgM 抗体检测,敏感性和特异性均好,出疹早期即可出现阳性。

4.病毒抗原检测　　用免疫荧光法检测鼻、咽部分泌物或尿沉渣脱落细胞中麻疹病毒抗原,可早期快速帮助诊断,也可采用 PCR 法检测麻疹病毒 RNA。

【治疗要点】

无特效治疗方法,主要为对症治疗、加强护理和预防并发症。

1. 一般治疗 卧床休息,保持室内适当的温度、湿度和空气流通,避免强光刺激。注意皮肤和眼、鼻、口腔的清洁。鼓励患儿多饮水,给予易消化和营养丰富的食物。

2. 对症治疗 高热时可酌情使用少量退热剂,但应避免急骤退热。烦躁者可适当给予镇静剂。频繁剧咳时可用镇咳剂或给予雾化吸入,继发细菌感染可给予抗生素。WHO 推荐给麻疹患儿补充维生素 A 有利于疾病的恢复。

【护理诊断/问题】

(1)体温过高 与病毒血症、继发感染有关。

(2)皮肤完整性受损 与麻疹病毒引起皮损有关。

(3)营养失调:低于机体需要量 与消化吸收功能下降、高热致消耗增多有关。

(4)潜在并发症:肺炎、脑炎、心肌炎。

(5)有传播感染的危险 与患儿呼吸道排出病毒有关。

【护理目标】

(1)患儿体温恢复正常。

(2)患儿皮肤完整性恢复,皮疹消退。

(3)患儿食欲增加,营养状况改善。

(4)患儿无并发症发生或发生后得到及时治疗。

(5)患儿及时隔离,病情得到及时控制。

【护理措施】

1. 一般护理 保持病室空气新鲜(避免患儿直接吹风以免受凉),每日通风 2 次,每次半小时,保持室温在 18～22 ℃,湿度为 50%～60%。高热时绝对卧床休息,直到皮疹消退。给予清淡易消化、营养丰富的流质饮食,多饮水,恢复期应添加高蛋白、高能量及高维生素食物。

2. 高热护理 处理麻疹高热时需兼顾透疹,出疹期不宜用药物或物理方法强行降温,尤其禁用冷敷、乙醇擦浴,以免影响出疹。如体温升到 40 ℃以上,可给予小剂量退热剂或温水擦浴,防止高热惊厥。

3. 保持皮肤黏膜完整性护理

(1)皮肤护理:保持皮肤清洁,勤换内衣;观察皮疹变化,如出疹不畅用鲜芫荽煎水服用或外用;勤剪指甲,避免患儿抓伤皮肤,引起感染。

(2)口、眼、耳、鼻的护理:防止口腔、眼部感染。预防口腔感染应多给患儿喂白开水,用生理盐水或 2% 硼酸溶液洗漱,保持口腔清洁、舒适;眼部用生理盐水清洁,滴入抗生素滴眼液或涂眼膏,并服用鱼肝油预防干眼,避免强光刺激;鼻部应及时清除鼻痂,保持气道通畅。

4. 病情观察 密切观察患者的出疹情况,出疹期如透疹不畅、疹色暗紫、持续高热、咳嗽加剧、发绀、呼吸困难、肺部啰音增多,多为并发肺炎表现。患儿出现嗜睡、惊厥、昏迷为脑炎表现。

5. 预防感染传播

(1)控制传染源:患儿呼吸道隔离至出疹后 5 天,有并发症者延长到出疹后 10 天。有接触史的易感儿隔离观察 3 周,并接受被动免疫。

(2)切断传播途径:病室通风换气,紫外线消毒病室内空气,患儿衣被及玩具置于阳光下暴晒 2 h,减少探视,医护人员接触患儿前后洗手、更换隔离衣。

(3)保护易感儿童:①主动免疫:麻疹流行期间不宜去公共场所。对 8 个月以上未患麻疹的小儿接种麻疹减毒活疫苗,7 岁复种。②被动免疫:体弱易感幼儿肌内注射丙种球蛋白或胎盘球蛋白,接触后 5 天内注射可免于发病,6 天后注射可减轻症状,有效免疫期为 3～8 周。

6. 健康教育 向家长介绍麻疹的有关知识、预防措施,指导家长进行隔离,掌握隔离时间,指导切断传播途径的方法,如患儿居室消毒、用物暴晒等,做好饮食护理及皮肤护理。麻疹流行期间避免去公共场所,托幼机构加强晨间检查,8 个月时应接种麻疹疫苗。

【护理评价】

(1)患儿体温是否恢复正常。

(2)患儿皮疹是否消退,皮肤有无破溃。

(3)患儿饮食是否恢复,营养状况是否改善。

(4)患儿是否无并发症发生或发生后是否及时治疗。

(5)患儿是否及时隔离,病情是否得到及时控制。

二、水痘患儿的护理

水痘是由水痘-带状疱疹病毒引起的急性传染病。临床特征为皮肤和黏膜相继出现并同时存在斑疹、丘疹、疱疹和结痂,全身症状轻微。患儿病后可获得持久免疫,但以后可以发生带状疱疹,冬春季节多发。

【病因与发病机制】

水痘-带状疱疹病毒只有一个血清型。人是唯一宿主。该病毒体外抵抗力弱,对热、酸和各种有机溶剂敏感,不能在痂皮中存活。

病毒经口、鼻、眼结合膜进入人体,在呼吸道黏膜细胞中复制,2~3天后进入血流,形成第一次病毒血症。在单核-巨噬细胞系统内再次增殖后释放入血,形成第二次病毒血症,引起各器官病变。由于病毒入血是间歇性的,故临床表现为皮疹分批出现,且各类皮疹同时存在。皮肤病变仅限于表皮棘细胞层,由于细胞裂解、液化和组织液渗入,形成水疱,疱液中含有大量病毒,之后液体吸收、结痂。病变表浅,愈后不留瘢痕。

【流行病学】

水痘患者为主要传染源,出疹前1天至疱疹完全结痂时均具有传染性。经飞沫或直接接触传播,也可通过接触污染的用具传播。孕妇患水痘可感染胎儿。易感人群以2~6岁多见。冬春季节发病较多。病后可获得持久免疫,但可发生带状疱疹。

【临床表现】

1.典型水痘

(1)潜伏期:7~21天,平均14天。

(2)前驱期:可有发热、头痛、乏力、咽痛、食欲减退、咳嗽等表现,持续1~2天。

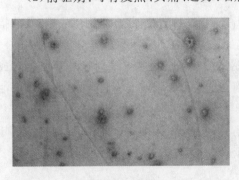

图15-2 水痘

(3)出疹期:发热1天后出现皮疹,特点如下。①首先出现于头面部、躯干,继而扩展到四肢,躯干最多,头面部次之,四肢远端较少,呈向心分布。数目由数个至数千个不等。②最初皮疹为红色斑疹或丘疹,迅速发展为清亮、椭圆形水疱,周围有红晕。疱液先透明后变混浊,且出现脐凹现象。水疱易破溃,2~3天迅速结痂。③皮疹分批出现,故同一部位同时存在斑疹、丘疹、疱疹和结痂,有人称之为"四世同堂"(图15-2)。④部分患儿可在黏膜如鼻腔、口腔、咽喉、结膜及外阴等处出现疱疹,疱疹易破裂,形成浅表溃疡并有疼痛。水痘为自限性疾病,10天左右自愈,皮疹结痂后不留瘢痕。

2.并发症 最常见为皮肤继发细菌感染,也可并发水痘、肺炎、脑炎等。

【辅助检查】

1.外周血白细胞计数 白细胞总数正常或稍低。继发细菌感染时可增高。

2.疱疹刮片 刮取新鲜疱疹基底组织和疱疹液涂片,可见多核巨细胞及核内包涵体。

3.病原学检查 取水痘疱疹疱体分泌物或血液作病毒分离。

4.血清学检查 血清水痘-带状疱疹病毒特异性IgM抗体检测,可早期帮助诊断;双份血清特异性IgG抗体滴度增高4倍以上也有助于诊断。

【治疗要点】

本病是自限性疾病,治疗主要是支持、对症治疗。皮肤瘙痒者可局部应用炉甘石洗剂,口服抗组胺药疱疹破溃后可涂抹龙胆紫(甲紫)或新霉素软膏等。首选阿昔洛韦抗病毒,应在发病后 24 h 内使用,也可使用干扰素。丙种球蛋白或水痘-带状疱疹免疫球蛋白对减轻症状和缩短病程有一定的作用,忌用肾上腺皮质激素,以防病毒扩散。

【护理诊断/问题】

(1)皮肤完整性受损　与水痘-带状疱疹病毒对皮肤损害有关。

(2)体温过高　与病毒血症有关。

(3)潜在并发症:感染、肺炎、脑炎。

(4)有传播感染的危险　与患儿呼吸道及疱疹液排出病毒有关。

【护理措施】

1. 一般护理　保持病室空气新鲜,每日通风 2 次,每次半小时,保持合适的湿、温度。急性期卧床休息。给予高热量、高蛋白、富含维生素、易消化饮食,多饮水。

2. 皮肤护理　①观察出疹情况及疱疹有无破裂或继发感染;②患儿的内衣宜宽大、柔软,经常更换,保持床单整洁、垫褥平整;③修剪患儿指甲,必要时包裹双手,防止其抓破皮疹、继发感染、遗留瘢痕;④疱疹未破溃者涂擦含 0.25％冰片的炉甘石洗剂或 2％～5％碳酸氢钠溶液,以减轻皮肤瘙痒;⑤疱疹破溃、继发感染者,局部涂擦抗生素软膏或用抗生素控制感染。

3. 发热护理　监测体温,高热时可给予物理降温或适量退热剂,忌用阿司匹林降温和乙醇擦浴。

4. 病情观察　密切观察出疹情况,疱疹破溃处皮肤,以及患儿精神、体温,有无咳嗽、气促、头痛等症状,一旦发现及时处理。

5. 预防感染传播

(1)控制传染源:对水痘患儿采取呼吸道隔离及接触隔离至疱疹全部结痂或出疹后 7 天;有接触史者应隔离观察 3 周。

(2)切断传播途径:空气消毒,病室通风换气,避免易感者与患儿接触。托幼机构做好晨检与空气消毒。

(3)保护易感人群:对已接触水痘者,应在接触 3 天内给予水痘-带状疱疹免疫球蛋白或恢复期血清肌内注射,可预防或减轻症状。

6. 健康教育　向家长介绍水痘的相关知识,指导家长做好消毒隔离、皮肤护理及病情观察,防止继发感染。水痘流行期间不去公共场所。可应用水痘-带状疱疹病毒减毒活疫苗进行预防接种。

三、猩红热患儿的护理

猩红热是由 A 组 β 型溶血性链球菌引起的急性呼吸道传染病,临床特征是突发高热、咽峡炎、杨梅舌、全身弥漫性充血性皮疹和退疹后片状脱皮。多见于 3～7 岁儿童。

【病因与发病机制】

病原体是 A 组 β 型溶血性链球菌。该菌外界存活力较强,在痰液和脓液中可存活数周,对热及干燥的抵抗力不强,加热 55 ℃30 min 即可灭活,对一般消毒剂敏感。

溶血性链球菌从呼吸道侵入咽、扁桃体,可引起局部炎症,表现为充血、水肿,可呈卡他性、脓性或膜性,可向周围扩散也可经血行播散。细菌产生的红疹毒素可致皮肤黏膜血管充血、水肿、炎性细胞浸润,形成典型的猩红热皮疹。恢复期表皮细胞角化过度脱落造成脱皮。少数患儿起病 2～3 周后可发生变态反应性风湿热或急性肾小球肾炎。

【流行病学】

传染源为患者和带菌者。自发病前 1 天至疾病高峰时期的传染性最强,脱皮时期的皮屑无传染性。主要经空气、飞沫传播。人群普遍易感,多见于 3～7 岁儿童,以冬春季多见。

【临床表现】

1. 潜伏期　2～3 天,也可少至 1 天,多至 5～6 天。

2. 前驱期　一般不超 24 h。起病急,以畏寒、高热、咽部红肿、扁桃体化脓为主,伴头痛,全身不适,恶心、呕吐,颈部及颌下淋巴结肿大、压痛。婴儿可有烦躁和惊厥。

3. 出疹期 皮疹为猩红热最重要的体征之一。①出疹顺序:多于起病后1~2天出疹。皮疹从耳后、颈部及上胸部迅速蔓延至躯干、上肢,最后到下肢,24 h内可波及全身。②典型的皮疹特点:在全身皮肤弥漫性发红的基础上散布针尖大小、密集而均匀的点状红色丘疹,高出皮肤,压之退色,伴瘙痒,疹间无正常皮肤。③特殊体征:用手按压疹间皮肤,红色暂时消退,出现白色手印,数秒后恢复,称为贫血性皮肤划痕;在皮肤皱褶处可见皮疹密集呈线状,压之不退,称为帕氏线;病初起时,舌面被覆白苔,舌刺突起,2~3天后白苔开始脱落,舌面光滑呈肉红色,舌刺红肿明显,称为杨梅舌;面部充血潮红,口鼻周围苍白,称为口周苍白圈。

4. 恢复期 皮疹于3~5天后颜色转暗并逐渐消退,按出疹先后顺序开始脱皮,躯干多为糠皮状脱皮,手掌、足底多见大片膜状脱皮,无色素沉着。全身中毒症状和局部炎症也很快消退。脱皮可持续1~2周。

5. 并发症 化脓性感染,中耳炎、肺炎、心肌炎、急性肾小球肾炎、风湿性关节炎等。

【辅助检查】

1. 血常规 白细胞数增高达$(10\sim20)\times10^9$/L,中性粒细胞占80%以上,核左移。

2. 血清学检查 可用免疫荧光法检测咽拭子涂片以进行快速诊断。

3. 细菌培养 咽拭子或其他病灶内取标本可培养出A组溶血性链球菌。

【治疗要点】

主要是抗菌治疗和对症治疗。抗菌治疗首选青霉素每日5万U/kg,分2次肌内注射;严重感染者10万~20万U/kg,静脉滴注,疗程5~7天。对青霉素过敏者可用红霉素等。咽痛者给予流质或半流质饮食,保持口腔清洁;高热者给予物理或药物降温。

【常见护理诊断/问题】

(1)体温过高 与病毒血症有关。

(2)舒适度减弱 与炎症反应及皮疹有关。

(3)皮肤完整性受损 与猩红热皮疹有关。

(4)潜在并发症:急性肾小球肾炎、中耳炎、风湿热等。

(5)有传播感染的危险 与患儿呼吸道排出病原菌有关。

【护理措施】

1. 一般护理 保持室内空气流通,温、湿度适宜。急性期应卧床休息。给予营养丰富、高维生素、清淡易消化流质或半流质饮食。保持口腔清洁,鼓励患儿多饮水或用温盐水漱口。

2. 高热护理 监测体温变化,高热时给予物理降温,忌用冷水和乙醇擦浴,必要时给予药物降温,及时更换汗湿的衣物。

3. 皮肤护理 及时评估患儿出疹情况,保持皮肤清洁,及时更换衣服。修剪患儿指甲,告知患儿尽量避免搔抓皮肤,以免引起感染。沐浴时避免水温过高,避免使用刺激性强的肥皂或沐浴液,以免加重皮肤瘙痒感。告知患儿及家长恢复期脱皮时,应待皮屑自然脱落,不宜人为剥离,可以用消毒后的剪刀剪掉,以防感染或损伤皮肤。

4. 预防感染传播

(1)控制传染源:明确诊断后及时隔离,呼吸道隔离至症状消失后1周,连续3次咽拭子培养阴性后可解除隔离。对密切接触者应严密观察7天。

(2)切断传播途径:加强空气消毒,用紫外线消毒,衣服、被褥置于阳光下暴晒2~4 h,桌子、家具外用消毒液擦拭。病室通风换气,患儿外出戴口罩。

(3)保护易感人群:流行期间避免去公共场所,加强营养,锻炼身体,体质较弱的可以注射丙种球蛋白以增强免疫力。

5. 健康教育 向患儿及家长介绍本病的相关知识,如疾病的传播方式、隔离时间、饮食和皮肤护理方法;指导家长注意观察患儿的尿量及颜色,定期复查尿常规,及时发现并发症;流行期间避免去公共场所,增强体质,提高抗病能力。

四、流行性腮腺炎患儿的护理

流行性腮腺炎是由腮腺炎病毒引起的急性呼吸道传染病。临床以腮腺非化脓性肿大、疼痛、咀嚼受限为特征。一年四季均可发病,以冬春季节多见。患病后可获得终身免疫。多见于儿童及青少年,常在幼儿园或学校中感染流行。

【病因与发病机制】

腮腺炎病毒属于副黏液病毒科单股 RNA 病毒,仅有一个血清型。人是本病毒的唯一宿主,对低温有相当强的抵抗力。对紫外线及一般消毒剂敏感,甲醛溶液、30% 来苏尔、75% 乙醇等接触 2～5 min 可灭活。强紫外线下仅存活半分钟,加热至 56 ℃ 20 min 可灭活。

腮腺炎病毒从呼吸道侵入人体,在局部黏膜上皮细胞和局部淋巴结中复制,然后侵入血流,播散至腮腺和中枢神经系统,引起腮腺炎和脑膜炎。病毒在此进一步繁殖后再次侵入血流,形成第二次病毒血症,引起多器官损害。

【流行病学】

传染源为患者和隐性感染者。病毒存在于患者唾液中的时间较长,腮肿前 6 天至腮肿后 9 天均可自患者唾液中分离出病毒,因此在这 2 周内有高度传染性。病毒通过直接接触、飞沫传播,也可经唾液污染的食具和玩具、衣服传播。人群普遍易感,5～15 岁发病率最高,病后可获得持久免疫力。以冬春季为多见,托幼机构或小学易引起暴发流行。

【临床表现】

1. 典型表现　潜伏期 14～25 天,平均 18 天。起病较急,大多无前驱症状。腮腺肿大常是首发体征,常见于一侧(图 15-3),2～3 天内波及对侧。一般以耳垂为中心,向前、后、下发展,边缘不清,表面发热不发红,触之有坚韧弹性,有轻触痛,张口、咀嚼、进酸性食物时疼痛加剧。腮腺导管口可有红肿,挤压无脓性分泌物。腮腺肿胀大多于 2～3 天达高峰,持续 4～5 天后逐渐消退。严重者颌下腺和舌下腺也可同时受累。病程中可见不同程度发热,可伴有头痛、乏力、食欲减退等。

2. 并发症　脑膜炎、脑膜脑炎、睾丸炎、急性胰腺炎、心肌炎等。

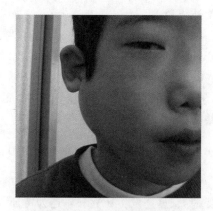

图 15-3　流行性腮腺炎

【辅助检查】

1. 血常规检查　白细胞计数正常或稍低,淋巴细胞相对增高,如并发脑膜脑炎、睾丸炎、胰腺炎时白细胞可增高。

2. 血清和尿淀粉酶测定　病程早期约 90% 的患儿血清和尿淀粉酶增高,其增高程度与腮腺肿大的程度成正比,第一周达高峰,两周左右恢复正常。

3. 血清学检查　血清中特异性 IgM 抗体阳性提示近期感染。

4. 病毒分离　患儿唾液、脑脊液、血液及尿液中可分离出病毒。

【治疗要点】

本病无特殊治疗方法,主要采取对症处理。发病早期可用利巴韦林每天 15 mg/kg,静脉滴注,疗程 5～7 天。高热、头痛者可给予解热镇痛药。重症患儿可短期使用肾上腺皮质激素,睾丸疼痛时可局部冷敷并用丁字带托起,以减轻疼痛。脑膜脑炎给予镇静、降颅内压。中医治疗宜散风解表、清热解毒,常用普济消毒饮加减内服和青黛散调醋局部外敷。

【护理诊断/问题】

(1)体温过高　与腮腺炎病毒感染有关。

(2)疼痛　与腮腺炎病毒引起腮腺炎症有关。

(3)潜在并发症:睾丸炎、脑膜脑炎、胰腺炎。

【护理措施】

1. 一般护理　保持病室清洁、干净,每日通风 2～3 次,每次半小时,每日紫外线消毒 2 次,保持合适的温、湿度。注意卧床休息,给予富含维生素、清淡易消化流质或半流质饮食,避免进食酸、硬、辣等刺激性食物,以免因唾液分泌及咀嚼使疼痛加剧。进食不足者给予静脉补液。

2. 高热护理 ①监测体温及热型,卧床休息;②体温＞39 ℃者可用温水擦浴或乙醇擦浴,必要时可行头部冷湿敷或适量阿司匹林降温;发热早期给予利巴韦林、干扰素或板蓝根抗病毒治疗。多饮水,保证液体摄入量。

3. 疼痛护理 ①避免进食刺激性食物,尤其是酸、辣、坚硬、干燥的食物,因为这类食物会促使唾液分泌增加,导致局部疼痛加剧;②供给充足水分,进食营养丰富的流质或半流质饮食,病情好转后,逐渐改为软食或普通饮食;③局部冷湿敷,选用中药制剂局部外敷,以减轻受累组织的胀痛;④加强口腔黏膜的清洁卫生,每天常规清洗口腔 3 次。婴幼儿多喂白开水,年长儿餐后用生理盐水或复方硼砂溶液漱口,防止细菌感染。⑤睾丸肿痛者可用丁字带托起阴囊,待其水肿消退。

4. 病情观察 出现头痛、呕吐、抽搐、嗜睡、谵妄、昏迷、脑膜刺激征,提示脑膜脑炎,遵医嘱给予脱水、降颅内压、止惊;若男患儿在腮腺肿大开始消退时又出现发热,睾丸明显肿胀和疼痛,则为睾丸炎,可用丁字带托起阴囊止痛、局部冰袋冷敷消肿。

5. 预防感染扩散

(1)控制传染源:对患儿采取呼吸道隔离至腮腺完全消肿后 3 天为止;对密切接触者应医学观察 3 周。

(2)切断传播途径:病室用紫外线消毒,被患者污染的食具用煮沸法消毒,被污染的物品可用 1‰甲酚及紫外线消毒。

(3)保护易感人群:可予以易感人群皮下、喷鼻或气雾吸入等方法接种腮腺炎减毒活疫苗或麻疹腮腺风疹三联疫苗,约 96％的人群可产生抗体主动免疫,被动免疫效果不佳。

6. 健康教育 向患儿和家长介绍疾病相关知识,指导家长做好隔离、发热、饮食、清洁口腔、用药等护理,学会观察病情,病程中患儿体温再度升高伴有并发症表现时应及时就诊。在流行期间易感儿童避免去公共场所,托幼机构应加强晨检工作等。做好儿童的预防接种工作。

五、中毒性细菌性痢疾患儿护理

中毒性细菌性痢疾简称中毒性菌痢,是急性细菌性痢疾的危重型。临床以起病急骤,突发高热、嗜睡、反复惊厥、迅速发生休克和昏迷为特征。早期肠道症状很轻或无,病死率高,必须积极抢救。

【病因与发病机制】

病原菌是痢疾杆菌,属志贺菌属,对外界环境抵抗力较强,耐热、耐湿,对各种化学消毒剂敏感,阳光下30 min、60 ℃ 10 min 可灭活。

志贺菌进入人体后产生大量内毒素和少量外毒素。内毒素从肠壁吸收入血后,引起发热、病毒血症及急性微循环障碍。此病变在脑组织中最为明显,可发生脑水肿、脑疝、颅内压增高、呼吸衰竭等,是中毒性细菌性痢疾死亡的主要原因。

【流行病学】

患者及带菌者是主要传染源。经消化道粪-口传播。通过污染的食物、水源、生活用品(苍蝇可作为传播媒介)而经口感染。人群普遍易感,多见于 2～7 岁健壮儿童,好发于夏秋季。病后对同型有一定免疫力,但短暂且不稳定。不同群血清型之间无交叉免疫,故可反复感染而多次发病。

【临床表现】

潜伏期多数为 1～2 天,短者数小时。起病急,发展快,高热者体温可大于 40 ℃(少数不高),迅速发生呼吸衰竭、休克或昏迷,肠道症状多不明显甚至无腹痛与腹泻,也有的在发热、排便后 2～3 天发展为中毒型。根据其主要表现又可分为以下四型。

1. 休克型(皮肤内脏微循环障碍型) 主要表现为感染性休克。患儿出现精神萎靡、面色灰白、四肢厥冷、脉细速、呼吸急促、血压下降、尿量减少,后期可伴心、肺、肾等多器官功能障碍。

2. 脑型(脑微循环障碍型) 因脑缺氧、水肿而发生反复惊厥、昏迷和呼吸衰竭。早期有嗜睡、呕吐、头痛、血压偏高、心率相对缓慢。随病情进展很快进入昏迷、频繁或持续惊厥。瞳孔大小不等、对光反射消失,呼吸深浅不均、节律不整,甚至呼吸停止。此型较严重,病死率高。

3. 肺型(肺微循环障碍型) 此型又称呼吸窘迫综合征,以肺微循环障碍为主,常在脑型或休克型基础上发展而来,病情危重,病死率高。

4.混合型 上述两型或三型同时或先后出现,是最为凶险的一型,病死率很高。

【辅助检查】

1.大便常规 病初可正常,以后出现黏液脓血便,镜检有成堆脓细胞、红细胞和吞噬细胞。无腹泻的早期病例,可用生理盐水灌肠后做粪便检查,必要时复查。

2.大便培养 可分离出痢疾杆菌。

3.血常规 白细胞总数多增高至$(10\sim20)\times10^9/L$或以上。以中性粒细胞为主,发热数小时白细胞升高不明显。

4.免疫学检测 目前已有应用荧光物质标记的痢疾杆菌特异性多价抗体来检测大便标本中的致病菌,方法各异,均较快速,但特异性有待进一步提高。

5.特异性核酸检测 采用核酸杂交或 PCR 可直接检查粪便中的痢疾杆菌核酸,具有灵敏度高、特异性强、快速简便等优点。

【治疗要点】

病情凶险,必须及时抢救。

1.抗菌治疗 尽早选用强有力的杀菌药物,如丁胺卡那霉素、头孢噻肟、头孢曲松每天 2 次静脉滴注,可联合用药。

2.控制高热和惊厥 高热者采用物理降温或药物降温。高热不降伴频繁惊厥者可给予亚冬眠疗法,反复惊厥者可给予地西泮静脉注射,或用水合氯醛保留灌肠,或肌内注射苯巴比妥钠。

3.抗休克治疗 扩充血容量、纠正酸中毒、维持水及电解质平衡;在充分扩容的基础上使用多巴胺、间羟胺或酚妥拉明等血管活性物质,改善微循环;可及早使用肾上腺皮质激素。

4.防治脑水肿和呼吸衰竭 首选 20% 甘露醇降颅内压或与利尿剂交替使用,可静脉推注地塞米松;保持呼吸道通畅,给氧,给予呼吸兴奋剂;若出现呼吸衰竭应及早使用呼吸机。

【护理诊断/问题】

(1)体温过高 与志贺菌属内毒素血症有关。

(2)组织灌注量改变 与微循环障碍有关。

(3)潜在并发症:脑水肿、呼吸衰竭。

(4)有传播感染的危险 与患儿排出痢疾杆菌有关。

【护理措施】

1.一般护理 保持病室空气新鲜,注意温、湿度适宜。急性期卧床休息,供给营养丰富、清淡、易消化流质或半流质饮食,多饮水,禁止食用易引起胀气的食物及多渣等刺激性食物。

2.高热的护理 监测体温,高热者给予物理降温,必要时遵医嘱给予药物降温或亚冬眠疗法。

3.病情观察 密切观察病情变化,监测生命体征。当患者出现面色苍白、四肢发冷、皮肤花斑、脉搏细速、心率加快时应考虑周围循环衰竭,要定期监测血压。当出现频繁惊厥、昏迷加深、口唇发绀、呼吸不规则时应考虑脑水肿、脑疝甚至呼吸衰竭。治疗中注意观察治疗效果和药物毒副反应。

4.休克的护理 密切监测生命体征,每 15～30 min 测呼吸、脉搏、血压 1 次,观察神志、面色、肢端温度、尿量等变化,记录 24 h 出入量;患者置于平卧位或休克体位,适当保暖,给氧;迅速建立并维护好静脉通道,遵医嘱给予抗休克治疗。

5.防治脑水肿和呼吸衰竭 密切观察病情变化,保持室内安静,减少刺激。遵医嘱给予 20% 甘露醇降颅内压,也可使用呋塞米及肾上腺皮质激素,以减轻脑水肿;保持呼吸道通畅,给予吸氧和呼吸兴奋剂,必要时使用呼吸机治疗。

6.预防感染扩散

(1)控制传染源:对患儿按肠道传染病隔离至症状消失后 1 周,或连续大便培养 3 次(隔天 1 次)阴性为止。密切接触者应隔离观察 7 天。

(2)切断传播途径:加强对饮食、饮水和粪便的管理("三管")和消灭苍蝇及蛆("一灭"),改善环境,加强个人卫生,饭前、便前、便后要洗手。患者的食具、便具每天消毒 1 次,呕吐物、大便要随时消毒。

(3)保护易感人群:菌痢流行期间可口服痢疾减毒活疫苗。

7.健康教育 向患儿及家属介绍疾病的相关知识,包括传播方式、隔离时间、预防措施等。养成良好的卫生习惯,不吃生冷、不洁食物;大力开展爱国卫生运动,注意环境卫生,加强水源、饮食及粪便管理。对易感者可进行疫苗接种。

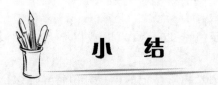

小 结

传染病流行有传染源、传播途径、易感人群三个基本条件,传染病与一般疾病的主要区别是传染病具有病原体、传染性、流行病学特点、感染后免疫四个特征。儿科传染病管理对传染病患儿要进行预检分诊、消毒隔离、及时报告疫情、做好疾病护理等。

小儿麻疹是由麻疹病毒感染引起的急性呼吸道传染病,临床特征为发热、咳嗽、流涕、结膜炎、口腔麻疹黏膜斑及全身斑丘疹。降温护理要兼顾透疹,麻疹出疹前后5天均有传染性。

水痘是由水痘-带状疱疹病毒引起的急性传染病,可以通过呼吸道、皮肤接触传播。临床特征为皮肤、黏膜相继出现并同时存在斑疹、丘疹、疱疹和结痂,常合并有皮肤感染。阿昔洛韦为首选药物。治疗主要为做好皮肤护理,防止搔抓感染。患者自出疹到疱疹结痂前均有明显传染性。

猩红热是由A组β型溶血性链球菌引起的急性呼吸道传染病,临床特征为发热、咽峡炎、杨梅舌、全身弥漫性充血性皮疹和退疹后片状脱皮。治疗首选青霉素,同时加强皮肤护理。隔离至症状消失后1周,连续咽拭子培养3次阴性。

流行性腮腺炎是由腮腺病毒引起的急性呼吸道传染病,也可通过直接接触传播。临床特征为低热、腮腺肿大,进食酸性食物疼痛加重,常合并脑膜炎、睾丸炎等,发病早期有血清淀粉酶、尿淀粉酶增高。护理主要采取减轻疼痛。隔离至腮腺肿大完全消退后3天。

中毒性菌痢是由痢疾杆菌感染的急性肠道传染病,临床特征为突起高热、嗜睡、反复惊厥、昏迷、休克等。实验室检查见白细胞增高,粪便培养痢疾杆菌可确诊,治疗采取抗生素抗炎、降温、止惊、抗休克等措施。中毒性菌痢隔离到临床症状消失后1周或3次粪便培养阴性。

模拟试题

一、A₁型题

1.麻疹的主要传播途径为(   )。

A.虫媒传播   B.血液传播   C.飞沫传播   D.消化道传播   E.直接接触传播

2.麻疹的传染源是(   )。

A.带菌者   B.患者   C.家禽   D.家畜   E.亚健康患者

3.麻疹最主要的并发症是(   )。

A.肺炎   B.肾炎   C.脑炎   D.喉炎   E.心肌炎

4.预防麻疹流行最有效、可行的措施是(   )。

A.少去公共场所   B.隔离   C.接种麻疹疫苗

D.注射人血丙种球蛋白   E.检疫

5.下列哪项对麻疹的早期诊断最有价值?(   )

A.发热   B.呼吸道卡他症状   C.呕吐与腹泻

D.口腔黏膜斑   E.皮疹

6.无并发症的水痘患儿应隔离至(   )。

A.发病后1周   B.出疹后3天   C.疱疹开始结痂   D.疱疹全部结痂   E.症状消退后3天

7.关于水痘的特点下列哪项不正确?(　　)

A.水痘-带状疱疹病毒感染致病

B.以全身出现水疱疹为特征

C.感染水痘后一般可产生持久免疫,但可发生带状疱疹

D.水痘的唯一传播途径为飞沫传播

E.四季均可发病,以冬春季为高

8.流行性腮腺炎应隔离至(　　)。

A.体温恢复正常　　　　　　　B.腮肿完全消退　　　　　　　C.腮肿消退后3天

D.腮肿完全消退后9天　　　　E.症状消退后3周

9.引起猩红热的病原体是(　　)。

A.金黄色葡萄球菌　　　　　　B.表皮葡萄球菌　　　　　　　C.A组α型溶血性链球菌

D.A组β型溶血性链球菌　　　E.B组溶血性链球菌

10.猩红热的主要传播途径是(　　)。

A.消化道传播　　B.呼吸道传播　　C.产道传播　　D.皮肤伤口传播　　E.血液传播

11.猩红热的特征性表现是指(　　)。

A.发热、中毒症状、第2日出现皮疹　　　　　　B.发热、咽峡炎、第2日出现猩红皮疹

C.发热、第2日出现猩红皮疹、杨梅舌　　　　　D.发热、咽峡炎、口周苍白圈

E.发热、第2日出现猩红皮疹、口周苍白圈

12.关于猩红热的皮疹错误的是(　　)。

A.发热后第2日出疹　　　　　　　　　　　　　B.皮肤弥漫性充血基础上出现针尖大小丘疹

C.于耳后、颈及上胸开始出疹　　　　　　　　　D.皮疹于48 h达高峰

E.脱屑少见

13.中毒性菌痢患儿应隔离至(　　)。

A.症状消失　　　　　　　　　B.症状消失后3天　　　　　　　C.粪便培养阴性

D.症状消失后1周　　　　　　E.症状消失后3周

二、A₂型题

1.患儿,女,3岁。发热5天后出现皮疹,为红色斑丘疹,疹间有正常皮肤,出疹时体温更高,皮疹初期后体温下降,有脱屑及色素沉着。考虑为(　　)。

A.猩红热　　　B.水痘　　　C.幼儿急疹　　　D.风疹　　　E.麻疹

2.患儿,男,5岁,患麻疹。出诊过程中出现高热、咳嗽、气急、发绀,肺部听诊有湿啰音,考虑该患儿出现了(　　)。

A.麻疹肺炎　　　B.麻疹脑炎　　　C.麻疹心肌炎　　　D.结核病恶化　　　E.喉炎

3.患儿,女,2岁。诊断为水痘,在家隔离治疗,因皮疹痒,哭闹不安。针对该患儿的皮肤护理措施,错误的是(　　)。

A.保持皮肤清洁,防止继发感染　　　　　　　B.皮肤瘙痒时,局部可涂0.25%炉甘石洗剂

C.疱疹破溃时涂1%甲紫　　　　　　　　　　　D.继发感染者局部应用抗生素软膏

E.皮肤瘙痒时,可指导患儿隔衣抓皮疹处

4.某女,6岁,腮腺肿大伴发热、腹痛3天入院,入院诊断为急性胰腺炎。为确诊儿童腹痛原因,应做下列哪项检查?(　　)

A.血糖监测　　　　　　　　　B.血尿淀粉酶监测　　　　　　　C.肝功能检查

D.B超　　　　　　　　　　　E.腹腔穿刺

5.患儿,女,5岁,发热2天后出现皮疹,全身皮肤呈弥漫性发红,上有密集的针尖大小红色丘疹,压之退色,考虑为猩红热,治疗首选(　　)。

A.红霉素　　　B.四环素　　　C.青霉素　　　D.头孢菌素　　　E.氯霉素

三、A₃/A₄型题

(1～2题共用题干)

患儿,女,6岁。皮肤上出现丘疹、水疱,有的水疱内含有清亮液体,有的呈浊性液,还有的已破溃结痂。

1.护士根据患儿皮疹特点,考虑是(　　)。

A.风疹　　　　B.水痘　　　　C.麻疹　　　　D.猩红热　　　　E.药物疹

2.治疗首选药物为(　　)。

A.肾上腺皮质激素　　　　B.阿司匹林　　　　C.阿昔洛韦

D.阿米卡星　　　　E.青霉素

(3～5题共用题干)

患儿,男,8岁,发热、头痛、咽痛、食欲不振,8 h后右耳周围肿痛,同学中有类似患者。查体:右耳为中心,皮肤发热,触之坚韧有弹性,疼痛及触痛。

3.该患儿最可能患了(　　)。

A.麻疹　　　　B.化脓性腮腺炎　　C.急性淋巴结炎　　D.流行性腮腺炎　　E.脑炎

4.对该患儿的饮食护理应注意(　　)。

A.忌酸、辣食物　　　　B.可食用干、硬食物　　　　C.无需忌口

D.禁食　　　　E.少喝水

5.第3天出现高热、头痛、呕吐,考虑该患儿可能发生了(　　)。

A.肾炎　　　　B.胰腺炎　　　　C.肺炎　　　　D.心肌炎　　　　E.脑膜脑炎

(周立平)

第十六章

小儿结核病患儿的护理

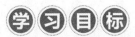

学习目标

掌握：结核菌素试验的方法；原发型肺结核、急性粟粒型肺结核和结核性脑膜炎的临床表现、护理诊断及护理措施。

熟悉：上述结核病的发病机制、实验室检查、预防、治疗要点和原发型肺结核的护理目标、护理措施。

了解：小儿结核病的病因、病理改变。

第一节　小儿结核病总论

结核病(tuberculosis)是由结核杆菌引起的一种慢性传染性疾病，全身各脏器均可受累，小儿以原发型肺结核最常见，严重者通过血行播散，发生急性粟粒型肺结核或结核性脑膜炎，后者是小儿结核病死亡的主要原因。从 20 世纪 80 年代中期以来，由于人类免疫缺陷病毒(HIV)感染的流行及多药耐药性结核杆菌菌株的产生，结核病出现全球性恶化趋势。1993 年，WHO 宣布结核病处于"全球紧急状态"，动员和要求各国政府大力加强结核病的控制工作。1997 年 WHO 已将每年的 3 月 24 日定为"世界结核病日"。在我国结核病仍然是儿童时期重点防治的传染病之一。

【病因与发病机制】

1. 病因　结核杆菌属分枝杆菌属，抗酸染色呈红色，革兰染色阳性，为需氧菌，分人型、牛型、鸟型和鼠型 4 类，对人类致病的主要是人型，少数为牛型和鸟型。结核杆菌的抵抗力较强，在阴湿处可生存 5 个月以上；在烈日暴晒下经 2 h 或煮沸 1 min 痰中结核杆菌可被杀死。常用杀菌剂以 70% 乙醇效果最佳，将痰吐在纸上直接焚烧是最简单的灭菌方法。

2. 发病机制　儿童初次接触结核杆菌后，是否感染取决于结核杆菌的数量和毒力，以及机体的免疫力，尤其是与细胞免疫的强弱有关。结核杆菌初次侵入人体 4~8 周后产生细胞免疫，同时出现组织超敏反应，通过细胞免疫应答使 T 淋巴细胞致敏。若再次接触结核杆菌或其代谢产物，致敏的淋巴细胞就释放一系列细胞因子，然后激活并汇集巨噬细胞于病灶处，产生足够的水解酶和杀菌素，吞噬和杀灭大部分结核杆菌。当细菌量少而组织敏感性高时，形成由淋巴细胞、巨噬细胞和成纤维细胞组成的肉芽肿；当细菌量多、组织敏感性高时，则形成干酪样物质；当细菌量多、组织敏感性低时，可引起感染播散和局部组织破坏。

机体感染结核病后，在产生免疫反应的同时也产生了变态反应，均为致敏 T 细胞介导的，免疫反应和变态反应是同一细胞免疫过程中的两种不同表现。适度变态反应时机体抵抗力最强；变态反应过弱时，机体反应性差，结核病的发病率高、病情重、死亡率高；变态反应过强时，可加剧炎症反应，出现干酪性坏死或结核病播散。

机体感染结核杆菌后可获得免疫力，90% 可终身不发病，5% 因免疫力低下当即发病，为原发型肺结核，另 5% 仅在日后机体免疫力降低时才发病，称为继发性肺结核，是成人感染肺结核的主要类型。

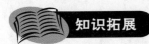知识拓展 ···

结 核 感 染

结核感染是指由结核杆菌感染后,结核菌素试验阳性和(或)血清 PPD-IgM 抗体或 IgG 抗体阳性,但全身找不到结核病灶的一种原发型结核病。临床症状可有可无。有发热、盗汗、疲乏、食欲不振及消瘦等结核中毒症状者也称结核中毒症,可用异烟肼每日 10 mg/kg,每日 1 次顿服(日总量低于 300 mg),疗程 6~12个月。

【流行病学】

1.传染源 开放性肺结核患者是主要传染源,正规化学治疗 2~4 周后传染性降低。

2.传播途径 主要通过呼吸道传播,少数经消化道传播,经皮肤或胎盘传播者较少见。

3.易感人群 婴幼儿、老年人、HIV 感染者等免疫功能低下,是结核病的易感人群,新生儿对结核杆菌非常敏感;社会经济落后、生活贫困、营养不良、居住拥挤等也是结核病高发的因素。结核病的发生与遗传因素也有一定关系,亚洲人发病率最高,白人最低。身材瘦者较矮胖者易感。

【实验室及其他检查】

1.结核菌素试验 儿童感染结核杆菌 4~8 周后,做结核菌素试验即呈阳性反应,其原理是将结核菌素注入皮内,若机体感染过结核杆菌,则致敏的淋巴细胞和巨噬细胞积聚在真皮的血管周围,诱发炎症反应,导致血管通透性增高,在注射局部形成硬结,属于迟发型变态反应。结核菌素试验可测定受试者是否感染过结核杆菌或是否接种过卡介苗。

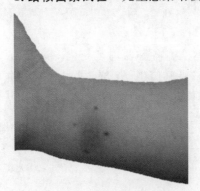

图 16-1　PPD 试验阳性结果

1)试验方法　常用结核菌素纯蛋白衍生物(PPD),一般用 PPD 制剂 0.1 mL(含结核菌素 5 U)在左前臂掌侧中下 1/3 交界处作皮内注射,使之形成 6~10 mm 的皮丘。

2)结果判断　注射 48~72 h 后观察反应结果,一般以 72 h 为准,测定局部硬结直径,取硬结纵、横两径的平均值(图 16-1)作为判断反应强度的依据(表 16-1)。

表 16-1　结核菌素试验结果判断

硬结平均直径	表示符号	判断结果
<5 mm	—	阴性
5~9 mm	+	阳性
10~19 mm	++	中度阳性
≥20 mm	+++	强阳性
除硬结外,出现水疱、破溃、淋巴管炎等	++++	极强阳性

3)临床意义

(1)阳性反应:①接种卡介苗后;②3 岁以下尤其是 1 岁以内未接种过卡介苗者,表示体内有新的结核病灶,年龄越小,患活动性结核的可能性越大;③年长儿无临床症状仅呈一般阳性反应者,表示曾感染过结核杆菌;④由阴性反应转为阳性者,或反应强度由原来小于 10 mm 增至大于 10 mm,且增幅超过 6 mm,表示新近有感染;⑤强阳性反应者,表示体内有活动性结核病灶。接种卡介苗后与自然感染阳性反应的主要区别见表 16-2。

(2)阴性反应:①未感染过结核或未接种过卡介苗;②初次感染或接种卡介苗 4~8 周内;③结核菌素失效或技术误差;④假阴性反应,由于机体免疫功能低下或受抑制所致,如重度营养不良、重症结核病,急性传染病如麻疹、风疹等;原发或继发免疫缺陷病;应用肾上腺皮质激素或免疫抑制剂治疗者。

表 16-2 接种卡介苗后与自然感染阳性反应的主要区别

项 目	接种卡介苗后	自 然 感 染
硬结直径	多为 5～9 mm	10～15 mm
硬结颜色	浅红	深红
硬结质地	较软、边缘不清	较硬、边缘清楚
阳性反应持续时间	较短,2～3 天即消失	较长,可达 7～10 天或以上
阳性反应的变化	有较明显的逐年减弱倾向,一般于 3～5 年内逐渐消失	短时间内反应无减弱倾向,可持续若干年,甚至终身

2. 实验室检查

(1)结核杆菌检查:从痰液、胃液、支气管灌洗液、脑脊液、病变局部穿刺液中找到结核杆菌即可确诊。

(2)免疫学诊断及分子生物学诊断:如用 DNA 探针、聚合酶链反应(PCR)来快速检测结核杆菌。用免疫荧光试验、酶联免疫电泳(ELIEP)、酶联免疫吸附试验(ELISA)来检测结核杆菌特异性抗体。

(3)血沉:增快为活动性指标之一,但无特异性。

3. 影像学检查 ①胸部 X 线检查是筛查小儿肺结核病的重要方法,可以发现早期轻微的结核病变,能确定病变部位、范围、类型及发展情况,判断病变的性质,有无活动性,有无空洞及空洞大小等,定期复查可观察治疗效果;②胸部 CT 扫描可发现隐蔽的病灶,常用于肺结核的诊断以及与其他胸部疾病的鉴别诊断。

4. 纤维支气管镜检查 常应用于支气管结核和淋巴结支气管瘘的诊断,对肺内结核病灶,可以采取分泌物或冲洗液标本做病原体检查,也可经支气管肺活检获取标本检查。

【预防】

1. 控制传染源 儿童结核病的主要传染源是结核杆菌涂片阳性患者,早期发现及合理治疗结核杆菌涂片阳性患者,是预防儿童结核病的根本措施。

2. 普及卡介苗接种 卡介苗接种是预防小儿结核病的有效措施,可降低结核病发病率和死亡率。目前我国计划免疫要求在全国城乡普及新生儿卡介苗接种。新生儿进行卡介苗接种后,仍须注意采取与肺结核患者隔离的措施。

下列情况禁止接种卡介苗:①结核菌素试验阳性者;②急性传染病恢复期;③注射局部有湿疹或患全身性皮肤病者;④先天性胸腺发育不全或严重联合免疫缺陷病患者。

3. 预防性化疗

(1)目的:预防小儿活动性肺结核、预防发生肺外结核病及防止青春期结核病复发。

(2)方法:异烟肼每日 10 mg/kg,每日 1 次,最大剂量每日不超过 300 mg,疗程 6～9 个月。

(3)适应证:①密切接触开放性肺结核患者的婴幼儿;②3 岁以内未接种过卡介苗而结核菌素试验为中度阳性以上者;③结核菌素试验新近由阴性转为阳性的自然感染者;④结核菌素试验为阳性并有早期结核中毒症状者;⑤结核菌素试验阳性小儿,新近患麻疹、百日咳等急性传染病时;⑥结核菌素试验阳性小儿,因其他疾病需较长时间使用肾上腺皮质激素或其他免疫抑制剂治疗者。

【治疗要点】

1. 一般治疗 居室环境应阳光充足,保持空气流通。注意营养,选用高蛋白和高维生素的食物。有明显结核中毒症状及极度衰弱者应卧床休息。避免接触麻疹、百日咳等患儿。

2. 抗结核治疗 化学治疗(又称化疗)是治疗结核病的关键。化疗的原则是早期、联合、规律、适量、全程。整个治疗方案分强化和巩固两个阶段。化疗的目的是杀灭病灶中的结核杆菌,防止血行播散。

1)常用抗结核药物 见表 16-3。

(1)全效杀菌药:如异烟肼(INH)、利福平(RFP),异烟肼为首选药和必选药。

(2)半效杀菌药:如链霉素(SM)、吡嗪酰胺(PZA)。

(3)抑菌药:常用的有乙胺丁醇(EMB)和乙硫异烟胺(ETH)。

表 16-3　常用抗结核药物

药物	剂量/(mg/kg)	给药途径	主要副作用
异烟肼(INH/H)	10(≤300 mg/d)	口服(可肌内注射、静脉点滴)	肝毒性、末梢神经炎,过敏、皮疹和发热
利福平(RFP/R)	10(≤450 mg/d)	口服	肝毒性、恶心、呕吐和流感样症状
链霉素(SM/S)	20~30(≤0.75 g/d)	肌内注射	颅神经损害、肾毒性、过敏、皮疹和发热
吡嗪酰胺(PZA/Z)	20~30(≤0.75 g/d)	口服	肝毒性、高尿酸血症,关节痛、过敏和发热
乙胺丁醇(EMB/E)	15~25	口服	皮疹,视神经炎
乙硫异烟胺(ETH) 丙硫异烟胺	10~15	口服	胃肠道反应、肝毒性、末梢神经炎、过敏、皮疹和发热
卡那霉素	15~20	肌内注射	颅神经损害、肾毒性
对氨柳酸	150~200	口服	胃肠道反应、肝毒性、过敏、皮疹和发热

2)化疗方案

(1)标准疗法:一般用于无明显自觉症状的原发型肺结核。每日服用 INH、RFP 和(或)EMB,疗程 9～12 个月。

(2)两阶段疗法:用于活动性原发型肺结核、急性粟粒型肺结核及结核性脑膜炎。①强化治疗阶段:联用 3～4 种杀菌药物。目的在于迅速杀灭敏感菌、生长繁殖活跃的细菌和代谢低下的细菌,防止或减少耐药菌株的产生。长程化疗时,此阶段一般需要 3～4 个月;短程化疗一般为 2 个月。②巩固治疗阶段:联用 2 种抗结核药,目的是杀灭残存的细菌,以巩固疗效,防止复发。长程化疗时,此阶段可长达 12～18 个月;短程化疗时一般为 4 个月。

(3)短程疗法:为结核病现代疗法的重大进展,可选用以下几种 6 个月短程化疗方案:①2HRZ/4HR(数字为月数,下同);②2SHRZ/4HR;③2EHRZ/4HR。其中,H 代表异烟肼,R 代表利福平,Z 代表吡嗪酰胺,S 代表链霉素,E 代表乙胺丁醇。

第二节　原发型肺结核

【临床护理思考】

小学生聪聪,7 岁,平时抵抗力较弱,经常感冒。近一周来家长发现聪聪精神欠佳,食欲减退,伴低热、咳嗽。聪聪的姥姥有肺结核,因父母工作较忙,聪聪由姥姥照顾生活起居。

请问:

(1)聪聪可能患有何种疾病?需要做哪些检查?

(2)护士应给予聪聪哪些饮食指导?

原发型肺结核(primary pulmonary tuberculosis)是结核杆菌初次侵入肺部后发生的原发感染,是小儿肺结核的主要类型,占儿童各型肺结核总数的 85.3%,包括原发综合征和支气管淋巴结结核。两者除 X 线表现不同外,在临床上难以区别,故两者常并为一型,即原发型肺结核。一般预后良好,但亦可进展恶化,出现干酪性肺炎、血行播散或结核性脑膜炎。

【病理生理】

(1)原发综合征:典型的原发综合征由一端为肺部原发病灶,另一端为增大的肺门淋巴结炎和两者之间的淋巴管炎 3 部分组成,呈现"双极"病变。

(2)病理改变:肺部原发病灶多位于右侧,肺上叶底部和下叶的上部,近胸膜处。基本病变为渗出、增殖、坏死。渗出性病变以炎性细胞、单核细胞及纤维蛋白为主要成分;增殖性改变以结核结节及结核性肉芽肿为主;坏死的特征性改变为干酪样改变,常位于渗出病变中。

(3)由于小儿机体处于高度敏感状态,病灶周围炎症甚为广泛,原发病灶范围扩大到一个肺段甚至一叶,儿童年龄愈小,此种大片性病变愈明显。

【转归】

小儿原发型肺结核的转归有如下几种。

1.吸收好转 病变完全吸收、钙化或形成硬结,此种转归最常见,是小儿结核病的特点之一。出现钙化表示病变已有 6～12 个月。

2.进展 ①原发病灶扩大,产生空洞;②支气管淋巴结周围炎,导致淋巴结支气管瘘-支气管内膜结核或干酪性坏死;③支气管淋巴结肿大,引起肺不张或阻塞性肺气肿;④结核性胸膜炎。

3.恶化 发生血行播散,导致急性粟粒型肺结核或全身性粟粒型结核病。

【临床表现】

1.一般情况 大多数起病缓慢,症状轻重不一,轻者可无症状,仅在 X 线检查时被发现。

2.婴幼儿表现 可急性起病,突起高热,体温达 39～40 ℃,但一般情况尚好,与发热不相称,持续 2～3 周后转为低热,常伴有干咳和轻度呼吸困难。婴儿还可表现为体重不增或生长发育障碍。

3.较重患儿表现

(1)结核中毒症状:不规则的长期低热、食欲不佳、盗汗、颜面潮红、消瘦、疲乏无力等。

(2)压迫症状:胸内淋巴结高度肿大,压迫支气管分叉处,可出现类似百日咳的痉挛性咳嗽;压迫支气管引起部分阻塞时可出现喘鸣;压迫喉返神经可出现声音嘶哑;压迫静脉可致胸部一侧或双侧静脉怒张。

(3)结核过敏表现:部分高度过敏状态儿童可出现疱疹性结膜炎、结节性红斑等。

4.体检 可发现周围淋巴结有不同程度肿大;肺部体征不明显,与肺内病变不一致;婴儿可伴肝、脾肿大。

【实验室及其他检查】

1.结核杆菌检查 见本章第一节。

2.结核菌素试验 呈强阳性或由阴性转为阳性。

3.胸部 X 线检查 典型的原发综合征呈"哑铃状"双极影;支气管淋巴结结核分 3 种类型:①边缘模糊者为炎症型(又称浸润型);②边缘清晰者为肿瘤型(又称结节型)(图 16-2);③肺纹理紊乱,肺门形态异常,肺门周围呈小结节及小点片状模糊阴影者为微小型。

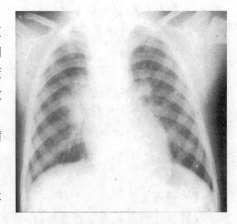

图 16-2 原发型肺结核 X 线胸片

3.胸部 CT 扫描 对疑似肺结核但胸部 X 线检查正常的病例,胸部 CT 扫描有助于诊断。

【治疗要点】

一般治疗及治疗原则见本章第一节,原发型肺结核的治疗要点如下:

(1)无明显症状的原发型肺结核选用标准疗法,每日服用 INH、RFP 和(或)EMB,疗程 9～12 个月。

(2)活动性原发型肺结核宜采用直接督导下短程化疗(DOTS)。强化治疗阶段联用 3～4 种杀菌药,即 INH、RFP、PZA 或 SM,2～3 个月后以 INH、RFP 或 EMB 巩固维持治疗。常用方案为 2HRZ/4HR。

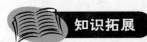知识拓展 ···

直接督导下短程化疗(DOTS)

WHO 为了预防和控制结核病的传染与流行,在 1995 年首次提出新的"WHO 结核病控制战略",即"控制传染源"和"直接督导治疗＋短程化疗(directly observed treatment,short-course,DOTS)"。直接督导下短程化疗是指由一个专业保健机构人员或受训的第三方(非亲属或朋友)介入患者的治疗,直接提供药物给患者,并观察和记录,以确保患者服下每一剂药物。

【护理诊断/问题】

(1)营养失调:低于机体需要量　与疾病消耗及食欲下降有关。

(2)活动无耐力　与结核杆菌感染有关。

(3)有传播感染的可能　与排出结核杆菌有关。

(4)知识缺乏:家长及患儿缺乏结核病防治的相关知识。

(5)有执行治疗方案无效的危险　与治疗疗程长、家长及患儿缺乏信息来源、难以坚持治疗有关。

(6)潜在并发症:抗结核药物的副作用。

【护理目标】

(1)患儿营养状况改善,体重无减轻或逐渐恢复到正常水平。

(2)患儿活动耐力增加,活动时无不适表现。

(3)患儿住院期间不发生结核传播感染。

(4)患儿家长具备结核病防治的基本知识,能在医护人员的指导下正确照护患儿。

(5)患儿及家长能够积极配合治疗。

(6)患儿患病期间不发生并发症或发生后得到及时救治。

【护理措施】

1. 饮食护理　鼓励进食,应选择高热量、高蛋白、高维生素的食物,如牛奶、鸡蛋、瘦肉、鱼、新鲜蔬菜和水果等,以增强患儿免疫力,促进机体修复能力和病灶愈合。食物种类及口味应尽量让患儿喜欢,以增进食欲。

2. 生活护理　保持居室空气流通,阳光充足。建立合理的生活制度,注意休息,保证充足的睡眠时间,促进体力恢复。适当进行户外活动,增强抵抗力。加强皮肤护理,及时更换汗湿的衣物。

3. 预防感染传播　结核病的活动期应注意进行呼吸道隔离,对患儿呼吸道分泌物、用具及污染的衣物等进行消毒处理;避免接触其他急性传染病,以防交叉感染。

4. 病情观察　注意观察患儿的呼吸道症状和结核中毒症状的改善情况,如有变化应及时报告医生,并给予相应处理。

5. 用药护理　遵医嘱给予抗结核药物,注意药物的毒副作用,观察患儿有无胃肠道反应、耳鸣、耳聋、眩晕、视力减退或视野缺损、手足麻木、皮疹等;定期复查肝、肾功能,发现异常应及时通知医生。

6. 健康教育　向家长及患儿讲解本病的流行病学特点,指导家长采取相应的隔离措施;做好患儿的生活及饮食护理,保证患儿睡眠,适时锻炼身体。指导家长监督患儿坚持正确、规律、全程服药,告知所用抗结核药物有可能出现的副作用,发现变化及时就诊。嘱家长定期复查,便于根据病情及时调整治疗方案。

【护理评价】

(1)患儿营养状况是否改善,体重是否恢复正常。

(2)患儿活动耐力是否恢复、活动量是否达到正常。

(3)患儿家长是否做好消毒隔离工作。

(4)家长是否掌握结核病防治的基本知识,能否对患儿实施消毒隔离,能否正确给患儿服药等。

(5)患儿及家长能否积极配合治疗与护理。

(6)患儿患病期间是否发生并发症或发生后能否得到及时救治。

第三节　急性粟粒型肺结核

急性粟粒型肺结核(acute military tuberculosis of the lung)又称急性血行播散性肺结核,是大量结核杆菌经血液播散而引起的肺结核,常是原发型肺结核恶化的结果,多发生在原发感染后 6 个月以内,主要见于小儿时期,尤其是婴幼儿,若能早期发现、及时治疗则预后良好,反之可造成严重结核病并发症,成为肺外结核的根源。

【病因与发病机制】

1.病因 婴幼儿年龄小,特别是在机体免疫力明显低下时,容易诱发本病,如营养不良、患急性传染病(麻疹、百日咳、HIV感染等)后或长期使用免疫抑制剂的小儿。

2.发病机制 当机体抵抗力降低时,原发型肺结核的干酪样物质溶解破溃,使大量结核杆菌在短期内侵入血液循环,引起血行播散。若由肺动脉播散,则仅肺部受累,引起急性粟粒型肺结核;如结核杆菌进入肺静脉,则通过体循环播散到全身各个脏器,如肺、脑、脑膜、肝、脾、腹膜、肠、骨髓等,引起全身性粟粒型肺结核。

3.病理变化 为灰白色或灰黄色、大小一致、分布均匀的粟粒结节。

【临床表现】

1.症状 大多起病急骤,婴幼儿多为突发高热(39～40 ℃),呈稽留热或弛张热,也有少数呈不规则热,多伴有寒战、盗汗、咳嗽、食欲不振、面色苍白、呼吸急促、发绀等。

2.体征 肺部体征往往不明显,晚期可听到干啰音和少量湿啰音;部分患儿高热持续不退或体温起伏不定,伴有肝、脾及浅表淋巴结肿大。

3.其他 若合并结核性脑膜炎,可出现相应的表现。

【实验室及其他检查】

1.胸部X线检查 对诊断起决定性作用,早期因粟粒阴影小故不易查出,一般于发病2～3周摄片,两肺可见大小一致、密度相同、分布均匀的粟粒状阴影(图16-3)。

2.结核菌素试验 多为阳性反应,重症患儿可呈假阴性。

3.结核杆菌检查 痰液或胃液中易找到结核杆菌。

【治疗要点】

1.抗结核治疗 目前多主张强化治疗和维持治疗两个阶段,总疗程在1年半以上。

(1)强化治疗阶段:给予四联杀菌药,如INH、RFP、PZA、SM,疗程3～4个月,开始治疗越早效果越好。

(2)维持治疗阶段:继续用INH、RFP或EMB 9～12个月。

2.肾上腺糖皮质激素 伴严重中毒症状、呼吸困难时,在应用足量抗结核药物的同时,可加用肾上腺皮质激素,以减轻结核中毒症状。如泼尼松每日1～2 mg/kg,疗程为1～2个月。

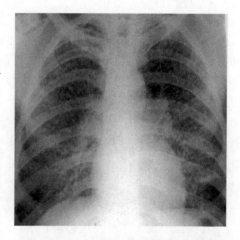

图16-3 急性粟粒型肺结核X线胸片

【护理诊断/问题】

(1)体温过高 与结核杆菌感染有关。

(2)营养失调:低于机体需要量 与食欲减退、疾病消耗过多有关。

(3)气体交换受损 与肺部广泛结核病灶影响呼吸有关。

(4)潜在的并发症:结核性脑膜炎、药物的毒副作用。

(5)有传播感染的危险 与患儿排出结核杆菌有关。

【护理措施】

1.维持体温正常 高热者给予物理或药物降温。

2.保证营养 供给营养丰富、易消化的流质饮食,鼓励患儿进食;病情严重而不能进食者,采取鼻饲或静脉补充营养。

3.加强病情观察 密切注意患儿呼吸、脉搏、体温、神志、囟门、瞳孔、脑膜刺激征等的变化;若出现颅内压增高表现,应警惕结核性脑膜炎发生,立即通知医生,积极配合治疗。

4.改善呼吸功能 保持室内空气清新、流通。有痰者协助翻身排痰,及时清理呼吸道分泌物,保持气道通畅;有呼吸困难、发绀者给予吸氧,必要时给予人工呼吸机辅助通气。

4.用药护理 见本章第二节。

5.健康教育 见本章第二节。

第四节　结核性脑膜炎

【临床护理思考】

宝宝明明,3岁。2个月前家长发现明明左大腿外侧,有一杯口大小的皮肤溃烂,在当地个体诊所治疗(用药不详),效果不佳。近一周来明明精神欠佳,食欲减退,夜间睡眠汗多,伴低热、咳嗽。昨日起自诉头痛,今晨出现呕吐,由家长抱来就诊。明明平时抵抗力较弱,经常感冒。

请问:

(1)明明可能患有何种疾病?需要做哪些检查?

(2)目前明明主要的护理诊断是什么?

(3)责任护士应给予家长哪些心理支持?

结核性脑膜炎(tuberculous meningitis)简称结脑,是结核杆菌侵犯脑膜引起的炎症。常为血行播散所致的全身性粟粒型结核病的一部分,是儿童结核病中最严重的类型,也是儿童结核病致死的主要原因。常在结核原发感染后1年内发病,尤其是初次感染结核3~6个月内最易发生。多见于3岁以内的婴幼儿,一年四季均可发病,但以冬春季为多。

【病因与发病机制】

1.病因　结脑的病原菌为人型或牛型结核杆菌。

2.发病机制　其感染途径如下:①血行播散:由于小儿中枢神经系统发育不成熟,血脑屏障功能不完善,免疫功能低下,入侵的结核杆菌易经血行播散至脑膜(最多见)。②直接蔓延:由靠近脑实质或脑膜的结核病灶破溃,结核杆菌进入蛛网膜下腔及脑脊液中所致(少见),也可由脊椎、颅骨或中耳、乳突的结核病灶直接蔓延侵犯脑膜(偶见)。

3.病理变化　①结核杆菌使软脑膜弥漫性充血、水肿、炎性渗出,并形成许多结核结节。②大量炎性渗出物积聚于脑底部,挤压颅神经引起损害,常见第Ⅱ、Ⅲ、Ⅳ、Ⅵ、Ⅶ对颅神经障碍的症状;③脑底部渗出物若发生机化、粘连、堵塞,使脑脊液循环受阻,可导致脑积水;④脑部血管亦呈炎性病变,严重者可引起脑组织梗死、缺血、软化而致偏瘫;⑤炎症亦可累及脑实质、脊髓及神经根等而出现相应症状。

【临床表现】

1.典型表现　结脑一般起病较缓慢,根据临床表现可分为3期。

(1)早期(前驱期):1~2周。主要症状为小儿性格改变,如少言、易倦、懒动、烦躁、易怒等。可伴低热、食欲不振、盗汗、消瘦、便秘或不明原因的呕吐等。婴儿可有皱眉、凝视、嗜睡或发育迟缓,年长儿诉头痛,但多轻微或呈非持续性。

(2)中期(脑膜刺激期):1~2周。因颅内压逐步增高导致剧烈头痛、喷射性呕吐、烦躁不安、惊厥等,脑膜刺激征(颈项强直、克氏征、布氏征)阳性,是结脑最重要和常见的体征。婴儿则表现为前囟隆起、骨缝裂开。此期还可出现颅神经(如面神经、动眼、外展、舌下神经)麻痹及脑实质受损症状,如偏瘫、失语等。

(3)晚期(昏迷期):1~3周。上述症状逐步加重,由意识朦胧、半昏迷继而发展为昏迷。惊厥频繁发作甚至呈强直状态。患儿极度消瘦,呈舟状腹。常出现水、电解质代谢紊乱。最终因颅内压急剧增高导致脑疝而死亡。

2.并发症及后遗症　若治疗不及时或病情进展快,易出现并发症及后遗症。

(1)并发症:最常见的有脑积水、脑出血、脑实质损害、颅神经障碍及脑软化等,其中前三者是死亡的主要原因,晚期结脑病死率达24.9%。

(2)后遗症:常见的有肢体瘫痪、面神经瘫、智力低下、失明、失语、癫痫、精神或行为障碍等。

【实验室及其他检查】

1.脑脊液检查　脑脊液压力增高,外观透明或呈毛玻璃样,白细胞增高,一般在$(50\sim500)\times10^6/L$,蛋白定量增高、糖和氯化物同时降低是结脑的典型改变。脑脊液静置12~24 h后,取脑脊液中蜘蛛网状薄膜涂片作抗酸染色,结核杆菌检出率高。脑脊液结核杆菌培养阳性则可确诊。

2. 结核菌素试验 阳性对诊断有帮助,但晚期可呈假阴性。

3. 胸部 X 线检查 80%～90%的结脑患儿显示有活动性肺结核病变,胸片证明有血行播散对结脑的确诊有意义。

【治疗要点】

结脑的治疗应重点把握抗结核治疗和控制颅内压两个环节。

1. 抗结核治疗 应选择易通过血脑屏障的抗结核药物,分阶段治疗。见本章第三节。

2. 降低颅内压 遵医嘱给予脱水剂、利尿剂等,以降低颅内压。根据病情可行侧脑室引流术、腰椎穿刺减压及鞘内分流手术等。

3. 糖皮质激素 可抑制炎症渗出,从而降低颅内压,可减轻中毒症状及脑膜刺激症状,以利于脑脊液循环,从而减轻或防止脑积水的发生,早期使用效果更好。一般使用泼尼松,每日 1～2 mg/kg,1 个月后减量,疗程 8～12 周。

4. 对症治疗 出现惊厥者进行抗惊厥治疗,积极纠正水、电解质紊乱等。

5. 随访观察 停药后随访观察 3～5 年,凡临床症状消失、脑脊液正常、疗程结束后 2 年无复发者,方可认为治愈。

【护理诊断/问题】

(1)潜在并发症:颅内压增高。

(2)营养失调:低于机体需要量 与摄入不足、消耗增多有关。

(3)有皮肤完整性受损的危险 与长期卧床压迫、排泄物刺激有关。

(4)焦虑(家长) 与病程较长、疾病预后较差有关。

【护理措施】

1. 密切观察病情变化,维持生命体征平稳

(1)休息:患儿绝对卧床休息,将患儿头肩部抬高 15°～30°,取侧卧位,以促进头部血液回流,减轻脑水肿,降低颅内压,同时应避免呕吐造成窒息。

(2)病情观察:密切注意体温、脉搏、呼吸、血压、神志、瞳孔等,及早发现颅内压增高或脑疝,积极配合医生采取抢救措施;对有呼吸衰竭者,保持呼吸道通畅,给氧,必要时进行人工辅助呼吸。

(3)保持室内安静,避免一切不必要的刺激,各种治疗、护理操作尽量集中进行,动作轻柔、迅速,以减少对患儿的刺激。

(4)对症和用药护理:惊厥发作时应在上、下齿之间安置牙垫,以防舌咬伤;放置床栏,避免坠床或受伤;遵医嘱给予脱水剂、利尿药、肾上腺糖皮质激素和抗结核药物等,注意给药速度,观察药物的疗效和毒副作用。

2. 饮食护理 提供营养丰富、易消化、高热量、高蛋白及维生素的饮食;清醒的患儿进餐前抬高床头,采取舒适体位协助其进食,耐心喂养;对昏迷、不能吞咽者,可鼻饲和静脉补液,维持水、电解质平衡,鼻饲时压力不宜过大,以免呕吐。

3. 维持皮肤、黏膜的完整性 ①保持床铺清洁、平整;②及时清除呕吐物,大小便后及时更换尿布、清洗臀部,保持皮肤清洁、干燥;③对昏迷、瘫痪患儿,每 2 h 翻身、拍背一次,防止压疮和坠积性肺炎;④对昏迷不能闭眼者,可涂眼膏并用纱布覆盖,保护角膜;⑤每日清洁口腔 2～3 次,防止发生口腔炎。

4. 预防感染传播 参见本章第二节。

5. 心理护理 应加强与患儿及家长的沟通,及时评估其心理状态,了解其心理需求,关心体贴患儿及家长,并给予耐心的解释和心理上的支持;帮助患儿及家长消除焦虑、紧张心理,保持情绪稳定,树立信心,积极配合治疗和护理。

6. 健康教育

(1)参见本章第三节内容。

(2)解释加强营养供给的重要性,与患儿及家长一起,制定合理的生活作息制度,保证休息及适当的户外活动;嘱家长注意结核病复发的危险因素,积极预防、治疗营养不良、各种急性传染病等。

(3)对留有后遗症的患儿,指导家长配合医生进行按摩、理疗、针灸等康复治疗;对失语和智力低下者,坚持进行语言训练和适当教育。

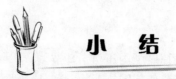

小 结

　　结核病是由结核杆菌引起的一种慢性传染性疾病,全身各脏器均可受累,其中以肺结核最常见。开放性肺结核患者是肺结核的主要传染源,主要通过呼吸道传播,婴幼儿是本病的易感人群。结核菌素试验可检测是否为结核杆菌感染,胸部 X 线可早期发现肺结核,痰中找到结核杆菌是诊断肺结核的主要依据。早期发现及合理治疗结核杆菌涂片阳性患者,是预防儿童结核病的根本措施,给新生儿普种卡介苗可降低结核病的发病率和死亡率。化学治疗是治疗结核病的关键,分强化和巩固两个阶段实施,同时应遵循早期、联合、规律、适量、全程的原则。

　　原发型肺结核是结核杆菌初次侵入肺部后发生的原发感染,是小儿肺结核的主要类型,包括原发综合征和支气管淋巴结结核,主要表现为结核中毒症状和压迫症状,典型的原发综合征胸片呈"哑铃状"双极影;急性粟粒型肺结核多发生在原发感染后 6 个月以内,由血行播散所致,临床表现多样化,胸部 X 线检查,两肺可见大小一致、密度相同、分布均匀的粟粒状阴影;结核性脑膜炎常为全身性粟粒型结核病的一部分,是小儿结核病中最严重的类型和儿童结核病的主要死亡原因。临床分早期(前驱期)、中期(脑膜刺激期)和晚期(昏迷期),典型的脑脊液改变为糖和氯化物同时降低。治疗和护理重点包括应用抗结核药物和降低颅内压两个环节。

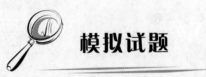

模拟试题

一、A₁型题

1.小儿肺结核最常见的类型是( )。
A.原发型肺结核　　　　　B.急性粟粒型肺结核　　　　C.浸润型肺结核
D.慢性纤维空洞型肺结核　E.结核性胸膜炎

2.小儿结核病的主要传染源是( )。
A.带菌者　　　　　　　B.开放性肺结核　　　　C.纤维空洞型肺结核
D.未接受治疗的肺结核患儿　E.结核性脑膜炎

3.结核病最主要的传播途径是( )。
A.血液传播　　B.胎盘传播　　C.呼吸道传播　　D.消化道传播　　E.皮肤破损处传播

4.结核菌素试验一般用 PPD 制剂 0.1 mL,内含结核菌素为( )。
A.1 U　　　B.2 U　　　C.3 U　　　D.4 U　　　E.5 U

5.结核菌素试验假阴性应除外( )。
A.使用激素后　　　B.接种卡介苗 4～8 周后　　C.重度营养不良
D.患急性传染病后　E.重症结核病

6.原发型肺结核典型的 X 线胸片表现是( )。
A.云雾状阴影　　　B.团块状阴影　　　C.哑铃状"双极影"
D.斑点状阴影　　　E.双肺布满粟粒状阴影

7.确诊结核性脑膜炎的依据是( )。
A.结核中毒症状　　B.结核菌素试验强阳性　　C.X 线胸片检查
D.脑膜刺激征　　　E.脑脊液细胞计数和生化检查

8.结核菌素试验后何时观察结果?( )

A. 12 h 内　　　 B. 13～24 h　　 C. 25～36 h　　　 D. 48～72 h　　 E. 72 h 以后

9. 结核性脑膜炎早期主要临床表现为(　　)。

A. 发热　　　 B. 昏迷　　　 C. 抽搐　　　 D. 性格改变　　　 E. 脑膜刺激征

10. 预防小儿结核病的有效措施是(　　)。

A. 隔离患者　　 B. 隔离治疗患者　 C. 及时发现患者　 D. 预防性化疗　 E. 普种卡介苗

二、A₂ 型题

1. 患儿,男,入院后做结核菌素试验,结果观察局部硬结直径为 16 mm,其表示符号是(　　)。

A. －　　　 B. ＋　　　 C. ＋＋　　　 D. ＋＋＋　　　 E. ＋＋＋＋

2. 护士准备为小英做结核菌素试验,正确的试验方法是(　　)。

A. 口服　　　 B. 皮下注射　　 C. 皮内注射　　 D. 静脉注射　　 E. 肌内注射

3. 小松父亲近期被诊断为"肺结核",为防止被传染,小松可选择哪种药物预防?(　　)

A. 异烟肼　　 B. 利福平　　 C. 链霉素　　 D. 吡嗪酰胺　　 E. 乙胺丁醇

4. 小天,7 岁,因低热、咳嗽 10 天入院,初步诊断为"原发型肺结核",下列哪种检查可明确诊断?(　　)

A. 血常规　　 B. 血沉　　　 C. 痰培养　　 D. 结核菌素试验　 E. C 反应蛋白

5. 小言,2 岁,诊断为急性粟粒型肺结核,经抗结核药物治疗 5 天,突然出现喷射性呕吐、烦躁不安,检查颈抵抗(＋),患儿可能合并(　　)。

A. 化脓性脑膜炎　　　　 B. 结核性脑膜炎　　　 C. 病毒性脑炎

D. 流行性脑脊髓膜炎　　 E. 败血症

三、A₃/A₄ 型题

(1～2 题共用题干)

患儿,女,6 岁。低热 1 月、头痛 6 天入院。体格检查:T 38 ℃,精神差,反应低下,左眼外展受限,克氏征、布氏征阳性。脑脊液检查:压力 20 cmH₂O,蛋白 2 g/L,糖 1.5 mmol/L,氯化物 100 mmol/L。

1. 该患儿可能的诊断是(　　)。

A. 流行性脑脊髓膜炎　　　 B. 结核性脑膜炎早期　　　 C. 结核性脑膜炎中期

D. 结核性脑膜炎晚期　　　 E. 病毒性脑膜炎

2. 今晨患儿出现惊厥,首选的止惊药物是(　　)。

A. 苯巴比妥　　 B. 地西泮　　 C. 苯妥英钠　　 D. 硫喷妥钠　　 E. 10％水合氯醛

四、B 型题

(1～3 题共用备选答案)

A. 听神经损害　 B. 周围神经炎　 C. 球后视神经炎　 D. 胃肠道反应　 E. 分泌物呈粉红色

1. 利福平的副作用为(　　)。

2. 异烟肼的副作用为(　　)。

3. 链霉素的副作用为(　　)。

(米　棋)

第十七章

小儿急症患儿的护理

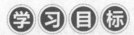

掌握：小儿常见急症的临床表现和护理措施。
熟悉：小儿常见急症的病因、实验室及其他检查、急救要点和护理诊断。
了解：小儿常见急症的护理目标。

【临床护理思考】

童童，10个月，昨日沐浴后出现发热、鼻塞、流涕。今晨发热未退，家长给予测体温达39℃，并出现抽搐一次，发作时暂时意识丧失、双眼凝视、四肢抽动，持续约1 min。由父母急抱入医院就诊。作为童童的责任护士，请问：

（1）童童出现抽搐的原因可能是什么？

（2）请列出童童目前主要的护理诊断。

（3）如出现抽搐该怎样协助医生抢救和护理？

第一节 小 儿 惊 厥

惊厥（convulsion）俗称抽风或惊风，是指大脑神经元异常放电，导致全身或局部肌群发生的不自主收缩，常伴意识障碍，是儿科常见急症，发生率为成人的10～15倍，以婴幼儿多见，反复发作可导致脑组织缺氧。

【病因与发病机制】

1.病因 引起惊厥的病因可分为感染性和非感染性两大类，感染性惊厥常伴发热，非感染性惊厥一般不发热，见表17-1。

表17-1 小儿惊厥的病因分类

	常 见 疾 病
感染性惊厥（热性惊厥）	颅内感染：细菌、病毒、真菌等引起的脑炎、脑膜炎、脑脓肿等
	颅外感染：高热惊厥、感染中毒性脑病、破伤风等
非感染性惊厥（无热惊厥）	颅内疾病：癫痫、颅脑损伤、脑积水、占位性病变、颅脑畸形等
	颅外疾病：代谢性、中毒性、心源性、肾源性疾病等

2.发病机制 婴幼儿大脑皮层发育不完善，神经髓鞘尚未完全形成，当各种刺激因素作用于中枢神经系统或脑组织的某一部位，致使神经元群发生过度反复异常放电活动而引起惊厥。此外，缺氧、低血糖可影响脑神经细胞能量代谢，致使脑神经元功能紊乱而出现惊厥。

【临床表现】

1.惊厥 根据其表现可分为典型惊厥和非典型惊厥。

（1）典型惊厥：突然发作，意识突然丧失，头向后仰，眼球固定、凝视、斜视或上翻，口吐白沫，牙关紧闭，全身或局部肌肉呈强直性或阵挛性抽搐，严重者可出现呼吸抑制、面色苍白、发绀或大小便失禁；每次发作可持续数秒、数分钟或更长时间,可自行缓解,发作后表现为乏力、昏睡。

(2)非典型惊厥:多见于新生儿或小婴儿,神志清楚,常表现为呼吸暂停、双目凝视、反复眼睑抖动或频发眨眼、咀嚼、流涎、出汗、一侧面肌或口角抽动、一侧肢体抽动。

2.热性惊厥 热性惊厥是小儿惊厥最常见的原因,其发病率为2%～8%。高热惊厥多由上呼吸道感染引起,分为单纯型和复杂型。

(1)单纯型高热惊厥:①多见于6个月～3岁的小儿,男多于女;②大多发生于急骤高热开始后12 h内;③惊厥呈全身性,持续时间短(10 min之内),意识恢复快,发作后短暂嗜睡,无神经系统异常体征;④在一次发热性疾病过程中,很少连续发作多次,但可在以后的发热性疾病时再次发生;⑤热退后1周做脑电图正常;⑥可有高热惊厥家族史。

(2)复杂型高热惊厥:①好发年龄为<6个月或>6岁;②起初为高热惊厥,发作数次后低热甚至无热也可发生惊厥;③惊厥呈局限性或不对称性发作,次数多(24 h内反复多次发作)、时间长(常超过15 min);④热退后1～2周做脑电图仍异常;⑤可有癫痫家族史;⑥有阳性癫痫家族史者,以后发生癫痫的可能性为30%～50%。

3.惊厥持续状态 惊厥持续状态是指惊厥发作持续30 min以上,或两次发作间歇期意识不能完全恢复者,多表现为强直-阵挛性发作,为惊厥的危重型。由于惊厥时间过长可引起高热、缺氧性脑损害、脑水肿甚至死亡。

【实验室及其他检查】

根据病情需要选择做相关检查。

1.血生化检查 血糖、电解质测定,可排除低血糖、低血钙等。

2.脑脊液检查 主要鉴别有无颅内感染或颅内出血。

3.大便镜检及培养 可排除中毒性疾病。

4.脑电图检查 有利于癫痫的诊断及惊厥的预后推断。

5.头颅B超 主要用于检查脑室内有无出血和脑积水。

6.头颅CT 主要用于检查有无颅内出血、占位性病变和颅脑畸形。

【急救要点】

惊厥的首要处理措施是迅速控制惊厥,防治脑水肿;祛除病因(控制惊厥的根本),预防惊厥复发。

1.控制惊厥 ①针刺或指掐人中、百会、十宣、合谷、内关等急救要穴。②应用抗惊厥药物:首选地西泮,每次0.2～0.3 mg/kg,一次最大量不超过10 mg,以1 mg/min的速度缓慢静脉注射,以免发生呼吸抑制;其次是苯巴比妥钠、10%水合氯醛等。

2.对症治疗 降低体温、防治脑水肿、降低颅内压。

3.病因治疗 针对不同病因给予相应治疗。

温馨提示:治疗小儿惊厥首选地西泮;治疗新生儿缺氧缺血性脑病所致的惊厥首选苯巴比妥。

【护理诊断/问题】

(1)体温过高 与感染或惊厥持续状态有关。

(2)有窒息的危险 与惊厥发作、意识障碍、喉痉挛或误吸等有关。

(3)有受伤的危险 与抽搐、意识丧失有关。

(4)潜在并发症:颅内压增高。

(5)焦虑(家长) 与患儿病情危重及家长缺乏惊厥的预防、现场急救和护理知识有关。

【护理目标】

(1)患儿体温恢复正常。

(2)患儿病程中不发生窒息或发生后能得到及时救治。

(3)患儿病程中不发生外伤或发生后能得到及时处理。

(4)患儿病程中不出现颅内高压症状或出现后能得到及时控制。

(5)家长焦虑情绪得以改善,能说出惊厥发作时的急救原则、护理方法及预防措施。

【急救护理措施】

1.维持体温正常 参见第十四章第二节。

2.迅速控制惊厥,防止窒息

(1)控制惊厥:①惊厥发作时就地抢救,不要搬动患儿;②针刺或指掐人中、百会、十宣、合谷、内关等急救要穴;③备好急救用品,遵医嘱应用抗惊厥药物,观察并记录患儿用药后的反应;③保持安静,避免一切不必要的刺激。

(2)防止窒息:①立即松解衣领,置患儿于去枕平卧头侧位;②清除口、鼻、咽部分泌物,有舌后坠者将舌轻轻向外牵拉,保持呼吸道通畅;③有呕吐者暂禁食,以防发生窒息;④必要时给予吸氧以减轻脑损伤。

3.防止受伤 ①放置压舌板或在已出牙者上、下磨牙之间放置牙垫,防止唇舌咬伤;②牙关紧闭者不要强行撬开,以免损伤牙齿;③将纱布放在患儿手中或腋下,防止皮肤摩擦受伤;④专人看护,拉起床挡,移开床上硬物,防止患儿坠床或碰伤;⑤惊厥发作时切勿强行牵拉或按压肢体,以免发生骨折或关节脱臼。

4.观察病情 ①保持安静,避免刺激患儿;②密切观察生命体征、意识状态和瞳孔变化,若出现颅内高压症状,应及时通报医生,遵医嘱使用脱水剂。

5.心理护理 关爱患儿,护理操作熟练、准确;及时告知家长患儿病情,给予心理支持,取得患儿及家长的信任,消除其恐惧心理。

6.健康教育 向家长和患儿介绍惊厥的相关知识,指导家长掌握儿童惊厥的紧急措施、防止窒息和外伤的方法;嘱咐家长对热性惊厥患儿,一旦发热要及时降温,必要时口服退热药,预防复发;癫痫患儿遵医嘱服用抗癫痫药物,不能随意减量或停药,并定期复查。

【护理评价】

(1)患儿体温是否恢复正常。

(2)患儿有无窒息的发生或发生后是否得到及时救治。

(3)患儿有无外伤发生或发生后是否得到及时处理。

(4)患儿有无颅内高压症状发生或发生后颅内高压是否得到缓解。

(5)患儿家长能否说出惊厥发作时的紧急处理原则、护理方法及预防措施。

第二节 急性颅内压增高

【临床护理思考】

玲玲,12个月,因发热2天,伴呕吐1次急诊入院。2天前,玲玲出现鼻塞、流涕、发热,其母给予测体温达38 ℃,未采取任何措施。昨日起体温升高达39 ℃,并出现呕吐,为胃内容物,精神欠佳,食欲减退,前囟饱满。作为玲玲的责任护士,请问:

(1)玲玲出现发热、呕吐的原因可能是什么?

(2)请列出玲玲目前主要的护理诊断。

(3)如玲玲再次出现呕吐,将采取怎样的护理措施?

急性颅内压增高(acute intracranial hypertension)简称颅内高压,是由于多种原因使颅腔内容物(脑组织、脑脊液和血液)体积增加或颅腔容积减少,超过颅腔可代偿的容量,使颅内压持续高于$2 \text{ kPa}(200 \text{ mmH}_2\text{O})$的一种临床综合征。临床上以头痛、呕吐和视盘水肿三大症状为主要表现。严重者可导致系统后遗症,甚至危及生命。

【病因与发病机制】

1.病因 临床上引起颅内高压的因素很多,其中最常见的原因为感染、脑缺氧、颅内出血和脑肿瘤等(表17-2)。

表 17-2 急性颅内高压的病因

分 类	常 见 疾 病
急性感染	颅内感染:脑炎、脑膜炎、脑脓肿、脑寄生虫等
	颅外感染:重症肺炎、败血症、中毒性痢疾等
脑缺氧缺血	窒息、休克、溺水、心跳和呼吸骤停、癫痫持续状态、CO中毒、颅脑损伤等
颅内占位性病变	脑肿瘤、颅内出血、硬膜下及硬膜外血肿等
脑脊液循环障碍	脑外伤、脑积水、颅脑畸形所致脑脊液产生过多或循环受阻等
其他	高血压脑病,水、电解质紊乱,食物或药物中毒等

2. 发病机制 正常情况下,密闭的颅腔内脑组织、脑脊液及脑血流量保持相对恒定,使颅内压维持在正常范围,即正常成人颅内压为 $0.69\sim1.96$ kPa($70\sim200$ mmH$_2$O),儿童为 $0.49\sim0.98$ kPa($50\sim100$ mmH$_2$O)。如颅内容物中任何一部分容积增大,必然导致其余部分容积缩小,以维持颅内压恒定。在颅内容物体积增加的因素中,脑水肿是最常见的原因。

(1)急性感染、缺氧及中毒可使脑血管通透性增加或脑细胞能量代谢障碍、钠泵失常而出现脑细胞水肿;各种原因引起的细胞外渗透压降低,使水分向细胞内转移,脑组织体积增加导致颅内压增高。

(2)颅内占位性病变引起颅腔内容物体积增加,导致颅内压增高。

(3)脑脊液循环障碍致脑积水、脑脊液量增多,导致颅内压增高。严重时压迫脑组织到位置较低的空间或孔隙中形成脑疝,导致中枢性呼吸衰竭,甚至呼吸骤停而危及生命。

【临床表现】

1. 颅内压增高

1)颅内压增高"三主征" 头痛、呕吐、视盘水肿是颅内压增高的典型表现。

(1)头痛:为最常见症状,以前额、两颞明显;常在晨起或夜间出现,咳嗽、用力、低头时加重;婴儿表现为烦躁、尖叫、拍打头部。

(2)呕吐:常在头痛剧烈时出现,呈喷射性,可伴有恶心,与进食无关,呕吐后头痛有所缓解。

(3)视盘水肿:为颅内压增高最重要的客观体征。表现为:①视盘充血、边缘模糊、中央凹陷变浅或消失;②视网膜静脉曲张、动脉搏动消失;③常为双侧性,严重者视乳头周围可见火焰状出血。

2)生命体征改变 早期代偿性出现 Cushing 综合征,即血压升高(尤其是收缩压增高),脉压增大,脉搏慢而有力,呼吸深而慢("两慢一高")。严重者出现血压下降、脉搏快而弱、呼吸浅促,甚至呼吸衰竭而死亡。

3)意识改变 急性颅内压增高时,常出现进行性意识障碍。

4)其他症状与体征 可出现落日眼、复视或斜视、偏盲甚至失明、猝倒等;可见头皮静脉怒张、前囟饱满、骨缝分离。

2. 脑疝 当出现呼吸节律异常、瞳孔大小不等时即应考虑脑疝可能。

(1)小脑幕切迹疝(图 17-1):病侧颞叶海马、海马沟回疝入小脑幕切迹而致中脑受压,常伴有大脑镰疝。表现为:①在颅内压增高的基础上,意识突然丧失,呼吸减慢、节律不规则;②患侧瞳孔先暂时缩小,继而逐渐散大,对光反射减弱或消失。两侧瞳孔不等大是早期诊断小脑幕切迹疝的可靠依据;③可出现对侧肢体瘫痪、肌张力增加,腱反射亢进,病理征阳性,严重者可因呼吸、心跳骤停而死亡。

(2)枕骨大孔疝:因小脑扁桃体疝入枕骨大孔内压迫延髓所致(图 17-2)。表现:①剧烈的头痛,以枕后为甚,反复呕吐,四肢强直性抽搐;颈项强直,双侧瞳孔先缩小后扩大,眼球固定,对光反射消失;②生命体征改变出现较早,意识障碍出现较晚。当延髓呼吸中枢受压时,患儿早期即可突发呼吸骤停而死亡。

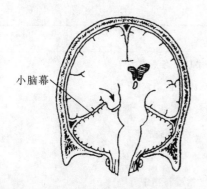

图 17-1　小脑幕切迹疝

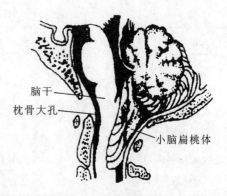

图 17-2　枕骨大孔疝

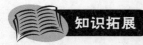 **知识拓展**

急性颅内高压的临床诊断

早期诊断非常重要,由于小儿颅内高压表现常不典型,有些症状缺乏特异性,必须全面综合判断,以下表现中具备一项主要指标或两项次要指标者,可以作出临床诊断。

主要指标:①呼吸不规则;②瞳孔不等大或扩大;③视神经水肿;④前囟紧张、隆起;⑤原因不明的高血压。

次要指标:①昏睡或昏迷;②惊厥或四肢肌张力明显增高;③头痛;④呕吐;⑤给予甘露醇 1 g/kg 静脉注射,4 h 后血压明显下降,症状、体征随之好转。

【实验室及其他检查】

1.腰椎穿刺(简称腰穿)　腰穿测压是确诊颅内高压的重要手段,同时抽取脑脊液检查协助诊断;对颅内高压明显者,必须用甘露醇脱水半小时后再做腰穿,以免诱发脑疝。

2.影像学检查　B超、颅脑CT、磁共振成像(MRI)、脑血管造影等检查,有助于病因诊断和确定病变部位。

【急救要点】

急救原则:积极治疗原发病,及时控制脑水肿,迅速降低颅内压,防止脑疝形成。①病因治疗是最根本的急救方法,如手术切除颅内肿瘤、清除颅内血肿、控制感染等;②采取限制液体摄入量,应用脱水剂、糖皮质激素、渗透性利尿、冬眠低温疗法等以减轻脑水肿,降低颅内压;③脑疝形成者除降低颅内压外,应争取时间尽快手术。

【护理诊断/问题】

(1)疼痛　与颅内压增高有关。

(2)有窒息的危险　与意识障碍及呕吐有关。

(3)潜在并发症:脑疝、呼吸骤停。

(4)有皮肤黏膜完整性受损的危险　与昏迷、长期卧床致局部血液循环障碍有关。

(5)恐惧(家长)　与患儿病情危重有关。

【急救护理措施】

1.一般护理　①抬高床头15°～30°,疑有脑疝时应以平卧为主;昏迷患儿取侧卧位,便于呼吸道分泌物排出,防止误吸而引起窒息。②保持呼吸道通畅,给予持续或间断吸氧,以改善脑缺氧。③神志清楚者给予普通饮食,限制盐摄入量;不能进食者,可静脉补液,注意控制输液量和输液速度;频繁呕吐者暂禁食,减少吸入危险。④昏迷患儿受压部位放置气垫,定时翻身及按摩,以促进局部血液循环,保持皮肤清洁干燥。

2.观察病情　严密监测生命体征、意识、瞳孔、肌张力等改变,记录24 h出入量;一旦出现脑疝表现,应立即报告医生,同时保持气道通畅,给予吸氧,遵医嘱使用脱水剂,迅速降低颅内压,同时紧急做好术前检查和术前准备。

3.预防脑疝

(1)卧床休息:保持室内安静,稳定患儿情绪,避免躁动、剧烈咳嗽、声音等一切刺激,各项检查和治疗尽可能集中进行,动作轻柔。

(2)降低颅内压:遵医嘱应用脱水剂,如20%甘露醇快速静脉推注或滴入,每6～8 h一次,可合并使用利尿剂、肾上腺皮质激素(地塞米松)等,并注意监测电解质变化。

4.心理护理 ①向家长介绍患儿病情及预后,给予心理支持,消除焦虑和恐惧情绪;②关爱患儿,鼓励患儿及家长树立战胜疾病的勇气和信心,配合医护人员共同完成抢救工作。

5.健康教育 ①向患儿及家长介绍本病的相关知识,指导家长观察病情,特别是生命体征的变化;②教会家长护理患儿日常生活的方法,强调保持安静、卧位时抬高头部的重要性;③指导患儿出院后积极治疗原发病,预防感染,增强体质。

第三节 急性呼吸衰竭

【临床护理思考】

宝宝冉冉,2个月,因发热、咳嗽2天,入住儿科普通病房。今晨护士巡视病房,发现冉冉呼吸急促、面色发绀、口唇发绀、反应差,立即报告医生。经医生检查后嘱其转至ICU监护室,小金为冉冉的责任护士,请问:

(1)冉冉病情加重,出现呼吸急促、口唇发绀的原因可能是什么?

(2)请列出冉冉目前主要的护理诊断。

(3)小金为冉冉采取的首要的护理措施是什么?

急性呼吸衰竭(acute respiratory failure,AFR)简称呼衰,是由于各种原因使呼吸中枢和(或)呼吸器官功能障碍,出现低氧血症和(或)高碳酸血症,并由此产生一系列生理功能和代谢紊乱的临床综合征,为儿科常见急症之一,预后较差,死亡率高,随着呼吸机的广泛使用,死亡率有所下降。

【分类】

呼衰的分类可按发病缓急、原发疾病、血气分析结果等不同情况进行(表17-3)。

表17-3 呼衰分类

分类依据	种 类
发病缓急	急性呼衰和慢性呼衰
原发疾病	中枢性呼衰:呼吸中枢病变导致呼吸节律改变、通气减少
	周围性呼衰:呼吸器官的严重病变或呼吸肌麻痹所致
血气分析结果	Ⅰ型(低氧血症型):$PaO_2 < 50$ mmHg,$PaCO_2$正常,见于呼衰早期和轻症
	Ⅱ型(高碳酸血症型):$PaO_2 < 50$ mmHg,$PaCO_2 > 50$ mmHg,见于呼衰晚期和重症

【病因与发病机制】

1.病因 引起急性呼衰的常见病因见表17-4。

表17-4 急性呼衰的常见病因

分 类	常 见 疾 病
中枢性呼衰	颅内感染、颅内出血、脑损伤、脑肿瘤、脑水肿、新生儿窒息、新生儿缺氧缺血性脑病、农药或药物中毒、CO中毒等
周围性呼衰	上呼吸道疾病,如喉炎、喉头水肿、异物阻塞;下呼吸道疾病,如肺炎、急性呼吸窘迫综合征、肺不张、肺水肿、毛细支气管炎、哮喘、肺气肿、支气管异物等
其他	神经系统疾病如格林-巴利综合征、重症肌无力、脊髓灰质炎伴呼吸肌麻痹;胸廓及胸腔疾病如胸廓病变、气胸、血胸、脓胸、胸部创伤等

2.发病机制 ①中枢性呼衰是因病变累及呼吸中枢,导致呼吸节律改变、通气功能障碍;②周围性呼衰是由于呼吸器官的严重病变或呼吸肌麻痹所致。

两者可同时存在,导致通气不足和换气障碍,出现低氧血症和高碳酸血症,进而引起酸碱平衡紊乱、脑水肿、心肌收缩无力、血压下降等,最终因心、脑、肾、肝等多器官功能衰竭而死亡。

【临床表现】

除原发病的表现外,主要有呼吸系统症状、低氧血症和高碳酸血症症状。

1.呼吸系统症状 以呼吸困难为主。

(1)中枢性呼衰:主要表现为呼吸节律紊乱,呼吸快慢深浅不均。如早期多为潮式呼吸,晚期出现抽泣样呼吸、叹息样呼吸、双吸气,甚至发生呼吸抑制而出现呼吸暂停。

(2)周围性呼衰:主要表现为呼吸频率改变。①早期呼吸频率增快,严重时变浅变慢,呈点头样、张口样呼吸;②辅助呼吸肌活动增强,如出现鼻翼扇动及三凹征等;③上呼吸道梗阻以吸气性呼吸困难为主,下呼吸道梗阻以呼气性呼吸困难为主,肺内病变则表现为混合性呼吸困难。

2.低氧血症和高碳酸血症症状

(1)发绀:一般当 $SaO_2 < 80\%$ 时出现发绀,以唇、口周及甲床等处较为明显。

(2)循环系统:早期心率增快、心输血量增加、血压升高;严重者心率减慢、心输出量降低、血压下降,甚至出现心律失常、心力衰竭或心源性休克等。

(3)神经系统:早期出现兴奋、烦躁、视物模糊,随后出现神志淡漠、嗜睡、意识模糊等,严重者可有昏迷、惊厥及颅内压增高,甚至脑疝表现。

(4)消化系统:食欲减退、恶心、腹胀,严重者可出现消化道出血、肝功能损害。

(5)泌尿系统:出现少尿或无尿,尿中可出现蛋白、红细胞、白细胞及管型;血尿素氮及肌酐增高等,严重者出现肾功能衰竭。

(6)其他:可出现电解质紊乱与酸碱平衡失调、高钾血症等。

【实验室及其他检查】

1.血气分析 动脉血气分析可以用于诊断和判断呼吸衰竭的类型。动脉血气分析为重要的诊断依据,单纯 $PaO_2 < 6.65\ kPa(50\ mmHg)$ 为 Ⅰ 型呼衰;若伴有 $PaCO_2 > 6.65\ kPa(50\ mmHg)$,则为 Ⅱ 型呼衰(表 17-3)。

2.影像学检查 X 线胸片、胸部 CT 和放射性核素肺通气/灌注扫描等,有助于原发疾病的诊断。

3.其他 根据原发疾病,可行血常规、脑脊液、纤维支气管内镜等检查。

【急救要点】

急救原则:积极治疗原发病及防治感染;改善呼吸功能,纠正低氧血症和高碳酸血症;纠正水、电解质紊乱及酸碱平衡失调;维持心、脑、肺、肾等重要器官的功能。

(1)病因治疗:积极寻找并治疗诱发急性呼衰的原发疾病,是最主要的措施。

(2)改善呼吸功能:①加强气道管理,及时清除呼吸道分泌物,必要时建立人工气道;②给予吸氧;③对气道通畅而呼吸不规则或浅表者,可给予呼吸兴奋剂;④对伴有高碳酸血症者,可行机械通气。

(3)其他:①纠正水、电解质紊乱及酸碱平衡失调,维持心、脑、肺、肾的功能;②合理选用抗生素。

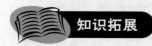 **知识拓展**

你知道呼衰患者何时使用机械通气吗？

当患者发生急性呼衰时,应及时实施抢救,争分夺秒,以保证重要器官的血液供应和气体交换。若出现以下情况,应立即通知医生并协助使用机械通气:①经综合治疗后病情加重;②急性呼衰,$PaCO_2 > 8.0\ kPa(60\ mmHg)$,pH < 7.3,经治疗无效;③吸入纯氧时 $PaO_2 < 6.65\ kPa(50\ mmHg)$;④呼吸骤停或即将停止;⑤新生儿呼吸暂停大于 20 s,经内科治疗仍反复发作。

【护理诊断/问题】

(1)气体交换受损　与肺通气、换气功能障碍有关。

(2)清理呼吸道无效　与呼吸道分泌物增多、黏稠、无力咳出有关。

(3)自主呼吸受损　与呼吸中枢功能障碍或呼吸肌麻痹有关。

(4)有感染的危险　与机体免疫功能低下和(或)长期使用呼吸机有关。

(5)潜在并发症:重要器官功能障碍、电解质紊乱、酸碱平衡失调。

(6)恐惧(家长)　与患儿病情危重有关。

【急救护理措施】

1.改善呼吸功能　患儿安置于重症监护病房。

(1)体位:取半卧位或坐位,以利于膈肌活动,增加肺活量;昏迷者取仰卧位,头后仰、托起下颌,以保持呼吸道通畅。

(2)协助排痰:①鼓励患儿咳嗽排痰,并每2 h帮助患儿翻身、拍背1次;②痰液黏稠者可给予湿化和雾化吸入,必要时用吸痰器吸痰,清除呼吸道分泌物,保持呼吸道通畅。

(3)依据病情合理给氧:主张低流量持续给氧,以吸入温湿化氧气为宜。常用鼻导管和面罩吸氧。①Ⅰ型呼衰行较高浓度(>35%)给氧,可迅速缓解低氧血症;②Ⅱ型呼衰(未行机械通气前),应给予低浓度(25%~29%)、低流量(1~2 L/min)鼻导管持续吸氧,以免缺氧纠正过快而引起呼吸中枢抑制。

2.机械通气　对病情危重或昏迷者可行气管插管或切开,使用人工呼吸机,并由专人监护,做好气道湿化、吸痰、呼吸机的消毒和管理。

3.严密观察病情　①使用心肺监护仪、血气分析仪等先进仪器设备,监测患儿呼吸及循环功能;②观察患儿神志、皮肤及口唇颜色、末梢循环及肢体温度、痰、呕吐物、尿量和粪便颜色等情况并记录,出现异常立即通知医生及时处理。

4.用药护理　遵医嘱使用呼吸兴奋剂、强心剂、血管活性药物、脱水剂和利尿剂等,以维持心、脑、肺、肾功能,注意观察疗效和副作用,及时调整用药剂量和给药速度;有呼吸道感染时遵医嘱使用抗生素;烦躁不安、失眠者慎用镇静剂,以免发生呼吸抑制。

5.纠正水、电解质紊乱及酸碱平衡失调

(1)按基础代谢供给热量和液体(每日60~80 mL/kg),有发热、腹泻者酌情增加,用生理维持液静脉点滴,必要时静脉补充高营养。

(2)监测动脉血气和电解质变化。①改善通气功能可以纠正呼吸性酸中毒,遵医嘱使用1.4%碳酸氢钠可纠正代谢性酸中毒;②遵医嘱及时纠正低钾、低氯和低钠。

6.健康教育　①向家长介绍本病的相关知识,教会家长饮食护理和基本护理方法,协助患儿做好日常生活护理;②指导家长观察生命体征、神志、瞳孔、皮肤颜色和肢体温度变化,遵医嘱用药;③出院后加强体质锻炼,避免受凉,预防呼吸道和中枢神经系统感染,积极治疗原发病;④进食时尽量不要逗笑小儿,避免一切有可能引起小儿呛咳、误吸及气管异物的情况发生。

第四节　充血性心力衰竭

【临床护理思考】

宝宝娟娟,1岁,因发热、咳嗽3天,以"急性肺炎"收住院。今晨护士巡视病房,发现冉冉呼吸急促、面色发灰、口唇发绀、反应差,立即通告医生。经医生检查后嘱咐转至ICU监护室,小金为冉冉的责任护士,请问:

(1)冉冉病情加重,出现呼吸急促、口唇发绀的原因可能是什么?

(2)请列出冉冉目前主要的护理诊断。

(3)小金为冉冉采取的首要的护理措施是什么?

充血性心力衰竭简称充血性心衰,是指各种心脏疾病使心肌遭受急性损害或心脏负荷突然增加,心排出量急剧下降,出现器官组织血液灌流不足,以肺循环和(或)体循环淤血为主要特征的一种临床综合征,是小儿时期常见的危重症之一,婴儿期发生率最高,尤以先天性心脏病引起者最多见。

【病因】

充血性心衰的病因见表17-5。

表17-5 充血性心衰的病因

病　因	常　见　疾　病
心血管因素	容量负荷过重(先天性心脏病);心肌收缩减弱(心肌炎、心内膜弹力纤维增生症、心糖原累及症);梗阻性病变(心瓣膜狭窄、肥厚型心肌病等)
肺源性因素	支气管肺炎、喘息性支气管炎、毛细支气管炎、支气管哮喘等
肾性或其他因素	急性肾炎并发严重循环充血的晚期、重度贫血、重度营养不良、维生素 B_1 缺乏症、电解质紊乱、甲状腺功能亢进
诱发因素	急性感染、输血或输液过多过快、手术及严重失血、体力活动过度、情绪变化等

【临床表现】

1.年长儿心衰 与成人相似。

(1)左心衰竭:主要为肺循环淤血的表现。如严重呼吸困难,甚至端坐呼吸、咳嗽、咳痰和咳大量粉红色泡沫痰、乏力、尿少、血压下降;肺部可闻及湿啰音,心率增快、心脏扩大、心音低钝、有奔马律等。

(2)右心衰竭:主要为体循环淤血的表现,如颈静脉怒张或肝-颈静脉回流征阳性,肝脏在短期内迅速增大;尿少和双下肢水肿等。

温馨提示:左心衰竭后,左心室舒张末期血容量增加,压力升高,从而使肺毛细血管静水压增加,液体、红细胞渗入肺泡,导致呼吸困难,咳大量粉红色泡沫痰,肺部可闻及湿啰音。

(3)全心衰竭:出现上述两方面症状。

2.婴幼儿心衰 表现多不典型,主要表现:①呼吸急促、浅表、频率可达 $50\sim100$ 次/分;②喂养困难、体重增长缓慢;③面色苍白、烦躁多汗、哭声低弱、心动过速及肝肿大;④水肿、颈静脉怒张及肺部湿啰音等体征不明显。

3.心衰的临床诊断标准 见第十章第四节"肺炎"。

【实验室及其他检查】

1.胸部X线检查 心影扩大,搏动减弱,肺纹理增多,肺部淤血。

2.心电图检查 可提示心房、心室肥厚及心律变化,有助于病因诊断和指导洋地黄的应用。

3.超声心动图检查 可见心室和心房腔扩大。

【急救要点】

急救的主要措施:祛除病因、消除诱因;减轻心脏负担,增强心肌收缩力,改善心脏泵血功能。

(1)休息:限制体力活动,避免精神紧张,减轻心脏负担。

(2)吸氧、镇静首选地西泮。

(3)强心:选用洋地黄制剂;利尿(选用氢氯噻嗪或呋塞米),限制水、钠摄入及使用血管扩张剂(酚妥拉明)等。

【护理诊断/问题】

(1)心输出量减少 与心肌收缩力降低有关。

(2)活动无耐力 与心排血量减少致组织血液灌流不足有关。

(3)气体交换受损 与肺循环淤血有关。

(4)体液过多 与心功能下降、循环淤血有关。

(5)潜在并发症:心源性休克、呼吸道感染、下肢静脉血栓形成和洋地黄中毒。

(6)焦虑 与病情危重有关。

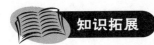 **知识拓展** ••

你知道年长儿心功能分级吗？

年长儿心功能分级标准如下。

Ⅰ级：无症状，仅有心脏病体征，体力活动不受限制，心功能代偿。此时要注意休息。

Ⅱ级（Ⅰ度心功能不全）：活动量大时出现症状，体力活动轻度受限制，此时注意劳动时应多休息。

Ⅲ级（Ⅱ度心功能不全）：稍事活动即出现症状，体力活动明显受限制，此时应严格限制活动。

Ⅳ级（Ⅲ度心功能不全）：安静休息时亦有症状，体力活动重度受限制，此时应严格卧床，一切活动由他人完成。

【急救护理措施】

1. 减轻心脏负担

（1）休息与活动：保持安静，避免哭闹，减少不良刺激。卧床休息，依据病情取半卧位或坐位。根据患儿心功能分级决定活动量：①心功能Ⅰ级，不限制一般的体力活动，应避免剧烈运动和重体力劳动，增加休息时间；②心功能Ⅱ级，限制活动，延长卧床休息时间；③心功能Ⅲ级，日常生活可以自理或在他人协助下自理；④心功能Ⅳ级，绝对卧床休息，病情好转后逐渐增加活动量，以不出现症状为限。

（2）饮食：①限制水、钠摄入（不超过 0.5～1 g/d），给予高蛋白、高维生素、易消化的清淡饮食，少量多餐，避免过饱，保持大便通畅；②婴儿吸吮困难时，可采用滴管或鼻饲；③尽量减少静脉输液，输液速度宜慢（<5 mL/(kg·h)），以免加重心衰。

（3）给氧：有呼吸困难和发绀时应及时给氧。急性肺水肿者，采用 20%～30% 乙醇湿化的氧气间歇吸入。

2. 病情观察 ①每日测量体重，观察水肿消长情况；②观察患儿咳嗽、咳痰、尿量情况，以及肢体远端有无水肿、发绀等；③监测患儿体温、呼吸、肺部啰音的变化，定期监测电解质及酸碱平衡情况。

3. 用药护理

1）应用洋地黄制剂　注意给药方法、剂量，密切观察用药效果及洋地黄中毒表现。

（1）了解情况：使用前详细询问近期内是否用过洋地黄制剂及方法、用量。

（2）给药前准备：配药时必须用 1 mL 注射器准确抽取药液，再加 10% 或 25% 葡萄糖溶液稀释；每次注射前必须先测患儿脉率（或心率）1 min，新生儿小于 120 次/分、婴儿小于 100 次/分、幼儿小于 80 次/分、学龄儿童小于 60 次/分 时应停止用药。

（3）剂量：严格遵医嘱给药。新生儿、早产儿肝肾功能不完善，按婴儿量减少 1/3～1/2；心肌炎、肾功能不全、甲亢、低血钾及贫血时，因对洋地黄制剂敏感，易发生中毒，剂量也应偏小。

（4）给药方法：静脉注射速度应缓慢，不少于 5 min；注意洋地黄不能与其他药液混合注射，以防药物相互作用而引起中毒。

（5）停药标准：当出现食欲减退、恶心、呕吐、头痛、头晕、视物模糊、黄绿视、各种心律失常等洋地黄中毒反应时，应停止服用，并通知医生。

2）使用利尿剂　遵医嘱正确使用利尿剂，注意观察和预防其不良反应。定时称体重及记录 24 h 液体出入量。鼓励患儿进食含钾丰富的香蕉、柑橘等食物，防止利尿导致钾丢失，从而加重洋地黄的毒性反应。

3）正确应用血管扩张剂　密切观察心率和血压变化，调节输液速度，防止低血压发生。应用硝酸酯制剂时，注意观察有无头痛、面红、心动过速、血压下降等不良反应；硝普钠应现配现用，避光点滴。

4. 心理护理　关心、体贴患儿，给予患儿及家长精神安慰及心理支持；避免患儿哭闹而加重心脏负担，建议由家长陪伴，稳定患儿情绪，减轻其焦虑和恐惧感，以便配合治疗和护理。

5. 健康教育　向患儿和家长介绍心衰的有关知识，根据不同病情制定合理的生活作息制度和饮食方案，避免不良刺激。教会年长儿自我监测脉搏的方法，指导家长掌握用药的用法、家庭护理方法和应急措施，做好预防，避免感染、劳累及情绪激动等。

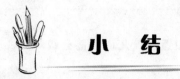

小 结

小儿急症起病急、病情凶险、变化快、死亡率高,一旦发生,医护人员必须分秒必争进行抢救。

小儿惊厥分热性惊厥和无热惊厥两大类,由感染性和非感染性疾病所致,其中高热是热性惊厥最常见的原因,多由急性上呼吸道感染引起;反复、持续的惊厥易造成缺氧性脑损伤,需立即控制惊厥,防止窒息及受伤;止惊首选地西泮,新生儿惊厥首选苯巴比妥钠。

急性颅内压增高,是由于颅腔内容物体积增加或颅腔容积减少而导致的一种综合征,临床上以出现头痛、呕吐和视盘水肿三大症状为主要表现,严重者可致脑疝形成。常见有小脑幕切迹疝和枕骨大孔疝。急救原则是积极治疗原发病,及时控制脑水肿,迅速降低颅内压,防止脑疝形成。

急性呼吸衰竭根据原发病不同可分为中枢性和周围性两大类,以呼吸困难为主,伴有低氧血症和高碳酸血症;护理应保持呼吸道通畅,纠正低氧血症和(或)高碳酸血症;纠正电解质紊乱及酸碱平衡失调;维持心、脑、肺及肾等重要器官功能。

充血性心力衰竭可由多种因素引起,婴儿期发生率最高,尤以先天性心脏病引起者最多见。左心衰竭主要为肺循环淤血的表现;右心衰竭主要是体循环淤血的表现;护理应强调卧床休息,限制水、钠摄入,控制输液速度,给予镇静、吸氧、强心、利尿、扩血管等措施。

模拟试题

一、A₁型题

1.小儿惊厥发作时,应首先做好哪项护理工作?(   )

A.立即将患儿抱到抢救室   B.立即松解衣领,协助患儿取平卧头侧位

C.将舌轻轻向外牵拉   D.手心和腋下放置纱布

E.置牙垫于上、下磨牙之间

2.导致颅内压增高的常见原因是(   )。

A.脑水肿   B.脑肿瘤   C.脑脓肿   D.狭颅症   E.颅底凹陷症

3.颅内压增高三联征包括(   )。

A.偏瘫、偏盲、偏身感觉障碍   B.头痛、呕吐、偏瘫   C.头痛、抽搐、意识障碍

D.头痛、呕吐、血压增高   E.头痛、呕吐、视乳头水肿

4.关于护理急性呼吸衰竭患儿的说法,下列哪项是错误的?(   )

A.立即将患儿送入监护室   B.协助患儿取半卧位或抬高床头   C.立即给氧

D.立即行气管切开术   E.保持呼吸道通畅

二、A₂型题

1.患儿,男,10个月。因发热、咳嗽、惊厥来院就诊。体检:T 39.8 ℃,咽充血,前囟平。请问该患儿惊厥的原因可能是(   )。

A.癫痫发作   B.高热惊厥   C.低钙惊厥   D.中毒性脑病   E.化脓性脑膜炎

2.患儿,3岁,因惊厥反复发作入院。为防止该患儿惊厥时外伤,以下哪项处理是错误的?(   )

A.将纱布放在患儿的手中   B.移开床上一切硬物   C.用约束带捆绑四肢

D.床边设置防护栏   E.压舌板裹纱布置于上、下磨牙之间

3.患儿,6个月。患上呼吸道感染,体温39.8 ℃,抽搐1次,以高热、惊厥入院。其惊厥发作的特点是(   )。

A. 发作持续时间长　　　　　B. 大多发生于急骤高热 12 h 内　　　C. 发作后意识恢复较慢

D. 在一次疾病中连续发作数次　　E. 常伴有神经系统异常体征

4. 患儿,3 岁,患上呼吸道感染 3 天,现出现昏迷,体温 39.8 ℃,呼吸困难,鼻翼扇动,有三凹征。血气分析示:PaO_2 45 mmHg,$PaCO_2$ 55 mmHg。该患儿为(　　　　)。

A. Ⅰ型呼衰　　　B. Ⅱ型呼衰　　　C. 脑炎　　　　　D. 轻度缺氧　　　E. 中度缺氧

三、A₃/A₄型题

(1~3 题共用题干)

8 个月小儿,因发热、咳嗽、咳痰 5 天以"肺炎"收住入院。入院 2 天后查体:T39 ℃,P180 次/分,R60 次/分,双肺可闻及湿啰音,心率 P180 次/分,心音低钝,出现奔马律,肝脏肿大,约肋下 4 cm,尿量减少,双下肢水肿。

1. 该患儿可能出现了(　　　　)。

A. 急性肾衰　　　B. 呼吸衰竭　　　C. 心力衰竭　　　D. 急性肝炎　　　E. 脓胸

2. 治疗该病常用的洋地黄制剂是(　　　　)。

A. 地高辛　　　　B. 西地兰　　　　C. 硝酸甘油　　　D. 多巴胺　　　　E. 硝普钠

3. 洋地黄类药物中毒时最严重的表现是(　　　　)。

A. 呕吐　　　　　B. 黄绿视　　　　C. 嗜睡　　　　　D. 心律失常　　　E. 视力模糊

(凡　伟)

实训指导

实训一　小儿体格测量方法

【实训内容】

1.测量小儿体重、身长(高)、头围、胸围等体格发育指标。

2.观察并结合测量结果评估小儿生长发育状况。

【实训课时】

2课时。

【实训目的与要求】

1.掌握小儿体重、身长(高)、头围、胸围等体格发育指标的测量方法。

2.学会评估小儿生长发育状况,为健康指导提供依据。

3.操作过程中态度认真、和蔼,关爱小儿,注意保暖和安全,与小儿沟通自然。

【实训地点】

1.儿科护理实验室。

2.幼儿园、医院儿童保健部门或福利院等。

【实训方法】

1.若在儿科护理实验室进行,可播放《小儿体格测量》教学片,组织学生观看,再请1名学生当模特,并利用模型,由带教老师讲解和演示各项体格指标的测量方法,最后学生进行分组练习。

2.若在幼儿园、医院儿童保健部门或福利院进行,可请1名小儿当模特,先由带教老师讲解并演示小儿体重、身长(高)、头围、胸围等体格指标的测量方法及注意事项,然后每6～10名学生一组,每组进行分工合作,分别对数名小儿进行测量并记录。

3.带教老师对各组测量结果和评估结果进行点评和小结。

【实训考核】

1.操作考核　操作训练结束后,每组选若干名学生逐一演示各项体格指标的测量,由带教老师进行操作考核。

2.案例分析考核　带教老师提出问题,学生现场作答:①正常1岁小儿,其体重、身长、头围、胸围、牙齿各为多少?②某健康小儿,体检测得身高105 cm,体重18 kg,乳牙20个,试推断其年龄可能有多大。

3.课后完成实训报告,交由老师批阅。

4.综合上述三部分,最后综合评估并记录考核成绩。

实训二　小儿营养与喂养

【实训内容】

1.婴儿期三种喂养方式的护理。

2.人工喂养奶量的计算及配制。

3.辅助食品的制作。

【实训课时】

2学时。

【实训目的及要求】

1.熟悉婴儿期三种喂养方法及护理。

2.掌握人工喂养奶量的计算及乳品的配制方法。

3.掌握不同月龄段婴儿辅助食品的添加顺序,熟悉几种常用辅助食品的制作方法。

【实训地点】

儿科护理实验室或医院儿科病房配奶室。

【实训方法】

1.组织学生先观看《婴儿喂养》多媒体教学片。

2.学生每6~10人为一组,由带教老师选择一位哺乳母亲,随机挑选一位学生进行母乳喂养方法的现场指导及护理,老师引导其余学生从旁指正。

3.由带教老师指导学生计算人工喂养所需奶量并配制乳品。

4.由带教老师指导学生制作几种常用辅助食品。

【实训考核】

1.操作考核 每组选一位学生演示,由带教老师现场对其进行实训内容考核。

2.案例分析考核 由带教老师提出问题:6个月婴儿,体重7.5 kg,采取人工喂养,每日需8%加糖牛奶多少毫升? 另需喂水多少毫升? 如何喂养? 如使用全脂奶粉进行配制,奶粉和水的量各需多少? 可另外添加哪些辅助食品?

3.课后完成实训报告,交由老师批阅。

4.结合上述三部分内容,最后综合评估并记录考核成绩。

实训三　儿科一般护理技术

【实训内容】

1.小儿生命体征测量法、臀红护理法、婴儿盆浴抚触法、约束法及更换尿布方法。

2.颈外静脉穿刺术、股静脉穿刺术。

3.小儿头皮静脉输液、暖箱的使用、光照疗法。

【实训课时】

4学时。

【实训目的和要求】

1.掌握儿科常用的护理技术操作,并能熟练应用于临床。

2.掌握:小儿生命体征测量法、臀红护理法、约束法、婴儿盆浴及抚触法、股静脉穿刺术及小儿头皮静脉输液技术的操作步骤及相关注意事项。

熟悉:暖箱与蓝光箱使用的正确方法和注意事项。

【实训地点】

1.医院儿科病房。

2.护理示教室。

【实训方法】

1.在护理示教室,先由带教老师通过模具对各项技术的操作步骤进行详细的讲解和示教,最后学生分成小组进行练习。

2.在儿科病房,由临床带教老师分别向学生讲解各项技术的操作,并介绍一些新的护理理念与护理方法。

3.带教老师在学生操作过程中边巡视边指导。

【实训考核】

1.每次训练结束后,每个同学的各项操作由带教老师进行考核。

2.课程结束后每位同学随机抽取一项操作进行考核。

实训四　新生儿及新生儿疾病

【实训内容】

1.观察正常新生儿及早产儿特点,包括外貌特征、皮肤黏膜及脐部、体温、呼吸、循环、消化、泌尿、神经、免疫等。

2.新生儿护理:见习病室环境(室温、湿度)、喂养、保暖、日常护理、预防感染、健康教育;根据各医院的不同病种,见习新生儿黄疸、败血症、寒冷损伤综合征等常见疾病的临床表现和护理措施。

3.仪器介绍:见习暖箱、辐射保温床、蓝光治疗仪、微量输液器等的使用及维护要点。

【实训课时】

2 学时。

【实训目的和要求】

1.掌握正常新生儿及早产儿的特点。

2.掌握新生儿及早产儿的护理措施。

3.掌握新生儿常见疾病的临床表现、护理措施及健康教育。

4.选择一位常见的新生儿疾病(如黄疸、窒息)患儿,学生进行病史采集,完成一份护理病历的书写。

5.操作中学生态度认真,工作严谨;对患儿爱护有加,给予细心照料,动作轻柔;衣帽整洁。

【实训地点】

1.医院儿科病房。

2.儿科护理实训室。

【实训方法】

1.学生每 6～10 人一组,先由带教老师选择一位典型患儿,边观察边讲解,最后进行小结。

2.若在儿科护理实训室进行,可组织学生先观看《正常足月新生儿及早产儿的特点和护理》多媒体教学片,并选择一个新生儿常见的案例,组织学生进行护理病案讨论。

3.指定学生复述或汇报讨论结果,最后老师归纳总结。

【实训考核】

1.操作考核　操作训练结束后,每组选一位学生复述新生儿常见疾病的临床表现及护理要点(病名由学生自选),由带教老师对其复述内容进行现场考核。

2.案例分析考核　由带教老师提出问题,学生现场作答。

3.课后完成实训报告,交由老师批阅。

4.结合上述三部分内容,最后综合评估并记录考核成绩。

实训五　维生素 D 缺乏性佝偻病

【实训目的与要求】

1.能对维生素 D 缺乏性佝偻病患儿进行全面的护理评估。

2.能列出维生素 D 缺乏性佝偻病患儿的主要护理诊断。

3.能根据护理诊断制定出相应的护理措施。

4.能对家长进行正确的健康教育。

【实训内容】

1.维生素 D 缺乏性佝偻病的病因、临床表现、辅助检查及治疗要点。

2.维生素 D 缺乏性佝偻病的护理诊断、护理措施及健康教育。

【实训课时】

2 学时。

【实训地点】

校内儿科模拟病房。

【实训方法】

通过教学案例,在校内儿科模拟病房进行仿真模拟实训,学生分组进行角色扮演,每组派 2 位同学扮演患儿家长,其余同学扮演护士,小儿模型扮演患儿。

【实训流程】

教学案例:患儿张某,男,8 个月,因睡眠不安、夜哭、多汗 2 个月余就诊。门诊辅助检查:血常规示 WBC 7.9×10^9/L,N 0.49,L 0.51;血钙 1.98 mmol/L,钙磷乘积 25。门诊以"维生素 D 缺乏性佝偻病"收治入院。

模拟情景:

1. 假如你是主班护士,你将如何在护士站模拟接诊患儿?

(1)给患儿安排床位,填写护士站病员卡、床头卡等相关信息。

(2)将一份完整住院病历放入患儿病历夹内,并填好相关信息。

(3)对患儿家长进行入院宣教,如介绍科主任、护士长、主管医生、责任护士及医院相关规章制度。

2. 假如你是责任护士,你将如何对患儿进行护理评估?

(1)评估致病因素:①孕母妊娠晚期有无维生素 D 不足史;②患儿是否早产、双胎、多胎等;③是母乳喂养、部分母乳喂养还是人工喂养,是否及时添加富含维生素 D 的辅食;④患儿户外活动情况,有无日光照射不足;⑤患儿有无慢性胃肠道疾病、肝肾疾病等。

(2)评估临床症状:询问患儿睡眠不安、夜哭、多汗等症状开始的时间、进展情况,有无惊厥、手足抽搐、喉痉挛等严重表现,有无坐、立、行等运动功能发育迟缓。

(3)评估护理体检:测量患儿生命体征、体重、身长、前囟、牙齿等;检查有无枕秃、方颅、肋骨串珠、鸡胸、漏斗胸、手镯、脚镯、"O"形腿、"X"形腿、蛙腹等。

(4)评估辅助检查:询问外院或门诊有无做血常规、血钙、血磷、骨骼 X 线等检查,并分析结果。

3. 请你根据护理评估获得的相关资料,书写一份护理病历。

患儿,张某,男,8 个月,因睡眠不安、夜哭、多汗 2 个月余入院。

患儿系 G_1P_1、孕 33W 早产儿,生后部分人工喂养,至今未添加任何辅食,母亲妊娠晚期有小腿肌肉痉挛史。患儿平时户外活动少,近 3 个月来反复腹泻。2 个月前开始出现明显烦躁、睡眠不安、夜哭、多汗,至今尚未出牙,不能坐稳、翻爬、扶站。无发热、流涕、咳嗽、抽搐等症状。患儿起病以来精神、食欲、睡眠欠佳,大便较稀,小便正常。

体格检查:T36.7 ℃,P112 次/分,R32 次/分,体重 7.5 kg,身长 68 cm,乳牙未出,前囟 1.6 cm×1.6 cm。神志清楚,精神烦躁,可见枕秃、方颅、肋骨串珠、手镯、脚镯、蛙腹,心率 112 次/分,心音有力,未闻及心脏杂音,双肺呼吸音清晰,未闻及啰音,腹软,肝、脾未触及肿大,神经系统检查(一)。

辅助检查:门诊血常规示 WBC7.9×10⁹/L,N 0.49,L 0.51;血钙 1.98 mmol/L,钙磷乘积 25。

入院诊断:维生素 D 缺乏性佝偻病。

护理诊断:①营养失调,低于机体需要量。②有感染的危险。③潜在并发症:维生素 D 中毒、骨骼畸形及骨折。

护理措施:①补充维生素 D 及钙剂;②预防感染;③预防维生素 D 中毒、骨骼畸形及骨折。

护士签名:×××

时间:×年×月×日

4. 假如你是责任护士,你将如何对家长进行健康教育?

(1)增加患儿户外活动时间,多晒太阳,在不影响保暖的情况下尽量暴露皮肤,每日接受日光照射 1 h 以上。

(2)补充富含维生素 D、钙、磷和蛋白质的食物。

(3)避免让患儿过早、过久坐、立、行;护理动作要轻柔,避免重压和强力牵拉;胸廓畸形患儿可做俯卧位抬头展胸运动,下肢畸形患儿可做肌肉按摩。

(4)口服浓缩鱼肝油时将其直接滴于舌面上,保证用量。

(5)每日给予维生素 D 预防量 400～800 U。

【实训考核】

1.操作考核　操作训练结束后,每组选一位学生复述维生素 D 缺乏性佝偻病的临床表现及护理要点,由带教老师对其复述内容进行现场考核。

2.案例分析考核　由带教老师提出问题,学生现场作答。

3.课后完成实训报告,交由老师批阅。

实训六　腹泻患儿的护理

【实训内容】

腹泻患儿的护理。

【实训课时】

2 学时。

【实训目的与要求】

通过对腹泻患儿病例的分析总结,使学生掌握对腹泻患儿的护理评估,写出主要护理诊断和具体护理措施。

【实训地点】

医院或学校教室。

【实训方法】

1.在医院学生分组对腹泻患儿进行病史采集、身体评估,了解其实验室及其他检查结果,对患儿现有主要问题给出护理诊断和护理措施,可以辅以适当的情景示范,然后由老师进行点评,最后写出一份完整的护理病历。

2.在学校学生分组根据腹泻患儿病例所提供的信息对其现有主要问题给出护理诊断和护理措施,可以辅以适当的情景示范,然后由老师进行点评,最后写出一份完整的护理病历。

【实训考核】

1.写出一份完整的护理病历。

2.对腹泻患儿能否正确示范各种具体的护理措施,如调整饮食、臀部皮肤的护理、发热的护理、腹痛腹胀的护理等。

3.对腹泻脱水患儿能否正确地判断其脱水程度和性质,给出正确的补液方案及配制常用的混合液体。

实训七　呼吸系统疾病患儿的护理

【实训内容】

呼吸系统疾病患儿的护理。

【实训课时】

1 学时。

【实训目的与要求】

通过对呼吸系统疾病患儿病例的分析总结,使学生掌握对呼吸系统疾病患儿的护理评估,写出主要护理诊断和具体护理措施。

【实训地点】

医院或学校教室。

【实训方法】

1.在医院学生分组对呼吸系统疾病患儿进行病史采集、身体评估,了解其实验室及其他检查结果,对患儿现有主要问题给出护理诊断和护理措施,可以辅以适当的情景示范,然后由老师进行点评,最后写出一份完整的护理病历。

2.在学校学生分组根据呼吸系统疾病病例所提供的信息对患儿现有的主要问题给出护理诊断和护理措施,可以辅以适当的情景示范,然后由老师进行点评,最后写出一份完整的护理病历。

【实训考核】

1.写出一份完整的护理病历。

2.对呼吸系统疾病患儿能否示范各种具体的护理措施,如保持病室环境适宜,建议患儿体位,翻身拍背,指导有效咳嗽、雾化、体位引流、吸痰、吸氧等。

实训八　造血系统疾病

【实训内容】

1.营养性缺铁性贫血的病因、临床表现、辅助检查与治疗要点。

2.营养性缺铁性贫血的护理诊断、护理措施及健康教育。

【实训课时】

1学时。

【实训目的与要求】

1.掌握营养性缺铁性贫血患儿的护理评估及护理措施。

2.掌握营养性缺铁性贫血患儿的健康教育。

3.临床见习时,态度要认真,要关心患儿,细心照料,动作要轻柔。

【实训地点】

医院儿科病房或儿科护理实验室。

【实训方法】

1.先由带教老师讲述营养性缺铁性贫血的相关知识点,然后将学生分组,每6~10人为一组,由带教老师带领,选择典型的病例,由学生观察、询问患儿或其家属,在患儿及家属同意下进行护理体检。

2.收集患儿信息后,分组集中讨论,提出护理诊断并制定护理措施,结合患儿的情况进行健康教育。若无条件去医院病房见习,可在儿科护理实验室组织学生进行个案讨论。

3.最后每人写一份实训报告,交由带教老师批改讲评。

案例分析

患儿,女,10个月,足月顺产儿,出生体重3.3 kg。因面色苍白伴食欲减退1个月入院。患儿生后一直人工喂养,近2个月来反复腹泻。1个月前开始出现面色苍白,进食减少,并呈进行性加重,无肢体震颤及抽搐,未曾治疗。查体:体温36.5 ℃,精神欠佳,颜面、口唇及睑结膜苍白,心肺(一),肝肋下2 cm,神经系统检查(一)。实验室检查:血常规Hb 60 g/L,RBC 3.0×10^{12}/L,血涂片可见红细胞大小不等,以小细胞为多,中央淡染区扩大。

问题:(1)患儿应考虑为何种疾病?

(2)患儿目前最主要的护理诊断是什么?

(3)应采取的最主要的护理措施是什么?健康教育内容是什么?

实训九　泌尿系统疾病

【实训内容】

1.见习急性肾炎、肾病综合征、泌尿道感染的临床表现及护理措施。

2.选择急性肾炎典型案例,进行护理病例讨论。

3.选择典型个案,学生向患儿家长进行健康教育。

【实训课时】

1学时。

【实训目的与要求】

1.掌握急性肾炎、肾病综合征、泌尿道感染的临床表现及护理措施。

2.能对患儿进行护理,并提出护理诊断,制定护理措施。

3.能对患儿及其家长进行健康教育。

4.学生在护理实践中表现出对患儿的关心、爱护,态度认真,工作严谨,动作轻柔。

【实训地点】

医院儿科病房、社区卫生服务中心或儿科护理实验室。

【实训方法】

1.分组,每6～10人为一组,由带教老师选择一位典型患儿进行边观察边讲解,并请学生提出护理诊断,制定护理措施。

2.如在儿科护理实验室进行,可提前挑选一个典型案例,学生编写情景模拟剧本,分组进行角色扮演;也可对这个典型案例进行讨论。

3.每个小组选派学生复述或汇报讨论结果,最后由老师进行归纳总结。

【实训考核】

1.操作考核　操作训练结束后,每组指派一位学生复述小儿急性肾炎的临床表现及护理要点,由带教老师进行现场考核。

2.案例分析考核　由老师提出问题,学生当场回答。

患儿,男,7岁,因急性肾炎入院。3天后出现尿量减少、水肿加重,伴呼吸困难。听诊:双肺布满湿性啰音,心率增快,呈奔马律,触诊肝脏增大。请根据上述资料,列出该患儿首要的护理诊断,并制定出相应的护理措施。

3.课后完成实训报告及实训体会,交由老师批阅。

4.结合上述三部分内容,最后综合评估并记录考核成绩。

实训十　常见急症

【实训内容】

1.见习常见小儿急症如小儿惊厥、急性颅内压增高、充血性心力衰竭、急性呼吸衰竭等的临床表现和护理要点。

2.选择小儿惊厥的典型案例,进行护理病案讨论。

3.选择典型个案,向患儿家长进行健康教育。

【实训课时】

1学时。

【实训目的与要求】

1.掌握常见小儿急症的临床表现及护理措施。

2.能对常见小儿急症的患儿及其家长进行有效的健康教育。

3.操作中学生态度认真,工作严谨;对患儿爱护有加,给予细心照料,动作轻柔;衣帽整洁。

【实训地点】

医院儿科病室或儿科护理实验室。

【实训方法】

1.如在儿科病房,则学生每 6～10 人为一组,由带教老师选择一位典型患儿,边观察边讲解,请同学作出护理诊断、制定护理措施。

2.若在儿科护理实验室进行,则挑选一个典型案例,组织学生进行仿真实训,学生分组进行角色扮演,每组派出同学扮演患儿家长,小儿模型当作患儿,其余同学扮演护士;也可进行护理案例讨论。

3.各小组总结,最后由老师归纳总结。

【实训考核】

1.操作考核　操作训练结束后,每组选一位学生复述典型病例的临床表现及护理要点,由带教老师对其所述内容进行现场考核。

2.案例分析考核　由带教老师提出问题,学生现场作答。

患儿,男,10 个月。因抽搐 2 次伴意识丧失入院。体温 39.6 ℃,嗜睡状,呕吐 1 次,抽搐时双眼凝视,四肢抽动。脑脊液检查:压力升高,外观清亮,白细胞计数 $200×10^6$/L,以淋巴细胞为主,糖和氯化物正常,蛋白质轻度增高。1 周前曾患上呼吸道感染。请问:①该患儿最可能的诊断是什么? ②该患儿有哪些护理问题? ③主要的护理措施有哪些?

3.课后完成实训报告,交由老师批阅。

4.结合上述三部分内容,最后综合评估并记录考核成绩。

参考答案

第一章 绪论

A_1型题

1. E 2. A 3. B 4. C 5. A 6. B 7. D 8. A 9. B 10. C

第二章 生长发育

一、A_1型题

1. E 2. B 3. A 4. C 5. D 6. A 7. D 8. A

二、A_2型题

1. B 2. D 3. A

第三章 小儿营养与喂养

A_1型题

1. B 2. D 3. A 4. D 5. B 6. D 7. C 8. C 9. C

第四章 儿童保健和疾病预防

一、A_1型题

1. B 2. B 3. A

二、A_2型题

1. C 2. D 3. B 4. B

三、A_3/A_4型题

1. B 2. D 3. D 4. A 5. B

第五章 住院患儿的护理

A_1型题

1. D 2. C 3. A 4. B 5. E 6. C 7. B 8. E 9. A 10. B 11. A

第六章 儿科常用护理技术

一、A_1型题

1. A 2. C 3. B 4. B

二、A_2型题

1. B 2. D 3. E 4. C

第七章 新生儿与新生儿疾病患儿的护理

一、A_1型题

1. E 2. E 3. D 4. E 5. D 6. C 7. A 8. B 9. C 10. D

二、A_2型题

1. C 2. B 3. D 4. E 5. A 6. C 7. B 8. D

三、A_3/A_4型题

1. D 2. B 3. B 4. A 5. C 6. D 7. D

第八章 营养性疾病患儿的护理

一、A_1型题

1. E 2. E 3. D

二、A₂型题

D

三、A₃/A₄型题

1. C 2. E

四、B型题

1. B 2. C 3. E 4. D 5. B 6. E

第九章　消化系统疾病患儿的护理

一、A₁型题

1. C 2. B 3. B 4. D 5. C 6. C 7. A 8. B 9. D 10. D

二、A₂型题

1. A 2. D 3. D 4. B 5. E 6. A 7. D 8. B 9. B 10. C 11. D

三、A₃/A₄型题

1. B 2. D 3. C 4. A

四、B型题

1. A 2. B 3. E 4. C 5. D

第十章　呼吸系统疾病患儿的护理

一、A₁型题

1. B 2. B 3. E 4. D

二、A₂型题

1. C 2. D 3. D 4. C 5. D 6. B 7. B

三、A₃/A₄型题

1. A 2. D 3. C 4. D

四、B型题

1. C 2. D 3. B 4. A

第十一章　循环系统疾病患儿的护理

一、A₁型题

1. C 2. C 3. A 4. D 5. B 6. D

二、A₂型题

1. C 2. E 3. A 4. D

三、A₃/A₄型题

1. D 2. C 3. D 4. B 5. D

四、B型题

1. D 2. D 3. B 4. D

第十二章　造血系统疾病患儿的护理

一、A₁型题

1. D 2. B 3. C 4. B 5. E 6. B

二、A₂型题

1. A 2. C

三、A₃/A₄型题

1. A 2. A

第十三章　泌尿系统疾病患儿的护理

一、A₁型题

1. B 2. A 3. B 4. A 5. A 6. E

二、A₂型题

1. A　2. C　3. E　4. E

三、A₃/A₄型题

1. C　2. D　3. D　4. C　5. B　6. C

四、B型题

1. C　2. A

第十四章　神经系统疾病患儿的护理

一、A₁型题

1. C　2. D　3. E　4. E　5. D　6. C　7. A

二、A₂型题

1. C　2. A　3. D

三、A₃/A₄型题

1. D　2. E　3. D

四、B型题

1. D　2. C　3. A　4. B　5. D　6. C　7. D　8. E　9. C

第十五章　传染病患儿的护理

一、A₁型题

1. C　2. B　3. A　4. C　5. D　6. D　7. D　8. C　9. D　10. B　11. B　12. E　13. D

二、A₂型题

1. E　2. A　3. E　4. B　5. C

三、A₃/A₄型题

1. B　2. C　3. D　4. A　5. E

第十六章　小儿结核病患儿的护理

一、A₁型题

1. A　2. B　3. C　4. E　5. B　6. C　7. E　8. D　9. D　10. E

二、A₂型题

1. C　2. C　3. A　4. C　5. B

三、A₃/A₄型题

1. C　2. B

四、B型题

1. E　2. B　3. A

第十七章　小儿急症患儿的护理

一、A₁型题

1. B　2. A　3. E　4. D

二、A₂型题

1. B　2. C　3. B　4. B

三、A₃/A₄型题

1. C　2. B　3. D

参考文献

[1] 范丽玲,杨运霞.儿科护理[M].武汉:华中科技出版社,2013.

[2] 叶春香.儿科护理[M].2版.北京:人民卫生出版社,2008.

[3] 洪黛玲,张玉兰.儿科护理学[M].2版.北京:北京大学医学出版社,2008.

[4] 熊杰平.儿科护理[M].南昌:江西科学技术出版社,2008.

[5] 王野坪.儿童护理[M].2版.北京.高等教育出版社,2009.

[6] 费秀珍,王立新.新生儿护理技术[M].北京:人民军医出版社,2010.

[7] 黄玲.儿科护理学[M].2版.北京:科学出版社,2011.

[8] 韦统友,周琦.儿科护理[M].武汉:华中科技出版社,2011.

[9] 高凤主编.儿科护理[M].2版.北京:高等教育出版社,2011.

[10] 穆江兵,熊杰平.儿科护理学[M].2版.北京:人民军医出版社,2012.

[11] 黄力毅,张玉兰.儿科护理学[M].2版.北京:人民卫生出版社,2012.

[12] 崔焱.儿科护理学[M].5版.人民卫生出版社,2012.

[13] 胡亚美,江载芳.诸福棠实用儿科学[M].7版.北京:人民卫生出版社,2008.

[14] 李齐岳,杜军保,冯学斌.儿科学[M].3版.北京:北京大学医学出版社,2008.

[15] 于洁.儿科学[M].6版.北京:人民卫生出版社,2010.

[16] 沈晓明,王卫平.儿科学[M].7版.北京:人民卫生出版社,2010.

[17] 邵肖梅,叶鸿瑁,丘小汕.实用新生儿学[M].4版.北京:人民卫生出版社,2011.

[18] 熊杰平,范丽玲.儿科护理学实训指导[M].南昌:江西科学技术出版社,2011.

[19] 张梅珍.儿科护理学笔记[M].2版.北京:科学出版社,2011.

[20] 谢田.护理概论与护理技术[M].北京:高等教育出版社,2005.

[21] 方勤,姜妹娟.母婴与儿童青少年护理[M].2版.北京:科学出版社,2007.

[22] 罗先武,雷良蓉.2011护士执业资格考试轻松过[M].北京:人民卫生出版社,2011.

[23] 罗晨玲,文斌.护士执业资格考试应试指导及历年考点串讲[M].北京:人民军医出版社,2012.

[24] 罗先武,王冉.护士执业资格考试轻松过[M].北京:人民军医出版社,2013.